宫腔镜的诊断及手术技巧

主　编　〔英〕玛丽·康纳（Mary Connor）
　　　　〔英〕贾斯廷·克拉克（Justin Clark）
主　译　隋　龙
主　审　华克勤

北京科学技术出版社

CAMBRIDGE

著作权合同登记号　图字：01-2022-3223

图书在版编目（CIP）数据

宫腔镜的诊断及手术技巧 / (英) 玛丽·康纳 (Mary Connor) , (英) 贾斯廷·克拉克 (Justin Clark) 主编；隋龙主译. — 北京：北京科学技术出版社, 2022.8

书名原文: Diagnostic and Operative Hysteroscopy

ISBN 978-7-5714-2167-0

Ⅰ.①宫… Ⅱ.①玛… ②贾… ③隋… Ⅲ.①子宫疾病—内窥镜检—妇科外科手术 Ⅳ.①R713.4

中国版本图书馆CIP数据核字（2022）第039763号

责任编辑：杨　帆
责任校对：贾　荣
责任印制：吕　越
封面设计：申　彪
出 版 人：曾庆宇
出版发行：北京科学技术出版社
社　　址：北京西直门南大街16号
邮政编码：100035
电话传真：0086 - 10 - 66135495（总编室）　　0086 - 10 - 66113227（发行部）
网　　址：www.bkydw.cn
印　　刷：北京捷迅佳彩印刷有限公司
开　　本：889 mm×1194 mm　1/16
字　　数：380千字
印　　张：15.25
版　　次：2022年8月第1版
印　　次：2022年8月第1次印刷
ISBN 978-7-5714-2167-0

定　　价：218.00元

译者名单

主　译：隋　龙

主　审：华克勤

副主译：汪　清　张宏伟　陈丽梅

译　者：曹远奎　丛　青　刁雯静　杜　明

高蜀君　李燕云　李　清　谢　锋

董　晶　宋　昱　肖凤仪　朱彩英

张　璐　周　奇

中文版序一

20世纪80年代兴起的宫腔镜技术改变了妇科疾病传统的诊断和治疗格局，它不仅能为患者带来创伤小、出血少、并发症少、费用低、住院时间短、术后恢复快等微创治疗的所有益处，还能保留患者的子宫及生育功能，改善生殖预后，游刃有余地解决诸如妇女阴道内异物、宫颈/宫腔病变、生殖道畸形等即使采取开放手术也很棘手的难题。宫腔镜技术已成为妇科发展史上具有里程碑意义的革命性事件。在我国近些年的宫腔镜临床应用中，不乏多种由国内专家撰写或由国外专家编写、国内学者翻译的相关参考书、图谱、视频出版，这些资料对我国宫腔镜技术的应用、发展和国内外交流起到了十分重要的作用！

近日，我十分欣喜地看到了由复旦大学附属妇产科医院宫腔镜及输卵管疾病诊治中心的隋龙教授团队翻译的《宫腔镜的诊断及手术技巧》（*Diagnostic and Operative Hysteroscopy*）中译本，其内容全面、新颖，图片精美、清晰，翻译措辞严谨、文笔流畅！该书的出版将是我国宫腔镜从业者的一大喜讯！

本书原版由英国的Mary Connor和Justin Clark共同主编，由来自意大利、英国、荷兰、比利时、中国、丹麦、印度等国家的31位作者共同撰写，出版于2020年。全书共19章，内含134幅精美和极为罕见的插图。全书以宫腔镜沿革为主线，反映了宫腔镜的潮流和趋势，提供了目前最新的专业信息，是一部目前最为完整和系统地介绍宫腔镜诊治宫腔内疾病的基础理论与实践操作的崭新巨著。

该书汇集了传统宫腔镜的诊治应用和现代宫腔镜的诊疗新模式。后者包括微型器械、门诊宫腔镜检查、门诊宫腔镜手术、阴道内镜技术、即诊即治、日间手术、冷刀手术、麻醉/镇痛/镇静手术、宫腔镜组织去除系统、手控组织去除系统等最新科研成果，无一遗漏地反映了现代宫腔镜技术的进展和最前沿动态。书中特别强调宫腔镜诊断的重要性，认为准确的宫腔镜检查是诊断宫腔内各种疾病的金标准。作者仔细描述了不同时期、不同疾病，多种类型子宫内膜的形态、组织、色泽变化，并与病理检查结果比较，以便更好地帮助临床医生解析子宫内膜结构性病变的临床意义。在宫内疾病的治疗方面，详尽地介绍了宫腔镜技术和设备、电外科手术的原理以及如何安全地执行电外科手术，提出了增强宫腔镜安全性的3个基本原则。此外，书中还对每种宫内疾病宫腔镜治疗的所有步骤均进行了详尽的描述和并发症提示，因此，初学者可以对手术过程有全面的了解，有经验的医生可以从细节中受益。

本书内容实用，贴近临床，图文并茂，涵盖了官腔镜发展历程的所有信息，是官腔镜医生入门和进阶的教科书，是广大妇产科临床医生、妇幼保健工作者必备的参考书、工具书，也可作为研究生教育和医学院校教学的辅助教材。

邀我作序，是荣耀，也是责任，今向大家推荐这本具有思想性、学术性、实用性、可读性的官腔镜译著！希望它成为您的知心朋友！

夏恩兰

2021.6.20

中文版序二 ▉

　　宫腔是人类生命的摇篮，宫腔镜可通过自然腔道直观地观察宫腔内状态，进而进行各种相关疾病的诊断和治疗，对女性的生殖健康有非常重要的作用。

　　宫腔镜技术与妇科许多疾病密切相关，如异常子宫出血、宫腔粘连、子宫纵隔畸形、宫腔占位、子宫内膜病变等。随着宫腔镜器械和设备的不断发展，宫腔镜技术人才的不断涌现，妇科医生学习宫腔镜技术的热情也不断升高。

　　由复旦大学附属妇产科医院宫腔镜及输卵管疾病诊治中心的隋龙教授团队翻译的《宫腔镜的诊断及手术技巧》（*Diagnostic and Operative Hysteroscopy*）一书，不仅非常系统地介绍了宫腔镜手术的基本技巧和并发症防治，而且让我们看到了先进的微型化器械及未来的宫腔镜服务模式的发展方向，是一本兼具权威性和实用性的宫腔镜译著，相信这本书会对中国妇科医生学习并掌握宫腔镜诊治宫内疾病非常有帮助，成为大家必备的案头书！

2022年2月

译者前言 ◼

  《宫腔镜的诊断及手术技巧》（*Diagnostic and Operative Hysteroscopy*）是由国际知名的宫腔镜领域专家Mary Connor 和Justin Clark主编的宫腔镜专著，意大利、英国、荷兰、比利时、中国、丹麦、印度等国的宫腔镜专家参与了本书的编写。本书内容全面丰富，涵盖了子宫的解剖和生理、宫腔镜的发展历史、宫腔镜器械、宫腔镜手术的适应证、宫腔镜检查、宫腔镜手术和手术并发症的防治，以及宫腔常见疾病（如子宫内膜息肉、子宫黏膜下肌瘤、宫腔粘连、剖宫产切口憩室、妊娠物残留、先天性子宫发育异常等）的宫腔镜诊疗要点等内容。

  宫腔镜手术是现代妇科微创手术的经典，经自然腔道完成。近些年，宫腔镜诊疗技术在我国得到了很大的发展，但熟练掌握宫腔镜技术，尤其是宫腔镜电切手术的妇科医生并不多。本书是一部难得的全面的宫腔镜培训教科书和妇科医生的临床指导参考书，复旦大学附属妇产科医院宫腔镜及输卵管疾病诊治中心的医生们一丝不苟地完成了本书的翻译工作。相信本书中文版的发行有助于提高我国妇科医生、生殖专科医生对于宫腔镜新理论、新技术、新理念的认识，从而提升宫腔镜诊疗服务水平。

  非常感谢夏恩兰教授和黄荷凤院士的作序和鼓励。

  中国的宫腔疾病防治事业正在蓬勃发展中，路漫漫其修远兮，我们要善于学习宫腔镜的新技术，学习前辈的经验，站在巨人的肩膀上，为中国女性的生殖健康助力。由于时间仓促，译著中难免有不妥之处，敬请读者批评指正。

复旦大学附属妇产科医院

宫腔镜及输卵管疾病诊治中心主任

2022年3月于上海

目 录 ■

第1章
宫腔镜技术介绍

Ayesha Mahmud, Justin Clark and Mary Connor

　　从古至今，临床医生一直尝试利用人体器官的自然腔道来观察人体器官的内部结构，以探索人体的奥秘。早在希波克拉底时期，就已经有多种仪器设备被用来实现这一目标。其中最简易的仪器为窥器，它可扩大自然开口并让外界光源照亮器官的内部，肉眼即可观察腔内病变。虽然窥器有助于检查鼻腔或者阴道，但对于诸如子宫之类的更隐秘的器官来说，并不适用。子宫腔的精准内镜检查，即宫腔镜检查，需要光源能够被导入并传出宫腔。由于子宫腔是一个潜在的腔隙，在自然状态下呈闭合状态，因此需要采用膨宫介质来扩张子宫腔以便观察。

　　目前的宫腔镜技术历经近3个世纪的技术革新，极大地促进了子宫腔内病变的诊断和治疗[1]。18—19世纪，宫腔镜的发明者和先驱们建立了安全照明、宫腔膨胀和宫腔检查的基本原则，为此后宫腔镜技术的进一步发展奠定了基础。宫腔镜技术和设备持续不断地改进，诊室内的宫腔镜作为诊断和治疗工具的实用性也进一步提高。

1.1　宫腔镜技术的发展史

　　宫腔镜（hysteroscopy）这一术语起源于希腊语"hystera"和"skopeo"，分别是"子宫"和"观察"的意思[2]。宫腔镜技术已被公认为评估子宫腔和治疗子宫内膜病变的"金标准"[3]。宫腔镜技术的发展最初集中在照明系统、膨宫技术以及宫腔直视技术[1-2]3个方面。

　　现代历史上，Andre Levret（1703—1780年）于1743年在巴黎首次对人工照明子宫腔的器械进行了介绍[4]。他设计了一种带有人工照明功能的新型窥器，用以结扎子宫息肉，但这项发明似乎并未引起人们的关注，且在随后的60年中一直未被采用。关于内镜临床应用的最早记录来自意大利裔的德国产科和内科医生Philipp Bozzini（1773—1809年）。1807年于法兰克福工作期间[5]，他描述了一种内置蜡烛的灯笼状器械，内含孔道和反光镜，可以将蜡烛光线反射传导至子宫腔。直至1865年，由于光源、仪器和技术的不断改进，Antonin Désormeaux医生（1815—1894年）实施了第一台内镜外科手术——内镜下膀胱乳头瘤的切除手术[6]，术中使用的设备首次被称为"内镜"。不久之后，同样在1865年，爱尔兰都柏林的Francis Cruise医生（1834—1912年）通过用石油和樟脑代替小灯光源，显著改进了内镜照明[7]。在他的指导下，Diomede Pantaleoni医生（1846—1878年）学习了内镜技术。1872年，Pantaleoni医生使用内镜对一个绝经后出血女性的子宫腔进行观察，发现了息肉并用硝酸银进行烧灼，这可能是最早的关于手术性宫腔镜的介绍[8]。

　　但是，光传导差、宫腔操作易引发出血以及维持膨宫困难等问题阻碍了宫腔镜的临床应用[9-11]。此后，先驱们便将焦点转移到了接触性宫腔镜上，通过宫腔镜可直接接触子宫内膜。1898年，法国人Simon Duplay和Spiro Clado出版了他们编著的宫腔镜教科书。10年后，在法国工作的Charles David发表了关于子宫腔内疾病诊断和治疗的硕士论文，其中包括了息肉、平滑肌瘤、宫腔粘连和妊娠残留物的图示。David在1907年描述了第一台接触性宫腔镜，并在20世纪初对其进行了诸多改良[12]。然而，膨宫困难、无法扩大视野和子宫内膜持续出血等问题阻碍了该技术的发展[2]。由于无法对子宫腔进行全景观察，所以无法对子宫腔进行完整和准确的评估[1]。

要想获得清晰的子宫视野，就需要一种安全的膨宫机制。在20世纪的前几十年间，内镜的发展主要致力于改善子宫腔视野[13-15]。来自普鲁士的美国妇科医生Isidor Rubin（1883—1958年）介绍了使用二氧化碳气体进行膨宫的方法[14]。在此后不久的1925年，来自布莱顿的英国妇科医生Harold Seymour在Rubin建立的方法的基础上，使用生理盐水灌流、抽吸的方法来保持子宫腔视野的清晰度[15]。1957年，William Norment对其进行了改进，从而促进了现代持续灌流宫腔镜系统的发展[16]。低黏度液体膨宫时可向腹腔溢出，1968年，高黏度液体，如4%聚乙烯吡咯烷酮液体增稠剂Luviskol®K 90溶液问世。Fritz Menken发现，膨宫时4%的Luviskol®K 90溶液的消耗量要比低黏度液体（如水或生理盐水）少得多，并且向腹腔溢出的风险也低得多；但其颜色为淡黄色和无法生物降解的特点限制了它的使用[17]。

随后就进入了手术性宫腔镜治疗各种子宫腔疾病的时代。据记载，1942年，R. Segond开发了第一台手术性宫腔镜，其不仅具有功能齐全的液体灌流系统，还配有固定的光学元件[18]。Norment和他的同事们在1957年相继开发了切割电极[16]。此后，子宫内膜息肉和黏膜下肌瘤切除、为绝育而实施的输卵管内电凝等手术逐渐开展起来。

其他值得关注的进展还包括20世纪60年代球囊式宫腔镜的开发。它是将一个球囊连接到宫腔镜的末端，当宫腔镜进入子宫腔后给球囊充气[19]。这种宫腔镜可以更好地观察子宫腔内的情况，还可避免过多的液体溢出。但因其不能同时进行治疗或活检，终在20世纪70年代被摒弃[1]。

20世纪后半叶，Jacques Vulmière、Max Fourestier和Amedee Gladu在内镜技术中引入了冷光源光纤，这是内镜技术的革命性进步，于是当今我们所公认的现代宫腔镜诞生了[20]。Takaai Mohri和M. Hayashi在20世纪70年代后期，通过集成光纤分别开发了硬体和软体宫腔镜并扩展了其使用范围[20]。Mohri及其同事使用其开发的宫腔镜能够捕获高质量的宫腔镜图像，如发育中的胎儿（早孕）和输卵管腔内图像[21]。同期，右旋糖酐成功应用于手术性宫腔镜；Karin Edström和Ingmar Fernström共同报道了宫腔镜检查中常规使用右旋糖酐的安全性和有效性[22]。通过调整麻醉机和电子膨宫泵使膨宫液流速和膨宫压力标准化，可以降低液体超负荷和发生后续并发症的风险[1]。同时，二氧化碳亦被重新用作膨宫介质，因为它可提供清晰的视野和高质量的图像，并且没有液体溢出的风险。但是，人们同样担心使用非标准化的二氧化碳膨宫会导致死亡风险增加[23]。出于这些考虑，后续便开发了电子校准设备以保证二氧化碳膨宫更加安全。

Milton Goldrath及其同事在内镜技术中引入了Nd：YAG激光，并将其应用于子宫内膜去除术[24]，但该手术随后被电外科手术取代。泌尿外科的膀胱电切镜曾被应用于妇科[25]。宫腔电切镜结合电外科切割电极和滚球电极即可去除宫腔内病变，使得切除或消融子宫内膜成为可能。当时宫腔镜设备使用的是单极电能，使用不导电的高渗膨胀介质，例如甘氨酸或山梨醇溶液。在过去的10年中，双极电切镜已基本取代了传统的单极电切系统，这主要是出于手术安全考虑，因为双极电外科手术可在生理盐水中进行，从而最大限度地减少液体超负荷的风险。

20世纪八九十年代，随着光学、照明系统和数字成像技术的不断发展，宫腔镜器械变得越来越精细[26]。此外，微型宫腔镜的辅助器械也得到了发展，这为患者在意识清醒的状态下接受门诊宫腔镜治疗的诊疗新模式创造了条件。（尽管19世纪的先驱者们并不认为这是新模式，因为他们原本的手术便是在没有麻醉的门诊条件下进行的。）这些辅助器械与带有5Fr或7Fr操作通道的小口径持续灌流宫腔镜相兼容。最初，这些微型器械仅限于机械剪刀和各种镊子[27]，但随着1998年推出5Fr双极电极（Versapoint®），使得在门诊对柔软息肉和致密小肌瘤组织进行电外科手术切除成为可能[28-29]。此外，现代小直径宫腔镜所提供的出色的可视化效果也可用于永久避孕。2002年，带有5Fr操作通道的宫腔镜绝育系统进入市场（例如Ovabloc®，Essure™和Adiana®）[30-32]。

2005年，第一台宫腔镜"粉碎器"面世，后来被更名为宫腔镜组织去除系统（hysteroscopic tissue removal systems，HTR），这对妇科临床实践产生了巨大影响。Mark Hans Emanuel构思并开发了TruClear®系统，该系统可以机械性去除肌瘤和息肉[33-34]，其新颖之处在于能够同时切割和抽吸组织，从而保持清晰的手术视野。目前，有几种大直径和小直径的宫腔镜组织去除系统可以应用于住院和门诊条件下的宫腔镜诊疗。

随着宫腔镜技术的不断发展，宫腔镜诊疗已经成为一种安全、有效和可接受的子宫腔内疾病检查和治疗的方法。当前，宫腔镜技术发展的焦点似乎集中在便携性和一次性使用方面，于是形成了带有集成LCD屏幕的独立式宫腔镜系统，或可以将图像传输或投射到笔记本电脑和智能手机上。它们使用方便、微型化，加上便携的成像系统，结合正在进一步开发的辅助器械，如手动操作的宫腔镜组织去除系统，使得未来宫腔镜检查成为一种"口袋式"门诊手术。

1.2 宫腔镜检查及宫腔评估

随着科技的进步，便携的微型宫腔镜器械使得宫腔镜检查可在门诊诊室实施。门诊宫腔镜手术可以在一次操作过程中及时给出准确的诊断并同时治疗，即所谓的"一站式"或"即诊即治"服务。相比于需要住院的宫腔镜手术，门诊宫腔镜手术更受欢迎，因为后者在保证诊断准确性的前提下，还具有安全性、可行性和高效价比的优势[3, 35-36]。患者对门诊宫腔镜检查的接受度也很高[35-36]。

宫腔镜可协助临床决策，通常用于评估并治疗异常子宫出血（子宫内膜异常增生、息肉、子宫

肌瘤等）、不孕症、宫腔粘连和子宫畸形[37-38]。在门诊环境下可以安全地实施子宫内膜息肉切除、宫腔粘连分解、子宫内膜消融、黏膜下肌瘤切除等治疗，从而避免了不必要的住院和麻醉带来的并发症。相比于宫腔盐水灌注超声造影检查、经阴道超声检查，宫腔镜检查具有更高的敏感性和特异性[39]。

1.3 宫腔镜检查和宫腔治疗

内镜技术应用于医疗实践的同时也见证了专业望远镜的不断发展，对其进行技术革新后可用于观察特定体腔。宫腔镜性能的不断完善、可视化和操控性的增强，以及可兼容甚至可整合的辅助器械的研制成功，使得体腔治疗成为可能，从而使内镜检查不再局限于子宫腔的评估。

本书中的许多章节都介绍了针对各种子宫疾病的治疗性宫腔镜技术，例如异常子宫出血、与异常子宫出血或生殖问题相关的特殊子宫病变（如第4章的小图谱中所示）。宫腔镜的治疗模式比较多样化，可住院麻醉进行，也可门诊不麻醉进行，宫腔镜检查仍然是现代宫腔镜技术的重要组成部分。本书详细介绍了宫腔镜的关键信息，例如适应证、器械设备、基本设置和流程、操作技能和临床证据，这些知识是熟练开展宫腔镜手术并获得最佳临床效果必须掌握的内容。

（高蜀君 翻译 隋 龙 张宏伟 审校）

参考文献

1. Valle R. Development of hysteroscopy: from a dream to a reality, and its linkage to the present and future. *J Minim Invasive Gynecol* 2007; 14: 407–18.

2. Sardo A, Calagna G, Di Carlo C. Tips and tricks in office hysteroscopy. *Gynecol Minim Invasive Ther* 2015; 4: 3–7.

3. Clark T, Voit D, Gupta J, et al. Accuracy of hysteroscopy in the diagnosis of endometrial cancer and hyperplasia. *JAMA* 2002; 288: 1610.

4. Nezhat C. History of endoscopy. Chapter. 4: Hovering on the brink of modernity. Online blog. https://laparo scopy.blogs.com/endoscopyhistory/chapter_04 (accessed November 2019).

5. Pearlman SJ. Bozzini's clinical treatise on endoscopy: a translation. *Q Bull Northwest Univ Med Sch* 1949; 23: 332–54. Originally published in German as: Bozzini P Der Lichtleiter oder die Beschreibung einer einfachen Vorrichtung und ihrer Anwendung zur Erleuchtung innerer Höhlen und Zwischenräume des lebenden animalischen Körpers. Weimar: Landesindustriecompoirs; 1807.

6. Desormeaux AJ. *De l'endoscope et de ses applications au diagnostic et au traitement des affections de l'urèthre et de la vessie.* Paris: Baillère; 1865.

7. Cruise FR. The utility of the endoscope as an aid in the diagnosis and treatment of disease. *Dublin Q J Med Sci* 1865; 39: 329–63.

8. Pantaleoni DC. On endoscopic examination of the cavity of the womb. *Med Press Circular* 1869; 8: 26–7.

9. Lindemann HJ. Historical aspects of hysteroscopy. *Fertil Steril* 1973; 24: 230–42.

10. Porto R. *Hystéroscopie.* Paris: Searle of France; 1975. Conception et réalisation Elpe/Paris.

11. Nitze M. Eine neue Beleuchtungs und Untersuchungs-methode fur Harnrohre, Hamblase, und rectum. *Wien Med Wochensch* 1879; 29: 645–52.

12. David C. Endoscopie de l'utérus après l'avortement et dans les suites de couches normales et pathologiques. *Soc Obstet Paris* 1907; 10: 288–97.

13. Heineberg A. Uterine endoscopy: an aid to precision in the diagnosis of intra-uterine disease. A preliminary report, with the presentation of a new uteroscope. *Surg Gynec Obstet* 1914; 18: 513–15.

14. Rubin IC. Uterine endoscopy, endometroscopy with the aid of uterine insufflation. *Am J Obstet Gynecol* 1925; 10: 313–27.

15. Seymour HF. Endoscopy of the uterus: with a description of a hysteroscope. *J Obstet Gynecol Brit Emp* 1926; 33: 52–5.

16. Norment WB, Sikes CH, Berry FX, Bird J. Hysteroscopy. *Surg Clin North Am* 1957: 1377–86.

17. Menken FC. Endoscopic observations of endocrine process and hormonal changes. In Ruiz-Albrecht F, Ramirez-Sanchez J, Willowitzer H, eds., *Simposio Sobre Esteroides Sexuales. Proceedings of the Simposio Sobre Esteroides Sexuales. Museo Nacional, Bogota, Colombia, June 24–26, 1968.* Berlin: Saladruck; 1969: 276–81.

18. Segond R, L'hystéroscopie: état actuel de sa technique et son emploi clinique. S*em Hop Paris* 1942; 9: 215–16.

19. Silander T Hysteroscopy through a transparent rubber balloon. *Surg Gynecol Obstet* 1962; 114: 125–7.

20. Vulmière J, Fourestier M, Gladu A. Hystéroscopie de contact. Perfectionnement à L'endoscopie médicale. *Presse Médicale* 1952; 60: 1292.

21. Mohri T, Mohri C, Yamadori F. Tubaloscope flexible glassfiber endoscope for intratubal observation. *Endoscopy* 1970; 4: 226–30.

22. Edstrom K, Fernstrom I. The diagnostic possibilities of a modified hysteroscopic technique. *Acta Obstet Gynecol Scand* 1970; 49: 327–30.

23. Porto R, Serment H. Pneumo-hystéroscopie. *Gynecol Med Fr* 1973; 80: 4985–8.

24. Goldrath MH, Fuller TA, Segal S. Laser photovaporization of endometrium for the treatment of menorrhagia. *Am J Obstet Gynecol* 1981; 140: 14–19.

25. Iglesias JJ, Sporer A, Gellman AC, Seebode JJ. New Iglesias resectoscope with continuous irrigation, simultaneous suction, and low intravesical pressure. *J Urol* 1975; 114: 929–33.

26. Hamou JE. Microhystéroscopie: une nouvelle technique en endoscopie, ses applications. *Acta Endoscopica* 1980; 10: 415–22.

27. Bettocchi S, Ceci O, Nappi L, et al. Operative office hysteroscopy without anesthesia: analysis of 4863 cases performed with mechanical instruments. *J Am Assoc Gynecol Laparosc* 2004; 11: 59–61.

28. Bettocchi S, Ceci O, Di Venere R, et al. Advanced operative office hysteroscopy without anaesthesia: analysis of 501 cases treated with a 5 Fr bipolar electrode. *Hum Reprod* 2002; 17: 2435–8.

29. Clark TJ, Godwin J, Khan KS, Gupta JK. Ambulatory endoscopic treatment of symptomatic benign

endometrial polyps: a feasibility study. *Gynaecol Endosc* 2002; 11: 91–7.

30. Huvar, I, Tinga D, Pilka L. Hysteroscopic sterilization using Ovabloc. *Ceska Gynekol* 1994; 59(4): 193–5.

31. Valle RF, Cooper JM, Kerin JF. Hysteroscopic tubal sterilization with the Essure no incisional permanent contraception system. *Obstet Gynecol* 2002; 99(suppl): S11.

32. Palmer SN, Greenberg JA Transcervical sterilization: a comparison of Essure® permanent birth control system and Adiana® permanent contraception system. *Rev Obstet Gynecol* 2009; 2: 84–92.

33. Emanuel MH, Wamsteker K. The intra uterine morcellator: a new hysteroscopic operating technique to remove intrauterine polyps and myomas. *J Minim Invasive Gynecol* 2005; 12: 62–6.

34. Smith PP, Middleton LJ, Connor M, Clark TJ. Hysteroscopic morcellation compared with electrical resection of endometrial polyps: a randomized controlled trial. *Obstet Gynecol* 2014; 123: 745–51.

35. Cooper NAM, Barton PM, Breijer MC, et al. Cost-effectiveness of diagnostic strategies for the management of abnormal uterine bleeding (heavy menstrual bleeding and post-menopausal bleeding): a decision analysis. *Health Technol Assess* 2014; 18(24): 1–201.

36. Moawad NS, Santamaria E, Johnson M, Shuster J. Cost-effectiveness of office hysteroscopy for abnormal uterine bleeding. *JSLS* 2014; 18.

37. Di Spiezio Sardo A, Bettocchi S, Spinelli M, et al. Review of new office-based hysteroscopic procedures 2003–2009. *J Minim Invasive Gynecol* 2010; 17: 436–48.

38. Mahmud A, Smith P, Clark J The role of hysteroscopy in diagnosis of menstrual disorders. *Best Pract Res Clin Obstet Gynaecol* 2015; 29: 898–907.

39. Grimbizis GF, Tsolakidis D, Mikos T, et al. A prospective comparison of transvaginal ultrasound, saline infusion sonohysterography, and diagnostic hysteroscopy in the evaluation of endometrial pathology. *Fertil Steril* 2010; 94: 2720–5.

第2章
子宫的解剖和生理

Christopher Guyer, Sree Rajesh and Mary Connor

2.1 概述

子宫是女性的主要生殖器官，位于骨盆内。在正常非妊娠状态下，子宫长约8cm、宽约4cm、深约5cm。虽然在青春期前和更年期后其相对静止，但在育龄期，子宫具有多种功能。子宫在女性激素的作用下，产生变化以适应受精卵着床，或在未妊娠的情况下形成月经。在妊娠过程中，子宫能迅速扩张，而在产程、分娩过程中子宫则具有收缩能力[1]。

只有先了解女性生殖道的胚胎发育过程，才能了解其特殊的功能，并识别和处理较为少见的先天性异常。详细了解生殖道的各个组成结构及其相对应的功能也很重要，这样才能识别和处理各种异常情况。

2.2 子宫解剖

2.2.1 胚胎学

先天性子宫异常通常发生在器官形成过程中，即妊娠前3个月生殖道发育的早期，但有些也会发生在妊娠后期。肾脏和生殖系统的发育密切相关，两者有共同的起源，因此生殖道的发育异常可能伴随肾脏异常。如泌尿生殖嵴缺如会导致该侧性腺缺如，但性腺的形成独立于泌尿生殖道之外[2]。

性腺发育开始于胚胎发育的第5周，从原始生殖细胞迁移到后腹壁间皮和泌尿生殖嵴内侧边缘相邻的间充质开始。男女性腺在12周前是无差别的。生殖道的发育取决于性染色体和相关激素的

产生：有2条X染色体，或没有雄激素产生，则女性生殖道发育；有XY染色体和相应的蛋白激素产生，则男性生殖道发育。

性腺发育的过程中，旁边的肾脏也开始发育，首先是前肾，然后是中肾，接着是后肾，后肾最终成为永久肾[3]。泌尿系统的"引流管"——中肾管，起源于中肾，长至泄殖腔，与泌尿生殖窦融合。输尿管芽在这一融合处出现顶端与后肾相连，主干最终发育为输尿管。

在胚胎发育的第7~8周，起源于泌尿生殖嵴侧缘的体腔内出现成对的米勒管。成对的中肾管和米勒管最初平行向尾端生长。中肾管的存在被认为是米勒管生长的必要条件[4]。米勒管随后在中肾管的内侧和腹侧生长，然后与对侧米勒管在中线汇合并融合成子宫原基。米勒管头部至融合部的这部分保持分离，形成输卵管，输卵管保留中空结构且开口通入盆腔。子宫腔内的隔在胚胎发育的20周内可能很明显，但之后通常会消退。

研究已经证实，米勒管形成输卵管和子宫，包括子宫颈。然而，阴道的发育在100多年来一直是一个有争议的领域。1957年，Bulmer[5]将3种理论总结如下。

a. 阴道完全起源于米勒管（经典理论）。

b. 部分或全部阴道上皮起源于中肾管的下端。

c. 泌尿生殖窦（阴道球窦）参与阴道形成。有两种观点：①泌尿生殖窦发育成阴道的下1/5，而阴道上部由米勒管发育而成；②整个阴道上皮均起源于泌尿生殖窦。

最近，一些研究人员认为这个问题已经解决，他们证实阴道全部起源于米勒管[6]（图2.1a）。然而，其他研究者，如Acién及其同事，对上述所有

起源学说都不满意，认为上述学说并不能解释某些特别复杂的先天性异常[2,4]。他们认为，当米勒管超出子宫原基之外时，它们会发生分叉，在末端与中肾管远端和泌尿生殖窦融合，他们认为此融合处也是中肾管的起源[4]。在这些元素之间，他们描述了米勒结节，即一簇间充质细胞，其底部为泌尿生殖窦。Acién等人认为子宫颈是由米勒管的分支形成的，在分叉时近端变为宫颈内口，远端变为宫颈外口。他们对人类阴道发育的解释是从对老鼠胚胎的研究得来的，认为阴道不是起源于米勒管。相反，他们认为阴道壁是中肾管细胞来源，而

阴道上皮起源于米勒结节（图2.1b）。

泌尿生殖系统的胚胎学知识对于我们理解先天性畸形有很大的帮助[2, 7, 8]（表2.1）。美国生殖医学学会（American Society for Reproductive Medicine，ASRM）[9]、欧洲妇科内镜学会以及欧洲人类生殖与胚胎学会（European Society for Gynaecological Endoscopy with the European Society of Human Reproduction and Embryology，ESGE-ESHRE）[10]最近将先天性子宫畸形进行了分类（图2.2，图2.3），以帮助临床医生对疾病进行评估并对治疗方案进行决策[11]。

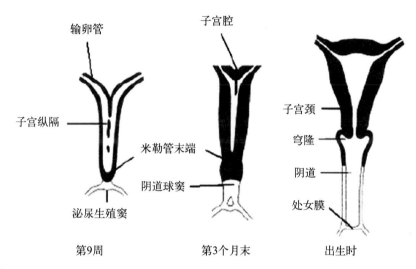

a. 经典理论

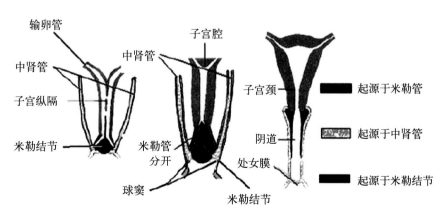

b. 一些研究者提出的理论

图2.1　阴道发育理论[4]。a. 经典理论：阴道由米勒管和泌尿生殖窦形成；b. Acién提出阴道由中肾管和米勒管形成；米勒管的分叉部分与中肾管的远端部分融合，形成窦球；米勒结节仍然是它们之间的一簇细胞；子宫颈起源于分叉的米勒管，阴道起源于中肾管的远端，阴道内壁起源于米勒结节（经许可引自文献[4]）

新的ESGE-ESHRE分类旨在提高子宫发育异常诊断的客观性，其中包括子宫颈和阴道的异常。然而，该分类在临床评估上是否优于ASRM分类仍然存在争议[2, 12]。

表2.1　发育障碍和相关的女性先天性生殖道畸形

发育障碍	先天性生殖道畸形
1. 整个泌尿生殖嵴不发育或发育不全	同侧无肾，卵巢功能正常，输卵管、子宫和阴道发育不全（不易发现）；可能伴有脊椎和（或）听觉异常
2. 中肾管异常伴泌尿生殖窦和输尿管芽萌出缺失	肾缺失或肾发育不全、输尿管异位伴同侧阴道盲端 由于缺乏中肾管诱导米勒管而导致的子宫异常，如有或无交通的双子宫： A. 阴道盲端内有大量积血 B. 阴道前外侧壁有Gartner假性囊肿 C. 阴道前外侧壁的阴道内隔部分再吸收（纽扣孔） D. 完全性单侧阴道或宫颈阴道发育不全
3. 米勒管异常 A. 米勒管 B. 米勒结节 C. 米勒管与米勒结节	A. 子宫和（或）输卵管异常，有时为节段性：单角子宫、双角子宫、双子宫、纵隔子宫 B. 阴道（或宫颈–阴道）发育不全或闭锁和节段性闭锁（阴道横隔） C. Mayer-Rokitansky-Kuster-Hauser综合征（单侧或双侧）
4. 泌尿生殖窦异常	处女膜闭锁伴持续性泌尿生殖膜、泄殖腔异常等

注：数据引自文献[2]。

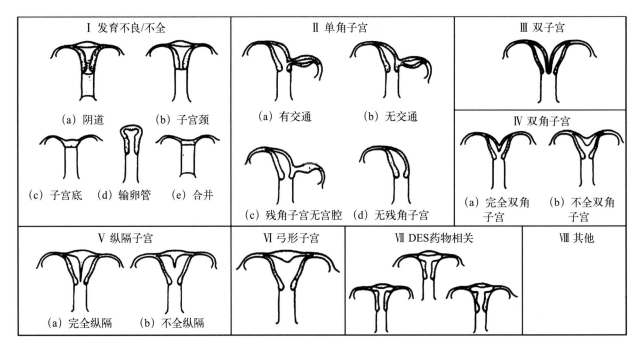

图2.2　子宫畸形的ASRM分类[9]

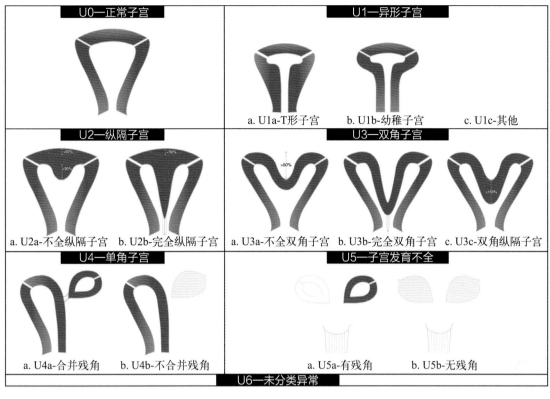

图2.3 子宫畸形的ESGE–ESHRE分类[10]

2.2.2 子宫的解剖与功能

子宫由3个部分组成——子宫颈、子宫体和输卵管，每个部分都有特定的结构和功能（图2.4）。

子宫颈

子宫颈是一个长约2cm的纤维肌性结构。它由2个部分组成：内宫颈和外宫颈。内宫颈包括子宫下段的子宫颈上部，内衬柱状腺上皮；外宫颈与阴道相连，内衬复层鳞状上皮。

子宫颈是经血流出子宫、精子进入生殖系统受精的通道。子宫颈内膜分泌的黏液在雌激素的影响下发生变化。在大部分时间里，宫颈管黏液是黏稠的，形成了子宫腔的屏障，但在排卵时，它的黏性变小，有助于精子进入子宫腔。

子宫体

子宫内膜

子宫内膜的主要功能是在受精后接受受精卵着床，并促进胚胎和胎儿的生长。在增殖期和分泌早期，子宫内膜在排卵前就已被激活，在此期间，从子宫肌层到子宫内膜的丰富的血液供应非常重要。

子宫内膜是一种腺体黏膜，形成子宫腔的内上皮层。它由一层单层柱状上皮组成，其中含有纤毛细胞和分泌细胞，其下覆一层在月经周期中厚度不一的间质层。间质层内含有大量深入间质的管状子宫内膜腺体。子宫内膜血液供应丰富，基底动脉从子宫内膜基底层向上延伸到间质层，成为一个广泛的紧密盘绕的小动脉网。

从初潮到更年期，子宫内膜会随着卵巢激素的变化而发生周期性变化，通常1个月左右为一个周期。在月经周期的卵泡期或增殖期，由于雌激素的刺激，子宫内膜间质厚度增加，盘绕的小动脉变长变直，但仍保留在子宫内膜的下2/3。排卵后不久，随着孕酮从卵巢黄体中释放出来，子宫内膜进入分泌期或黄体期。由于子宫内膜腺体水肿和分泌物积聚，间质进一步增厚。腺体继续生长，变得更加弯曲，管腔变宽。盘绕的小动脉随着被拉长而变得更加突出。

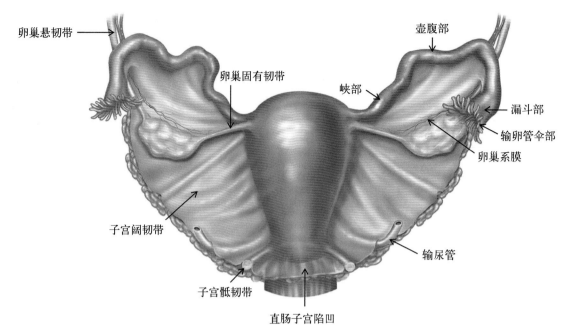

图2.4 子宫、卵巢和输卵管

如果没有受精，黄体萎缩，孕酮水平下降。作为反应，盘绕的小动脉收缩，导致子宫内膜表面变白；腺体停止分泌，间质液体流失，因此子宫内膜收缩。子宫内膜表面的小动脉关闭，但基底层血供仍在继续。月经是收缩的动脉短暂开放和表浅血管（动脉和静脉）破裂，将血液释放到间质中，然后进入子宫腔的现象。月经血内包含在不同解体阶段改变的动静脉血、间质细胞和上皮细胞及生殖道分泌物。在正常月经血中，由于含有蛋白水解酶，所以不会形成血凝块[13]。

在无排卵周期中，子宫内膜的分泌期缺失，子宫内膜一直增生直到月经自然发生，此时月经一般较为混乱。

月经期快结束时，子宫内膜最薄。基底层在月经期间保持完整不脱落，是再生子宫内膜的来源。当一个新的卵泡期开始时，表层上皮迅速再生，间质也逐渐恢复。

治疗月经过多的手术如子宫内膜消融术和子宫内膜切除术，就是针对子宫内膜基底层。基底层一旦被破坏，子宫内膜便不会再生，可出现月经量减少或引起闭经。

子宫肌层

虽然很早以前就有研究人员发现子宫肌层平滑肌在分娩时具有收缩功能，但现在一般认为，

非妊娠子宫亦存在持续的蠕动活动[14]，尽管这种蠕动并非子宫肌层在起主要作用[15]。磁共振成像（MRI）、动态阴道造影和免疫组织化学研究显示，除浆膜外，在生殖期，人类子宫由3层而非2层组成[15-16]，这支持了Werth和Grusdew在一个多世纪前发表的研究成果（图2.5）。

子宫腔内衬的子宫内膜和较厚的外层肌层很容易识别，不太容易辨认的是内层，即子宫内膜下肌层或"结合带"[16]，一般认为其在结构和功能上与外层肌层不同[15]。子宫内膜和结合带可能起源于米勒管，富含雌激素和孕酮受体，在月经周期中受激素调节而发生变化[17]。相比之下，外

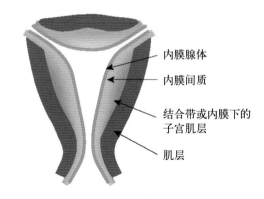

内膜腺体
内膜间质
结合带或内膜下的子宫肌层
肌层

图2.5 子宫肌层。最薄、最内层的环形肌层贴近子宫内膜，可能有助于改变"子宫内膜波"的向量，这在常见的生殖系统疾病中可能有很大意义；外层可能对子宫剧烈活动（包括流产和分娩）更为重要[16]

层肌层被认为起源于周围的间质，并具有类固醇受体活性，在整个周期中是稳定不变的。结合带的发育似乎是对性腺激素的反应，在青春期前的女孩中并不明显，在绝经后和使用促性腺激素释放激素（GnRH）激动剂诱导的雌激素降调的女性中消失，在接受激素替代疗法的女性中再次出现[15]。据报道，在生育力不足或有痛经或月经过多的女性中，结合带增厚[15]。

在未妊娠的人类子宫中，结合带被认为可能是收缩活动的来源，这些收缩或"子宫内膜波"可以在整个月经周期中观察到[14,16]。有证据表明，在月经周期中，子宫内膜波的方向、频率、持续时间和振幅都会发生变化[16]。收缩活动可能对精子运输很重要，并有助于受精卵植入宫底[16,18]。

子宫肌层活动异常被认为是子宫内膜异位症和子宫腺肌病等疾病发展的基础[15]。MRI也提供了一些相关的病理变化信息，如子宫肌瘤可能对子宫肌层的功能有影响[15,19]。子宫动脉栓塞[20]或子宫肌瘤切除术[21]等治疗方法可以改善子宫的蠕动功能，从而提高生育能力。MRI是测量子宫蠕动的重要手段。尽管子宫肌瘤出现的频率很高（在子宫切除标本的临床检查中为33%，在超声扫描中为50%，在组织病理学检查中为77%[22]），但其病因仍不清楚。危险因素包括种族血统（黑种人女性发生率高）、未生育、年龄超过30岁和肥胖等。雌激素会促进子宫肌瘤生长，且子宫肌瘤组织中的雌激素受体和孕激素受体[23]比正常子宫肌层更多。子宫肌瘤虽然在许多女性中没有症状，但子宫肌瘤是异常子宫出血的原因之一[24]。它们的作用机制可能有很多种[25]，例如，子宫肌瘤的存在使得子宫腔扭曲，因此异常子宫出血和早孕流产可能与子宫肌瘤有关。

输卵管

输卵管位于子宫体的两侧，分为4个部分：子宫角部、峡部、壶腹部和漏斗部，其中漏斗部包含伞端，离子宫最远，与卵巢相邻。输卵管由

3层组织构成：内层黏膜、平滑肌层和外层浆膜。黏膜层由3种不同类型的细胞组成：柱状纤毛细胞、分泌细胞和少量的楔状细胞。输卵管内的平滑肌有蠕动作用，这使得输卵管伞端可拾到卵巢释放的卵子并将其输送到子宫。纤毛细胞的活动有助于这种运输机制，而分泌细胞则为受精卵提供一个营养丰富的环境。楔状细胞的功能不确定——它们可能代表分泌细胞的前体，也可能具有干细胞样功能。它们似乎在输卵管远端更占优势，可能在该区域恶性浆液性肿瘤的发展中起作用[26]。

2.2.3 相关骨盆解剖

毗邻结构

子宫是一个骨盆中线结构，虽然有一定的活动度，但由结缔组织固定。最常见的是子宫骶韧带，它起自子宫的后部，位于宫颈内口水平，并在腹膜下延伸至下骶椎。子宫横韧带（主韧带）起自宫颈水平，插入覆盖闭孔肌的筋膜衬里。子宫圆韧带是相对退化的韧带组织，起源于子宫的外侧，位于输卵管角下，从侧面延伸到腹股沟环，并穿过腹股沟管到达大阴唇。所有这些结构中都含有平滑肌、血管和神经纤维。

子宫的前面是膀胱和子宫膀胱反折腹膜，后面是直肠阴道反折腹膜（直肠子宫陷凹）和直肠上部（图2.6）。子宫阔韧带从子宫向外侧呈扇形发出，是包裹着子宫血管的双层腹膜。每条输尿管的远端沿着盆腔侧壁穿过阔韧带，在子宫动脉的下方可见输尿管由此跨过。

血液供应和淋巴引流

子宫的血液供应主要来自子宫动脉，子宫动脉是髂内动脉的前部分支。子宫血供的一部分也来自卵巢动脉，卵巢动脉直接来自腹主动脉。卵巢动脉和子宫动脉之间有许多交通血管（图2.7）。

子宫动脉的分支呈放射状进入子宫肌层并在子宫内膜的水平分支成基底动脉。子宫内膜内有来自基底动脉的螺旋动脉，这些螺旋动脉对卵巢

产生的性激素很敏感。如果在月经周期的后半段没有妊娠，则螺旋动脉会因孕激素下降而收缩，从而使子宫内膜脱落，形成月经。

子宫静脉引流可经子宫静脉进入髂内静脉，也可经卵巢静脉流入右侧下腔静脉和左侧肾静脉。

子宫底和子宫体上部的淋巴流向主动脉旁和腹股沟浅淋巴结，子宫体下部和子宫颈的淋巴流向髂

内、髂外淋巴结，部分宫颈淋巴引流至骶淋巴结。

神经供应

子宫的神经支配来自下腹下神经丛（图2.8）。下腹下神经丛由S2到S4盆内脏神经节前副交感神经与腹下神经相连而成。下腹下神经丛位于盆腔主要血管的中央和内侧，起源于直肠丛、子宫阴

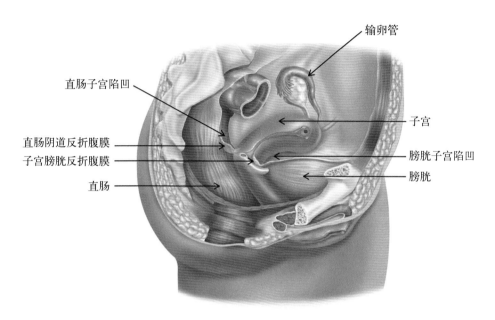

图2.6　子宫的解剖关系；女性骨盆的矢状切面

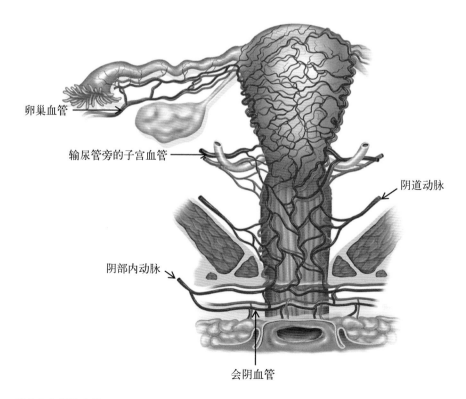

图2.7　子宫和卵巢的血供

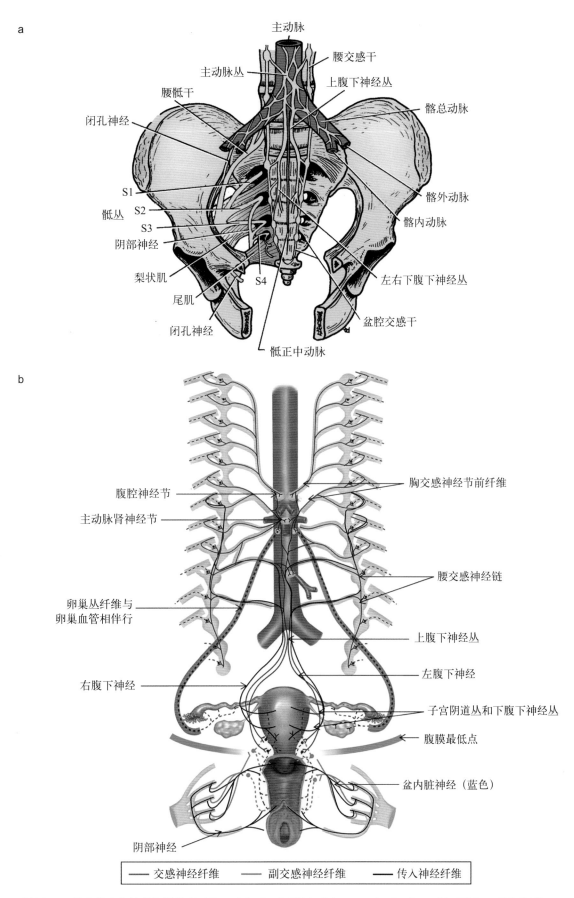

a

主动脉

腰交感干

主动脉丛

上腹下神经丛

腰骶干

髂总动脉

闭孔神经

S1

髂外动脉

骶丛　S2

S3

髂内动脉

阴部神经

梨状肌

S4

尾肌

左右下腹下神经丛

闭孔神经

盆腔交感干

骶正中动脉

b

腹腔神经节

胸交感神经节前纤维

主动脉肾神经节

腰交感神经链

卵巢丛纤维与
卵巢血管相伴行

上腹下神经丛

左腹下神经

右腹下神经

子宫阴道丛和下腹下神经丛

腹膜最低点

盆内脏神经（蓝色）

阴部神经

| —— 交感神经纤维 | —— 副交感神经纤维 | —— 传入神经纤维 |

图2.8　a. 骨盆的自主神经和神经节（Copyright Snell Clinical Anatomy by Regions. 9th Edition. Chief Editor Richard S Snell. 2012. Wolters Kluwer Health/Lippincott Williams & Wilkins.）；b. 女性生殖器官的神经支配图

道丛和膀胱丛，这些神经丛支配着盆腔脏器。子宫神经与子宫阔韧带中的动脉伴行，止于子宫肌层和子宫内膜。子宫颈旁神经节的分支（子宫阴道丛的卜神经纤维）支配子宫颈。

节前交感神经传出纤维来自最后一个胸腰椎节段。交感神经纤维从腹下神经和交感神经干骶部分支进入下腹下神经丛。节前副交感神经纤维进入下腹下神经丛，从骶神经根衍生的盆内脏神经S2到S4进入子宫颈旁神经节。

主要负责子宫底和子宫体痛觉的传入神经纤维在腰内脏神经内穿行，经胸腰椎根部折返。而子宫颈和阴道上端的传入神经纤维跟随副交感神经到达骶部。当需要为这些区域提供镇痛和麻醉的时候，这些神经起到很重要的作用，因为对子宫颈的局部麻醉不会对子宫底起镇痛作用。

2.3 子宫生理

2.3.1 月经周期

月经周期是在卵巢类固醇激素的影响下，子宫内膜发生的一系列周期性变化[13]。月经周期因人而异，平均为28天（图2.9）。

月经期：第1～5天

月经期间，子宫内膜的功能层脱落。经血包含组织碎片、前列腺素和纤维蛋白溶解酶（纤溶酶）。除非月经量过大，否则纤溶酶的存在可以防止血液凝固。通常月经的持续时间是3～5天。

增殖期：第6～14天

也称为排卵前期。在雌激素的作用下，子宫内膜重建，形成单管状腺体和螺旋动脉。

分泌期：第15～28天

也称为黄体期。黄体在排卵后释放出孕酮。在雌激素和孕酮的作用下，腺体增大并卷曲。这些腺体内充满富含糖原的分泌物，为受精卵的着床做准备。在没有妊娠的情况下，黄体变性后，螺旋动脉痉挛，腺体缺血蜕变，形成月经。前列腺素在分泌期子宫内膜中大量存在，可能引起血管痉挛。分泌期14天是恒定的；增殖期长度的变化是导致月经周期因人而异的原因。

2.3.2 卵巢激素调节

周期

下丘脑和垂体前叶分泌的激素控制卵巢激素的分泌（图2.10）。促性腺激素释放激素（GnRH）由下丘脑产生，分泌到下丘脑-垂体门静脉，从而刺激垂体前叶分泌促性腺激素、卵泡刺激素（FSH）和黄体生成素（LH）。GnRH以间歇性脉冲方式释放，导致FSH和LH的脉冲产生。GnRH的频率和幅度随雌激素和孕酮水平的变化而变化，并在月经周期中发生变化，进而影响LH和FSH的释放。

大约每28天促性腺激素会引起6～12个初级卵泡加速生长。FSH通过颗粒细胞的快速增殖和雌激素的分泌促进卵泡的早期成熟。FSH和LH共同刺激卵泡的最后成熟。排卵前，一个卵泡成熟，其余卵泡退化或闭锁。月经周期中期LH激增可触发排卵，残余滤泡黄体化形成黄体。黄体中的颗粒细胞产生雌激素和孕酮等性激素，而卵泡膜细胞产生雄烯二酮和睾酮等雄激素，雄激素通过颗粒细胞中的芳香化酶可转化为雌激素。颗粒细胞分泌的抑制素可抑制FSH的分泌。

2.3.3 下丘脑-垂体-卵巢轴的反馈机制

当月经开始时，低水平的雌激素刺激垂体前叶释放FSH[27]。月经开始几天后，LH分泌增加，这些激素刺激新卵泡的生长和雌激素的释放。这对脑垂体产生负反馈，在月经周期的第10～12天左右，FSH和LH的浓度下降。在排卵前36～48小时，雌激素有正反馈效应，导致排卵前LH激增，

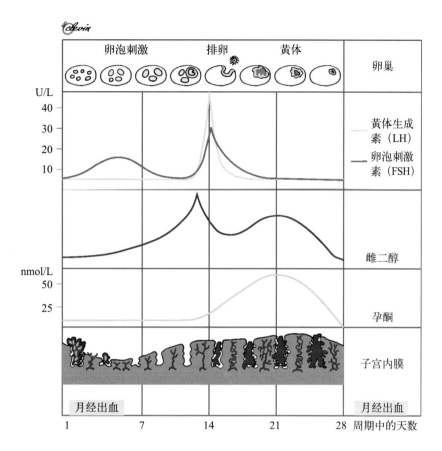

图2.9　月经周期中主要激素的变化以及伴随的卵泡变化

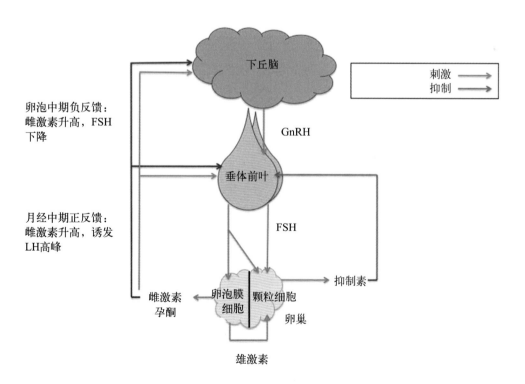

图2.10　下丘脑-垂体-卵巢轴。下丘脑分泌的GnRH刺激垂体前叶产生LH和FSH。LH调节卵巢的卵泡膜和颗粒细胞，FSH只调节颗粒细胞。卵泡膜细胞向颗粒细胞提供雄激素。卵泡膜中的雌激素抑制GnRH、LH和FSH的分泌，而高水平的雌激素反而会刺激LH的分泌，同时颗粒细胞分泌的抑制素可抑制FSH分泌

然后在第14天左右排卵，之后黄体产生大量的孕酮、雌激素和抑制素，对垂体前叶和下丘脑产生负反馈，导致FSH和LH的分泌持续下降。孕酮、雌激素和抑制素的分泌随着黄体退化而减少，因此，负反馈机制使得垂体前叶释放出的促性腺激素浓度升高，循环往复。

2.3.4 绝经期

绝经是由于卵巢功能衰竭而导致的月经永久性停止[27]。临床定义为末次月经后闭经12个月即为绝经。在英国，绝经的平均年龄是51岁。

围绝经期是绝经前后的一段时期。它的特点是无排卵周期以及出现绝经期的内分泌、生物学和临床特征，可能持续10年。

每个女性出生时卵巢中都有一定数量的原始卵泡。从出生开始，这个数量逐渐减少，到了围绝经期，数量下降得更快，到绝经时，卵巢已完全衰竭。卵巢分泌的雌激素和孕酮下降，下丘脑和垂体受到负反馈机制的影响，导致FSH和LH水平升高。在围绝经期，FSH水平显著波动性升高，试图刺激卵巢产生雌激素。绝经期的特点是雌激素水平较低，FSH和LH水平持续较高。雌激素缺乏会导致更年期血管舒缩症状，如潮热和盗汗，此外，还会增加患骨质疏松症、肾病和缺血性心脏病的风险。

2.3.5 异常子宫出血

异常子宫出血定义为月经周期的规律性、频率、月经量和持续时间中任何一项的异常[28]。月经不规则出血可由外源性激素、生殖道异常或无排卵引起。

英国国家卫生保健优化研究所（National Institute for Health and Care Excellence，NICE）指南对月经过多（heavy menstrual bleeding，HMB）的定义是：月经量过多且已经干扰了女性生理健康、情绪、社交和生活质量。HMB是影响女性生命质量的重要因素。它可以单独出现，也可以与其他症状一起出现[28]。HMB可发生在有排卵周期或无排卵周期。排卵性HMB的原因是局部异常如子宫肌瘤、前列腺素水平升高和子宫内膜纤溶酶活性增加[25]。通常，有排卵周期的女性月经周期规律。与正常的女性相比，患有HMB的女性子宫内膜中的纤溶酶原激活物（一组引起纤维蛋白溶解的酶）水平更高，这提示了抗纤溶药，如氨甲环酸在治疗HMB中的作用[29]。非甾体抗炎药（NSAID）可抑制环氧化酶，从而减少子宫内膜前列腺素的合成，因此在月经期间服用NSAID可以减少HMB并缓解痛经[30]。

无排卵周期的HMB是由下丘脑－垂体－卵巢轴的激素失衡引起的，通常没有可见的结构性病变。无排卵周期常见于少女初潮时、多囊卵巢综合征患者和绝经前患者。雌激素长期刺激会导致子宫内膜增生，由于缺乏孕酮的作用，没有撤退性出血，取而代之的是雌激素引发的子宫内膜突破性出血，导致不规则出血。月经周期的持续时间和出血量往往差异较大。长期无孕激素对抗的雌激素作用可导致子宫内膜异常增厚，出现不同程度的增生，甚至发展成恶性肿瘤，周期性地在月经后期服用孕激素会出现定期的撤退性出血[31]。

月经间期出血和性交后出血通常与HMB相关，常由良性病变引起；严重的异常如宫颈癌和子宫内膜癌虽然不常见，但必须先进行排除[28,32]。月经中期出血通常是生理性的，继发于排卵期的雌二醇激增；其他良性的月经间期出血原因可能包括良性宫颈息肉和子宫内膜息肉。运用孕激素避孕药（尤其是左炔诺孕酮）、宫内节育系统（曼月乐）后常常出现月经间期出血，特别是在放置该节育系统后的前几个月内会经常出现这个副作用[33]。

2.4 小结

从胚胎发育上讲，女性生殖道由米勒管发育

而来，与毗邻的结构特别是中肾管系统是互相依存的。如果正常生长被中断，就会出现异常，其性质部分取决于中断的时间和原因。子宫和相关器官在青春期之前是静止的，到青春期后，下丘脑–垂体–卵巢轴的激活会导致周期性激素变化，子宫内膜有规律地脱落，形成月经。周期性变化可以通过外源性激素如避孕药来改变或减少过多的月经量。对子宫结构的了解使得子宫切除术以外的外科治疗成功地发展起来，全子宫切除术不再是药物治疗无效的唯一选择。

子宫的主要功能是妊娠，但对它的调控很重要，正确地调控子宫可促进妊娠，也可指导避孕。

即使进入衰老阶段，随着癌前病变或恶性病变的发展，子宫仍可能出现异常。因为不管是绝经或并发乳腺癌的治疗和管理，还是理解脂肪组织的外周转化成雌激素，都与之密切相关。了解子宫内膜甚至萎缩的子宫内膜对雌激素刺激的敏感性是很重要的。

（陈丽梅　张宏伟　翻译　　高蜀君　汪　清　审校）

参考文献

1. Standring S. (ed.) *Gray's Anatomy: the Anatomical Basis of Clinical Practice*, 39th edn. Edinburgh: Churchill Livingstone; 2005.

2. Acién P, Acién M. The presentation and management of complex female genital malformations. *Hum Reprod Update* 2016; 22: 48–69.

3. Sadler TW. Urogenital system. In *Langman's Medical Embryology*, 9th edn. Philadelphia, PA: Lippincott, Williams & Wilkins; 2003: 246–62.

4. Sánchez-Ferrer ML, Acién MI, Sánchez del Campo F, Mayol-Belda MJ, Acién P. Experimental contributions to the study of the embryology of the vagina. *Hum Reprod* 2006; 21: 1623–8.

5. Bulmer D. The development of the human vagina. *J Anat* 1957; 91: 490–509.

6. Cai Y. Revisiting old vaginal topics: conversion of the Müllerian vagina and origin of the 'sinus' vagina. *Int J Dev Biol* 2009; 53: 925–34.

7. Lawrence-Watt, D, Montgomery, J, Johnston, M. Applied anatomy and imaging of the pelvis, femoral triangle and inguinal canal. In Fiander A, Thilaganathan B, eds., *Your Essential Revision Guide: MRCOG Part One: The Official Companion To The Royal College Of Obstetricians And Gynaecologists Revision Course.* Cambridge: Cambridge University Press; 2016: 7–27.

8. Bajaj SK, Misra R, Thukral BB, Gupta R. OHVIRA: uterus didelphys, blind hemivagina and ipsilateral renal agenesis: advantage MRI. *J Hum Reprod Sci* 2012; 5: 67–70.

9. American Fertility Society. The American Fertility Society classifications of adnexal adhesions, distal tubal occlusion, tubal occlusion secondary to tubal ligation, tubal pregnancies, Müllerian anomalies and intrauterine adhesions. *Fertil Steril* 1988; 49: 944–55.

10. Grimbizis GF, Campo R, Gordts S, et al. Scientific Committee of the Congenital Uterine malformations (CONUTA) common ESHRE/ESGE working group. Clinical approach for the classification of congenital uterine malformations. *Gynecol Surg* 2012; 9: 119–29.

11. Grimbizis GF, Di Spiezio Sardo A, Saravelos SH, et al. The Thessaloniki ESHRE/ESGE consensus on diagnosis of female genital anomalies. *Gynecol Surg* 2016; 13: 1–16.

12. Ludwin A, Ludwin I. Comparison of the ESHRE-ESGE and ASRM classifications of Müllerian duct anomalies in everyday practice. *Hum Reprod* 2015; 30: 569–80.

13. Ferenczy A, Bergeron C. Histology of the human endometrium: from birth to senescence. *Ann N Y Acad Sci* 1991; 622: 6–27.

14. Kunz G, Leyendecker G. Uterine peristaltic activity during the menstrual cycle: characterization, regulation, function and dysfunction. *Reprod Biomed Online* 2002; 4(Suppl 3): 5–9.

15. Brosens JJ, Barker FG, de Souza NM. Myometrial zonal differentiation and uterine junctional zone hyperplasia in the non-pregnant uterus. *Hum Reprod Update* 1998; 5: 496–502.

16. Aguilar HN, Mitchell BF. Physiological pathways and molecular mechanisms regulating uterine contractility.

Hum Reprod Update 2010; 16: 725–44.

17. Noe M, Kunz G, Herbertz M, Mall G, Leyendecker G. The cyclic pattern of immunocytochemical expression of oestrogen and progesterone receptors in human myometrial and endometrial layers: characterization of the endometrial-subendometrial unit. *Hum Reprod* 1999; 14: 190–7.

18. Leyendecker G, Kunz G, Wildt L, Beil D, Delininger H. Uterine hyperperistalsis and dysperistalsis as dysfunctions of the mechanism of rapid sperm transport in patients with endometriosis and infertility. *Hum Reprod* 1996; 11: 1542–51.

19. Yoshino O, Hayashi T, Osuga Y, et al. Decreased pregnancy rate is linked to abnormal uterine peristalsis caused by intramural fibroids. *Hum Reprod* 2010; 25: 2475–9.

20. Kido A, Ascher SM, Kishimoto K, et al. Comparison of uterine peristalsis before and after uterine artery embolization at 3-T MRI. *AJR Am J Roentgenol* 2011; 196: 1431–5.

21. Koyama T, Togashi K. Functional MR imaging of the female pelvis. *J Magn Reson Imaging* 2007; 25: 1101–12.

22. Watanabe K, Kataoka M, Yano K, et al. Automated detection and measurement of uterine peristalsis in cine MR images. *J Magn Reson Imaging* 2014; 39: 609–16.

23. Ciavattini A, Di Giuseppe JP, Stortoni P, et al. Uterine fibroids: pathogenesis and interactions with endometrium and endomyometrial junction. *Obstet Gynecol Int* 2013; 2013: 173184.

24. Munro M, Critchley H, Fraser I. The FIGO systems for nomenclature and classification of causes of abnormal uterine bleeding in the reproductive years: who needs them? *Am J Obstet Gynecol* 2012; 207: 259–65.

25. Whitaker L., Critchley H. Abnormal uterine bleeding. *Best Pract Res Clin Obstet Gynaecol* 2015; 34: 54–65.

26. Paik DY, Janzen DM, Schafenacker AM, et al. Stemlike epithelial cells are concentrated in the distal end of the fallopian tube: a site for injury and serous cancer initiation. *Stem Cells* 2012; 30: 2487–97.

27. Barrett KE, Barman SM, Boitano S, Brooks HL. *Ganong's Review of Medical Physiology*, 24th edn. New York: McGraw-Hill; 2012: 410.

28. National Institute for Health and Care Excellence. *Heavy Menstrual Bleeding: Assessment and Management.* NICE Guideline NG88. London: NICE; 2018. www.nice.org.uk/guidance/ng88 (accessed November 2019).

29. Lethaby A, Farquhar C, Cooke I. Antifibrinolytics for heavy menstrual bleeding. Cochrane Database Syst Rev 2000; (4): CD000249.

30. Lethaby A, Duckitt K, Farquhar C. Non-steroidal antiinflammatory drugs for heavy menstrual bleeding. *Cochrane Database Syst Rev* 2013; (1): CD000400.

31. Lethaby A, Irvine GA, Cameron IT. Cyclical progestogens for heavy menstrual bleeding. *Cochrane Database Syst Rev* 2008; (1): CD001016.

32. Lumsden MA, Gebbie A, Holland C. Managing unscheduled bleeding in non-pregnant premenopausal women. *BMJ* 2013; 346: f3251.

33. Lethaby A, Hussain M, Rishworth JR, Rees MC. Progesterone or progestogen-releasing intrauterine systems for heavy menstrual bleeding. *Cochrane Database Syst Rev* 2015; (4): CD002126.

Priya Madhuvrata, Gillian Smith and Mary Connor

第 3 章

宫腔镜检查的基本架构和仪器设备

3.1 简介

本章的第一部分是根据患者的就医经历编写的：患者先向全科医生（general practitioner，GP）陈述有异常子宫出血等问题，后通过转诊至上级医疗机构进行检查，其中包括宫腔镜检查（如果合适），并按指征进行治疗。我们希望本章能阐明提供这些服务所涉及的器械。在本章的后半部分，详细介绍了宫腔镜检查所需的设备，广泛参考了已出版的妇科和宫腔镜专业的标准和指南。

3.2 基本架构

3.2.1 转诊机制

基本架构是指提供和进行宫腔镜检查所需的系统和流程。它从转诊机制开始，患者一般来自全科诊所或者妇科诊所。许多医院为月经失调或绝经后出血患者提供专门的诊疗场所，包括宫腔镜检查；宫腔镜检查提高了可疑肿瘤的诊疗效率。患者可通过"选择和预订"系统在线访问，也可通过书面转诊。

对转诊到妇科的患者进行详细检查，随后分配到特定的诊室，确保患者在首诊时能找到最合适的临床医生，并为她们提供最适合的诊疗，包括必要时进行宫腔镜检查。如果宫腔镜检查前没有进行盆腔超声检查，则可以与宫腔镜门诊进行协调，做好安排和预约工作。其目的是及时提供服务并获得有效的评估和治疗。

3.2.2 患者信息

接受宫腔镜检查的患者往往会感到高度焦虑[1]，可通过提前告知检查流程来减轻患者焦虑[2]。约见信应该全面、清晰、简单地记录患者信息，并且能在网上查阅，以便患者能在面诊前阅读。此外，在信件开头提供一个简明归纳的手术过程和术前镇痛建议，可能对那些不想得到详细信息的患者有帮助。

根据当地情况和提供的服务类型，上文所提供的信息会有所改变，但应该让患者在知情的情况下对她们的治疗和处理做出明智的选择。应向患者详细说明门诊诊断性宫腔镜检查的具体细节，以及是否提供即时治疗，如"即诊即治"服务。若能提供有关宫腔镜检查场所和可能的治疗方法的信息，一些本犹豫不决的患者将更有可能得到治疗。根据RCOG/BSGE绿色高峰指南第59号，英国皇家妇产科学院（Royal College of Obstetricians and Gynaecologists，RCOG）患者信息委员会与英国妇科内镜学会（British Society for Gynaecological Endoscopy，BSGE）宫腔镜分委员会联合开发了一份通用的门诊宫腔镜患者信息手册（Patient information Leaflet，PIL）——《门诊宫腔镜检查的最佳常规》（PIL可在以下网址获得 www.rcog.org.uk/globalas sets/documents/patients/ patient-information-leaflets/gy naecology/pioutpatient-hysteroscopy.pdf）。

在告知患者的信息中，应该包括简单的镇痛药的使用建议，如在预约时间前1小时服用1g扑热息痛和（或）400mg布洛芬。一些患者可能会从提前服用的抗焦虑药中获益；小剂量的地西泮或替马西泮可能会有好处。应告知患者可以选择局部麻醉，也应告知患者是否可以选择使用氧化亚氮。

不是所有患者都能接受门诊宫腔镜检查，所以从开始就要告知患者可以选择住院进行宫腔镜检查和治疗[3]。从网上的评论可以看出，一些患者认为门诊宫腔镜检查体验远不能让她们接受和满意，最常见的抱怨就是剧烈疼痛[4-5]。选择门诊检查的患者需要注意的是，手术可以随时停止；临床医生，包括护理人员及工作人员，必须准备好倾听患者的诉求，并在患者要求时停止手术。

有些医院，比如英国纽卡斯尔皇家维多利亚医院可提供清醒的镇痛而不是全身麻醉。患者在指定的日期和时间到门诊就诊，接受静脉镇痛下的治疗，治疗后2个小时就可出院。具体的服务和镇痛的细节在第6章介绍。

当首次寄出约见信时，同时寄出一些宣传单如涵盖绝经后出血（post-menopausal bleeding，PMB）的处理及子宫内膜息肉和HMB的处理可能对患者有帮助。一些特殊的手册如关于子宫内膜消融术和子宫肌瘤切除术的手册也可能对患者有益。

3.2.3　RCOG标准

2016年，RCOG在2008年发表的标准基础上[3]，为妇科护理制定了一套92项标准[6]。这些标准为优质妇科服务提供了一个框架，重视患者的安全、临床的有效性和患者的体验。

为了更好地服务患者，RCOG标准建议考虑以下指标。

- 转诊到特定医疗机构的途径及不同诊疗措施之间的区别应清晰明了。
- 以国家指南为基准，如NICE和RCOG的指南，对循证医学临床指南中描述的护理方法进行学习。
- 以患者为中心的护理，体现在女性医疗人

员参与护理以及决策过程的各个方面。
- 多学科护理和团队工作。
- 对治疗干预的并发症发生率的认识。

92项标准涵盖了妇科护理的所有方面，其中很多标准都与住院患者和门诊患者有关。建议各个部门根据这些标准对自己的服务进行基准测试，制定质量改进方案。诊断性和治疗性宫腔镜手术服务的相关标准如下。

- 在转诊时应确定是否需要口译服务。如有需要，应做出安排，在所有转诊预约时都应提供相应的口译服务，而不必依赖家属。
- 如果打算进行治疗，患者应获得有关手术的详细的口头和书面信息，包括其他可选择的治疗方案和可能出现的治疗。这可以通过手册或已上传手册的网站获得。她们实际得到的信息应记录在案。
- 对于在门诊手术室进行的手术，必须有足够的护理支持，至少在手术室增加2名工作人员。

3.2.4　门诊临床队伍

根据RCOG和BSGE的联合指南，门诊宫腔镜检查的最佳人员配置[7]是：除了宫腔镜医生外，另外还需安排3名辅助人员，至少包括1名注册护士和2名保健助理。其中一名保健助理将辅助护士，另一名保健助理在整个诊疗过程中陪伴患者，其扮演的角色是与患者进行沟通，减轻患者焦虑，从而将不适和痛苦降至最低。

3.2.5　文书支持

接诊区需要配备行政和文书人员来迎接和问候患者，确认并输入患者信息，询问患者病史，并引导患者到候诊区或B超室，以便在宫腔镜检查前完成盆腔超声检查。文书人员的重要性在于及时记录并向全科医生发送患者联系方式，以及跟踪所有检查结果。

3.2.6　门诊设施

门诊宫腔镜检查应在适当大小和设备齐全的诊疗室进行，并配有适合宫腔镜检查的诊疗床（图3.1）。房间可以是专门的宫腔镜检查室或多用途场所，应让患者感到舒适，最好能提供一个配备厕所的更衣区，以保护患者隐私。

建议对临床环境和诊疗床进行风险评估，以评估是否能升降患者；如果可以，则需要对相关操作人员进行适当的培训。必须准备足够的复苏设施，并配备供氧设备及监测血压、脉搏和供氧水平的设备。这些设备并不是宫腔镜检查所特有的，阴道镜检查和宫内节育器的放置与取出也需要这些设备。

恢复区应与等候区分开，保护患者隐私（图3.2）。恢复区需要配备舒适的躺椅和床，以便在后续治疗或伴发血管迷走神经反射时患者能够平躺。

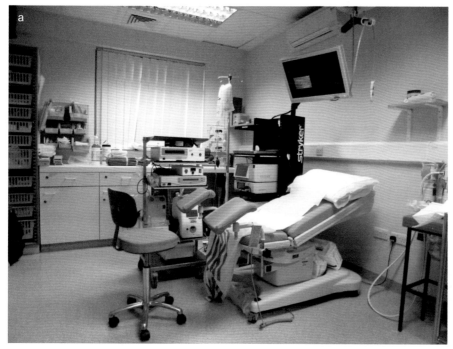
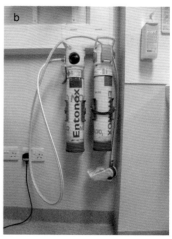

图3.1　a. 门诊宫腔镜室，配有天花板式升降器；b. 壁挂式氧化亚氮（Entorox®）

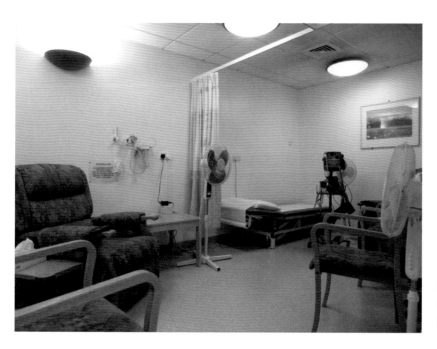

图3.2　远离患者等候区的恢复室示例，配有躺椅和床；必要时可配备床帘以保护患者隐私

3.2.7 人体工程学和宫腔镜检查流程

人体工程学是研究人与系统中其他要素之间的交互作用的学科，其目标是优化人类福祉和提高系统的整体性能[8]。和其他活动一样，涉及人和仪器的人体工程学原理也适用于宫腔镜检查，无论是对患者还是对临床工作人员，包括行动受限的患者都能进行管理，可达到高效、安全地进行宫腔镜检查的目的。

对工作环境的评估是我们工作实践的一部分，采用完善的评估流程，以减少因针刺伤、感染、滑倒、绊倒和跌倒以及接触有害健康的物质而造成伤害的风险。然而，关于与工作相关的肌肉骨骼疾病的评估尚不完善，尽管文献中对其进行了充分的记录。风险评估工具可在英国健康与安全执行局（Health and Safety Executive，HSE）网站[9]上找到。肌肉骨骼损伤（任何关节、四肢或背部其他组织的损伤）是英国职业病最常见的原因。肌肉骨骼损伤的原因很多，最常见的是不正确的手动操作和重复动作。

背痛和其他肌肉骨骼疾病患者数量约占英国国民健康服务系统（National Health Service，NHS）患病人数的18%[10]，每年花费约为2亿英镑[11]。HSE将人工搬运定义为运输或支撑重物，包括提升、降低、推动、拉动、搬运或移动。对于一些工作人员来说，人工搬运事故可能会导致长时间的病假；而对另外一些工作人员来说，可能会因此提前结束他们的职业生涯。因此，要强调所有临床工作区域都要根据人工操作要求进行风险评估，并且所有员工都要完成当地的人工操作培训。

在进行所有风险评估时，必须考虑在门诊临床环境中需要移动患者以及将使用什么辅助设备。一些行动不便的患者需要使用升降器（图3.1）；能够站立的患者可使用一个短距离转移平台，以便患者从轮椅转移到检查床（图3.3）。理想的情况是，在患者到达门诊之前，就提前评估并准备好她们需要的设备。

为了自身安全和宫腔镜检查团队的安全，对于有些患者，可采取不同的检查方法。比如对于一些体重过重的患者，尤其是那些体重超过200kg的女性，标准检查床承载困难。在这种情况下，可以让患者取左侧屈膝位，躺在肥胖患者床的边缘。这样身体有支撑，可以保持稳定，使者有安全感，同时也方便医生进行宫腔镜检查以及子宫内膜取样或放置宫内节育器等治疗性宫腔镜手术。

重复性劳损（repetitive strain injury，RSI）是

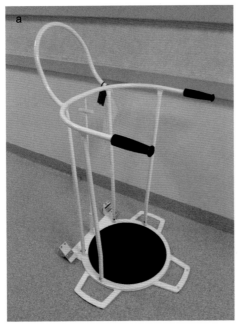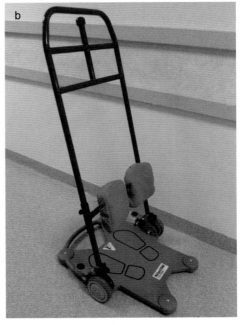

图3.3　短距离患者转移平台示例。a.Rotunda患者转移辅助装置（可辅助转移）；b.SystemRoMedic™回返7500（手持式）

指由于重复活动和过度使用而引起的肌肉、神经和肌腱疼痛。通常症状从轻到重逐渐发展，主要影响前臂、肘部、手腕、手、颈部和肩部。除了重复性活动外，不良姿势或需要在不恰当体位工作都是危险因素[12]。因此，宫腔镜检查室布置不当会增加RSI的风险。

一些研究发现，临床医生行内镜手术易发生工作相关的肌肉骨骼损伤[13]。避免与工作相关的肌肉骨骼损伤的人体工程学原理同样适用于宫腔镜检查，包括以下内容。

- 评估临床工作区域，符合人体工程学操作。这包括确保患者的椅子或检查床的高度可调，并考虑到临床医生使用的椅子类型以及监视器和脚踏板的位置。
- 对员工进行人体工程学技术教育。
- 致力于改进和开发人体工程学宫腔镜设备的研究。由于宫腔镜的重量加上摄像机镜头和其他治疗设备的重量，导致一些临床医生出现了手部疼痛。

3.3　仪器设备

宫腔镜检查的设备种类繁多，包括一体式便携摄像机、监视器和光源，以及传统的台车系统。微型宫腔镜特别适用于诊断性宫腔镜检查；稍大的宫腔镜适用于"即诊即治"。英国大多数医院已经提供了门诊宫腔镜检查设备；临床实战的改变可能会提高服务质量，尤其是在社区，灵活的小型便携式设备更具优势。下面讨论英国现有的设备。

3.3.1　摄像机台车系统

宫腔镜成套系统包括摄像机控制单元的支架、外部冷光源（氙灯，175～300W）、视频监视器和打印机（图3.1）。静态图像和视频记录可以存档，可用于视听和教学。

在空间有限的情况下，可使用紧凑、可移

动的一体式设备，如TELE PACK X LED（德国图特林根市Karl Storz）（图3.4）和THS®无塔式宫腔镜系统（美国马萨诸塞州马尔伯勒豪洛捷公司）。这些设备包括集成摄像头、LED光源、15英寸显示器、集成数据管理系统和USB端口，即使是较小的检查室也能使用。

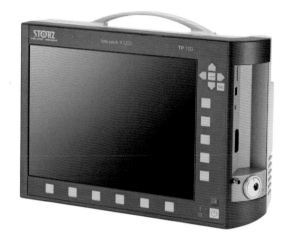

图3.4　TELE PACK X LED（德国©KARL STORZ-内镜）

另一个便携式宫腔镜系统是 UBI Pack GYN（法国La Ciotat Cedex公司的摄谱乐高美格），它包含一个摄像头和一个光源，没有显示器，但是可以通过一根3m长的USB连接线接到笔记本电脑或标准个人电脑上以观看图像。该系统可与纤维性或硬体内镜配合使用，也可与常规或钟摆式摄像头配合使用。摄像头类型由内镜智能控制（ICE）软件识别。附加软件（摄谱乐图像）可提供患者管理界面，并能打印医疗报告。

最近，微型整合手持式系统已经出现，这些将在第19章中讨论。

3.3.2　诊断性宫腔镜

诊断性宫腔镜有多种规格，可以是纤维性的，也可以硬体的或半硬体的。大多数宫腔镜在镜头顶端有30°的视角，临床上也有视角为0°和12°的宫腔镜。诊断性宫腔镜具有30°视角，便于对整个子宫腔，包括子宫壁、子宫角和输卵管开口进行全面检查；对宫颈管关注较少。

临床医生可以选择宫腔镜的型号，它的大小（为了患者的舒适性）必须与获得的图像的清晰度和即诊即治的可能性相平衡。宫腔镜中透镜系统的类型对图像质量有很大的影响。在硬体宫腔镜中，宫腔镜物镜和远侧镜头之间有密集的小直径玻璃棒（霍普金斯棒透镜）。在半硬体或纤维性宫腔镜中有柔性塑料纤维。棒透镜系统产生的图像质量比使用柔性纤维产生的图像质量好。此外，由于光纤束同时携带光和图像，因此纤维性宫腔镜的图像分辨率较低，而硬体宫腔镜有单独的图像束（棒透镜）和光纤束。

纤维性宫腔镜

纤维性宫腔镜（图3.5）的直径为3～5mm，视角为0°，工作长度为230～290mm。在门诊宫腔镜检查时，和硬体宫腔镜相比，纤维性宫腔镜疼痛更小，但价格更贵，而且图像分辨率较差。纤维性宫腔镜不能高压灭菌，因此需要特殊的清洁和消毒设施。硬体宫腔镜虽然可能使患者不太舒适，但其性价比较高，图像更清晰，手术失败可能性小，检查时间更短。

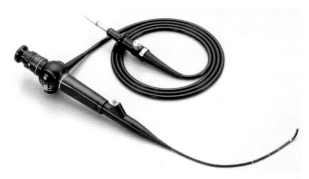

图3.5　纤维性诊断宫腔镜（HYF-XP），直径为3mm，视角为0°，工作长度为230～290mm（由德国汉堡奥林巴斯股份有限公司提供）

半硬体宫腔镜

半硬体是指宫腔镜使用半柔性纤维进行光传输，而不是标准的柱状透镜系统。这样便能生产非常纤细的宫腔镜，如Alphascope™的直径只有1.8mm，该产品使用的是一次性Versascope™外鞘（图3.6），这个外鞘可以在宫腔内完整旋转360°。外鞘下方有一个可扩展的操作通道，可以通过5Fr～7Fr器械，包括5Fr Versapoint™双极电极。

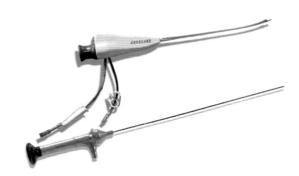

图3.6　一次性Versascope™外鞘，7Fr的仪器可通过可扩展的操作通道，带有非一次性、半硬体的1.8mm Alphascope™（由瑞士强生公司爱惜康妇科健康部提供）

硬体宫腔镜

硬体宫腔镜（图3.7）的直径为2.7～5mm。其中较小的型号（微型宫腔镜，直径2.7～3mm）可明显降低患者的不适感，所以更适合门诊诊断性宫腔镜检查[7]。诊断性硬体宫腔镜与单流外鞘结合使用，可灌注膨宫介质。

带有操作外鞘的诊断性宫腔镜

硬体诊断性宫腔镜（3～5.5mm）可与持续灌流的操作外鞘结合用于子宫内膜活检、子宫内膜息肉切除术和宫内节育器取出术等手术。

操作外鞘有一个分开的通道，允许小型器械通过。操作外鞘通常是5Fr通道，也有7Fr通道（图3.7）。

纤维性宫腔镜可以包含一个操作通道，但只容许3Fr大小的器械插入进行操作。实际上，用这种宫腔镜只能进行微小的定向活检或切除非常小的息肉。

一次性宫腔镜套件

新上市的宫腔镜套件都是一次性的，一次性宫腔镜套件既可带有也可以不带有操作通道。这种类型的套件允许一个镜头用于多名患者，而不需要清洗或消毒镜头，这样便能用更少的宫腔镜提供更多的服务。这种宫腔镜套件都是新发明的，目前价格昂贵，因此需要在临床实践中进行评估，并遵守当地的诊疗要求。

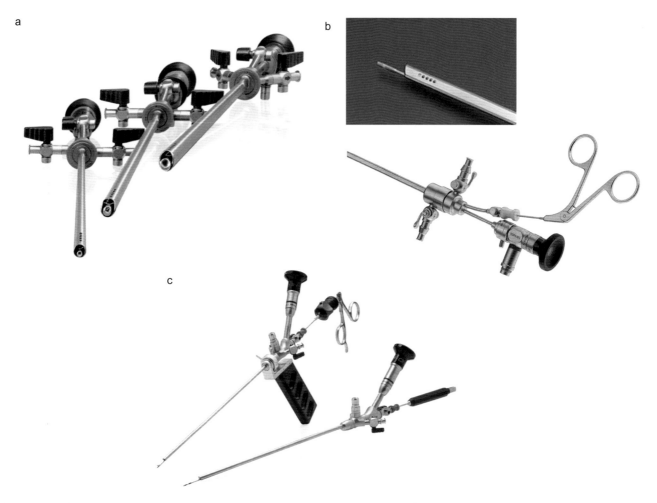

图3.7 硬体宫腔镜。a. 不同大小的宫腔镜和外鞘，其操作通道与流入通道分开（由德国汉堡奥林巴斯股份有限公司提供）；b. 1个4mm宫腔镜，带有5mm外鞘和5Fr操作通道（共享流入通道）（德国©KARL STORZ-内镜）；c. 3mm和5mm带偏移目镜的外鞘（由德国奈特林根市，德国狼牌提供）

3.3.3 去除子宫内膜息肉和黏膜下肌瘤的装置

市场上有多种器械可供诊断性宫腔镜操作通道使用。

这些器械可以是机械的，也可以是电子的，是临床医生进行宫腔镜手术必备的工具。

剪刀、抓钳（有齿或无齿）、活检钳

可重复使用的机械性器械可以插入5Fr或7Fr的操作通道中，以进行定向活检和小息肉切除术，而不需要使用昂贵的一次性电极或粉碎设备（图3.8）。抓钳也可用于在宫腔镜直视下取出宫内节育器。

这些器械对少数手术非常有用，但也有其局限性，比如剪刀可能会很快变钝。此外，由于这些器械很纤细，不太坚固，在不仔细操作或不正确使用的情况下很容易断裂。

双极针状电极

门诊宫腔镜可以使用5Fr双极电极切除息肉和一些小肌瘤。有关可重复使用的电极，参见图3.9。

Gynecare Versapoint™双极电切手术系统（美国强生医疗器械公司爱惜康医学部）具有3种不同的一次性电极。球状、弹簧状和斜纹电极都是5Fr，虽然它们都是被设计用于一次性的Versapoint外鞘和Alphascope，但它们可以用于所有5Fr硬体宫腔镜操作通道。斜纹电极可以做

最精确的切割（图3.9a），所以可以作为首选电极。Versapoint电极专用于Gynecare Versaporin™双极发生器。由于双极电极涉及电极尖端电路的回路，因此可以用生理盐水作为膨宫介质。

双极针状电极（德国图特林根市Karl Storz）（图3.9c）可以通过5Fr操作通道使用。有3种不同的电极可供选择：球形、直针形和曲针形。

用于分解、制备和汽化的BipoTrode 5Fr双极电极（德国奈特林根市德国狼牌）（图3.9d）由半柔性不锈钢制成，适用于5Fr操作通道和所有常见的宫腔镜。

Richard Wolf和Karl Storz电极都与大多数电外科电凝器兼容，如用于阴道镜治疗的电凝器。

在门诊手术中，激活电极会导致患者疼痛，所以需要小心使用双极电极。可以通过使用最小化能量来降低疼痛。例如，当使用Versapoint电极时，可以将功率设置从VC1（100W）降低到VC3（50W）[14]。

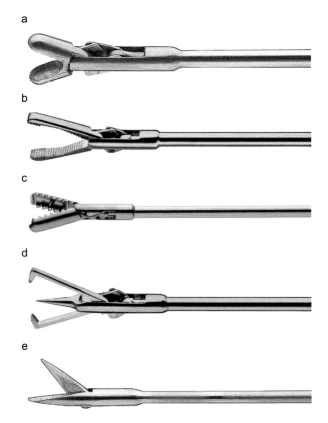

图3.8 可通过诊断性宫腔镜的5Fr操作通道使用的器械。a. 活检勺；b. 抓钳；c. 握钳；d. 勾钳；e. 剪刀（德国©KARL STORZ-内镜）

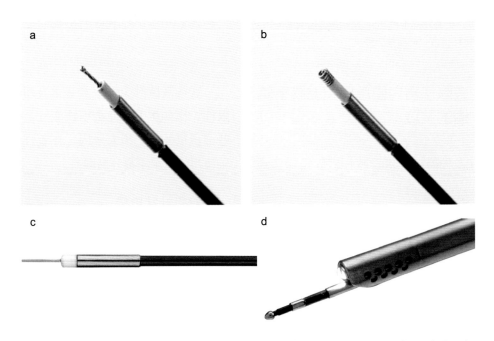

图3.9 针点状双极电极。a. 斜纹电极；b. 弹簧状电极（由美国强生公司爱惜康医学部提供）（由瑞士强生公司爱惜康医学部提供）；c. 双极针状电极（德国©KARL STORZ-内镜）；d. Bipo Trode 5Fr双极电极（由德国奈特林根市德国狼牌提供）

宫腔镜组织去除系统

宫腔镜的组织粉碎设备是一种相对较新的机械装置，可用于切除子宫腔内组织，如子宫内膜息肉和黏膜下肌瘤[15]。与其他组织切除方法相比，它的显著优点是切除的组织可直接被从宫腔中抽吸出来、充分保持宫腔内视野、组织样本易于收集。通过膨宫介质的宫内压力可减少术中出血，在移除装置和液体后，血管可自发地闭合，不需要使用电凝。

一般情况下，该装置只能去除腔内突出的组织，难以触及黏膜下肌瘤的肌层成分。通过减少宫腔压力有助于防止纤维瘤被推入肌层，提高其可触及性。切除肌瘤时，周围的肌层收缩，将肌瘤进一步推入腔内，给人一种肌瘤正在"生长"的印象。此外，较小的粉碎机叶片可以剔除位于肌壁的肌瘤组织。叶片的顶端（位于腔内）是电机驱动的，可提供机械切割动作。生理盐水是一种合适的膨宫介质。

目前有3种宫腔镜粉碎设备（图3.10），每种设备都有其优点。第一个开发出来的是TruClear™设备（美国明尼苏达州明尼阿波利斯美敦力公司），该设备有5.0和8.0两个型号的宫腔镜组织去除系统。这个设备最初是由来自荷兰的一位妇科医生Mark Hans Emanuel发明的[15]，后在施乐辉公司的支持下开发，并于2011年上市。Tru Clear™目前由施乐辉公司制造，并由美敦力公司[16]独家分销。

最小的设备（TruClear™5C宫腔镜套件）特别适合门诊使用。该套件有一个5mm、0°的硬体宫腔镜头，带偏移目镜，阴道置入长度为205mm。加上液体流动外鞘，整体直径增加到5.6mm，外鞘有时也可以不用。偏移目镜下方有一直线通道，可以插入一个纤细的组织切除刀片。TruClear™ 5C 宫腔镜套件配备有两种刀片：一种是直径为2.9mm的迷你软组织刨削刀片，可用于去除子宫内膜息肉和胎盘残留物等松软的组织；另一种是最近推出的、稍宽的致密迷你组织刨削刀片，它可以切割更坚硬的子宫肌层

肌瘤组织（图3.10a）。

TruClear™ Elite设备包括6.0mm和7.25mm的0°硬体宫腔镜头，工作长度都是201mm。主要用于住院手术室。TruClear™ 6.0mm系列使用迷你组织刨削刀片；7.25mm系列使用类似的更大的组织刨削刀片（松软和致密组织刨削刀片）。所有的一次性TruClear刀片都连接在非一次性机头上使用；控制单元由脚踏板操作。

MyoSure®组织去除设备（美国马萨诸塞州马尔伯勒豪洛捷公司）是继TruClear设备之后推出的，它包括一个带偏移目镜的硬体0°透镜宫腔镜，通过金属轴允许使用一次性硬体组织切除器械。宫腔镜有2种尺寸：较小的一种直径为6.25mm，长度为190mm，可用于门诊；较大的Myosure XL宫腔镜，也是长度为190mm，但直径为7.25mm（图3.10b）。有Lite、Classic和Reach 3种刀片可以与较小的宫腔镜一起使用，Classic刀片可能很快就会被完全取代。Lite刀片最适用于去除子宫内膜息肉，也可以快速处理较大的息肉（直径达3cm）；Classic刀片中的MyoSure刀片可以去除小的较软肌瘤（直径可达3cm），也可以去除较大的息肉[17]。Reach刀片孔径1mm，刀片的尖端比其他刀片短，便于切除靠近子宫底的组织。Myosure XL宫腔镜可与所有这些较小的刀片一起使用，也可以与较大的XL刀片一起使用，适用于手术室环境中切除较大（直径>3cm）的0型（完全在腔内）黏膜下肌瘤。和TruClear刀片一样，所有MyoSure刀片都是一次性使用的。叶片与电机相连，电机可提供以"秒"为单位的操作时间的数字显示，并可通过脚踏板进行操作。

TruClear™和MyoSure设备之间存在差异。较小的MyoSure宫腔镜直径为6.25mm，阴道置入长度为190mm，比TruClear™5.0系统更宽更短。但对于一些病态肥胖患者来说，较长的长度可能是一个优势。然而，由于MyoSure 6.25mm的刀片孔径更大，它可以更快地去除组织。TruClear™8.0系统比两种MyoSure设备中较大的一个更宽，这在切除较大的肌瘤时可能是一个优势。

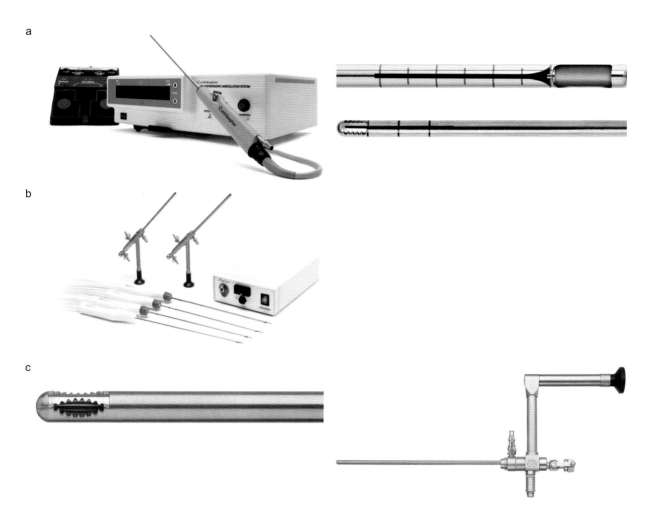

图3.10 宫腔镜组织去除设备。a. Tru Clear™设备，包括控制器、脚踏板和带有松软与致密组织刨削刀片的机头（与Tru Clear™宫腔镜一起使用，未显示）；b. MyoSure®设备，配有2种尺寸的宫腔镜和4种组织切除刀片（由豪洛捷公司及其附属公司提供）；c. 宫内Bigatti刨削刀片（IBS®）设备，由一个带有8mm连续液体流动鞘的偏移式宫腔镜和硬体刨削系统组成（德国©KARL STORZ-内镜）

唯一所有组件都可重复使用的是宫内 Bigatti 刨削刀片（IBS）设备（图3.10c）。IBS由一个6°镜头（Karl Storz）、一个连续液体流动鞘和一个额外的通道组成[18]，可以将硬体刨削系统引入其中。将连续液体流动外鞘（8mm）连接到蠕动泵（Karl Storz），以保持宫腔内的扩张和可视化。硬体刨削系统由两个中空的可重复使用的金属管组成，它们相互配合。内管在外管内旋转，并与手持式电机驱动单元和由脚踏板控制的滚柱泵相连。IBS适用于大多数手术，如息肉切除术和子宫肌瘤切除术（0型）。

手控组织去除系统最近被开发出来，将在第19章讨论。

3.3.4 电切镜

电切镜可用于经宫颈切除子宫内膜、黏膜下肌瘤、较大息肉和纵隔。电切镜由直径为2.9～4mm的镜头组成，通常具有12°的视角，能使电极保持在视野范围内（图3.11）。有两个鞘，一个用于连续灌注，另一个用于抽吸膨宫介质。尽管微型电切镜已经开发出来，但常规电切镜的外径仍可达8～9mm。环状、滚球和针状电极可用于电切镜，单极或双极电流均可使用。一些电切镜，如切除大师（Richard Wolf），具有集成抽吸通道，当与带有脉冲传感器的特殊泵系统一起使用时，它会自动抽吸组织以保持宫腔内的视野。

使用单极环形电极时需要不含电解质的膨宫介质，手术必须限制这些液体的吸收，以尽量减少与液体过载相关的并发症发生的风险，如低钠血症、心血管损害、脑水肿甚至死亡[19]。虽然使用生理盐水、双极电切仪和自动液体管理系统可以降低液体过载的风险，但并不能完全消除，必须注意液体平衡。

如果行宫内电外科手术时激活的电极刺穿子宫壁并与肠道或其他器官接触，可导致盆腔器官灼伤。当单极电切镜绝缘失效或单极电流无意中被分流时，宫颈、阴道和外阴也有灼伤的报道[20]。此外，除非使用组织汽化电极，或使用允许通过电切镜手术鞘取出组织的较新仪器，否则必须通过重复取出和插入器械将组织取出。这增加了宫颈损伤或子宫穿孔的风险，导致该器械的学习曲线差别显著，操作时间延长。虽然电极现在是一次性使用的，但是电切术相对便宜，而且设备可重复使用。

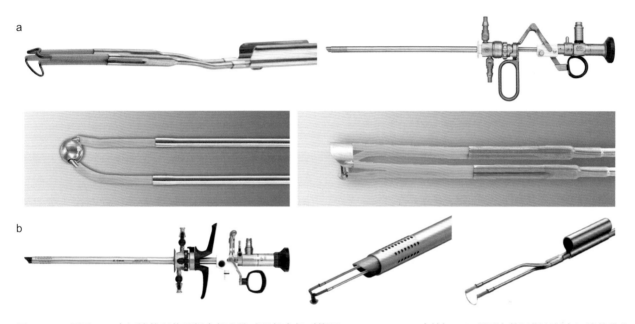

图3.11　a. 用于Storz电切镜的环状双极电极和滚球双极电极（德国©KARL STORZ-内镜）；b. 用于奥林巴斯双极电切镜的带有汽化按钮的电极和环状电极（由德国汉堡奥林巴斯股份有限公司提供）

微型电切镜

随着门诊宫腔镜手术的增加，特别适合门诊使用的小镜头电切镜随之诞生。小尺寸宫腔镜可以做到非常精细的切除，并显著减少宫颈扩张和插入阻力。它们最适用于宫腔内的小病变。5mm双极电切镜（Karl Storz）是这些设备中最小的（见第19章，图19.7）。7mm Princess电切镜（Richard Wolf）有一个12°镜头，可以与Chip E-vac™抽吸装置一起使用（Richard Wolf），以移除切除的组织（图3.12）。该仪器采用混合技术，可用于单极和双极器械。在宫颈管狭窄患者中，较小的器械更受青睐。

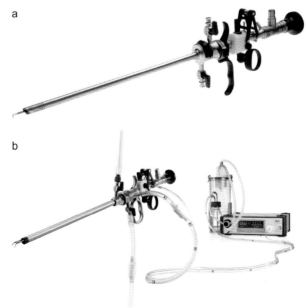

图3.12　a. 微型电切镜（Princess）；b. 抽吸切除装置：Wolf切除大师（由德国狼牌提供）

3.3.5 辅助设备

宫腔镜室应提供的辅助设备清单见方框3.1。

对于绝经后女性，小的Cusco窥器（通常是2.3cm宽和10.7cm长）是首选，它可以进入阴道检查宫颈和进行子宫内膜取样，而不过度拉伸阴道组织（图3.13）。对于宫颈深、阴道长的女性，可以使用较长的窥器和牙科注射器（11.5cm长，不包括活塞）。

50%氧化亚氮（英国吉尔福德中银集团Entonox®）在分娩病房使用非常普遍，也经常用于急诊科和内镜室，以减轻疼痛和焦虑[21]。目前还没有将其用于宫腔镜室的随机对照试验，但许多中心已经将其应用于其他地方的益处进行了额外的研究。需要使用时可在宫腔镜室的便携支

方框3.1　门诊和住院宫腔镜辅助设备

各种规格的窥器：处女、小、中、大（图3.13）

单齿钳

宫内节育器取出工具：Crafenburg钩、尿道钳

牙科注射器和针头

局部麻醉药筒，含或不含肾上腺素型药物

无菌清洗液

棉签或棉球

滴注凝胶

剪刀

Hegar和Hawkin Ambler宫颈扩张器

各种子宫内膜采样器，包括能通过宫腔镜鞘的长的子宫内膜采样器

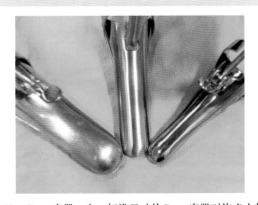

图3.13　Cusco窥器。左：标准尺寸的Cusco窥器对许多人都适用，但对绝经后女性来说可能会感觉非常不适。中间：一个较小的Cusco窥器（宽度2.3cm，长度10.7cm），通常可提供足够的视野，并减小不适感。右：处女Cusco窥器，提供视野不足

架或墙上安装氧化亚氮气瓶（图3.1），并为患者提供一次性面罩。

3.3.6 膨宫介质

无论使用哪种膨宫介质，宫腔镜必须在插入宫腔前冲洗干净并排净冲洗管中的空气，以防止空气栓塞的发生。氮气是空气中含量最多的气体，不溶于水，因此，如果空气通过子宫腔进入静脉循环，不溶性气泡可能会进入血液循环，并引起类似肺栓塞的问题。

二氧化碳

当预计不需要治疗时，二氧化碳（CO_2）可用于诊断性宫腔镜检查。CO_2使用便捷，并且不会像液体那样混浊，但目前已经很少使用。它需要一个特定的宫腔镜充气器来确保CO_2以不超过100ml/min的速度释放到子宫腔，宫内压力保持在100mmHg以下。不应使用腹腔镜或其他内镜充气器，因为它们的速度比宫腔镜充气器快很多且充气压力更高。

CO_2在血液中高度可溶，因此，如果适量的CO_2进入全身循环，它会很快被吸收，没有明显的临床影响[21]。然而，如果大量的CO_2进入全身循环和心脏，会导致严重的心肺衰竭[20]。CO_2的其他缺点是：有出血或气泡形成时视野不佳；当输卵管通畅时，在较高的压力和流量下，可能会出现肩部疼痛。因为术中有出血的风险，需要电外科器械电流传导，故CO_2不适合手术操作。

生理溶液

生理盐水（0.9%NaCl）或乳酸钠林格/哈特曼溶液都是生理溶液，将其用作膨宫介质时，可用于诊断和治疗。它们可以提供良好的视野，虽然仍可能导致轻微的出血，但不会引起气泡的形成或肩部疼痛，而且价格便宜容易获得。缺点是可能出现混浊，并且在子宫内膜出血严重时导致视野不清。

当使用机械性器械和双极电切器械时，优先

选择生理盐水作为膨宫介质。美国妇科腹腔镜学会（AAGL）和RCOG以及ESGE/BSGE最近都主张生理盐水的最大液体出入量差为2500ml[22-23]。然而，这一最大值对于身体不太强壮的患者来说可能过高。因此，临床医生在术前应该和麻醉师一起对每个患者进行个体评估。

非导电膨宫介质

当使用单极手术器械时，膨宫介质必须是非电解质的，非电解质的膨宫介质是不导电的。适宜的溶液包括5%甘露醇、1.5%甘氨酸和3%山梨糖醇（3%葡萄糖醇和0.54%甘露醇作为利尿剂）。然而，这些溶液都是低渗液体，因此如果过度吸收这些低渗液体，会导致液体过载和低钠血症，造成不可逆的神经系统并发症，甚至死亡。甘氨酸分解成氨，可造成高氨血症，并导致昏迷和死亡；如果大量吸收山梨醇（>2L），则可能会造成高血糖和溶血。对于健康患者，使用低渗溶液时，建议最大液体出入量差为1000ml[22]。

3.3.7　子宫扩张的维持和监测设备

维持子宫扩张的方法有很多种，从非常简单的方法（短时间内需要少量液体）到高度复杂的机器（进行长时间复杂的外科手术时使用）。在后一种情况下，可能需要使用很多液体，从而导致大量有害液体进入人体的风险，因此必须小心地监测所使用和收集的液体量。此外，保持稳定的宫内压有助于延长手术时间。

此外，可通过垫在臀部下的塑料袋收集术中流出的液体，这些液体通过管子流入可计量的容器。无论采用哪种灌注方法，都必须监测液体流失，这可以简单地通过从进入量中减去收集到的液体量来计算。应间隔一定时间（每10分钟）计算液体出入量报告给手术医生，如果出入量差达到预定水平（甘氨酸1.5L、山梨醇2L、生理盐水2.5L），应停止手术。然而，

液体溢出可能会导致对液体出入量的高估。在大容量补液时，由于输液袋中的实际液体量大于预期，在手术过程中可能会出现严重的低估，这种低估可能导致更严重的并发症。Colemann和他的同事们发现，一袋1L的生理盐水的平均量为1050ml（范围1033～1069ml，或3.3%～6.9%）[24]。Nikolopoulos和Phillips发现一袋3L的1.5%的甘氨酸平均超量为115.3ml（3.84%）（范围105-·124ml，或3.6%～4.13%）[25]。

重力和压力袖套法

最便宜、最简单的一个子宫灌注方法是将膨宫液悬挂在子宫上方1～1.5m处。这将产生70～100mmHg的压力，通常足以使子宫扩张获得清晰的视野。另一种方法是在扩张液袋周围放置一个加压带。压力必须保持在80mmHg左右，且应该保持在平均动脉压以下。然而，使用袖带时，很难准确地知道压力是多少。因此，重要的是开始要有刚好足够让液体通过宫腔镜的最小压力，然后逐渐增压来扩张宫颈管和宫腔。通常一个好的视野能将女性在术中的不适降到最小。

这两种方法都适用于短时间手术，如诊断性宫腔镜检查和切除较小的子宫内膜息肉。在这种情况下，通常只需要少于或等于1L的生理盐水。

电子灌注泵

在手术过程中，电子灌注泵可以替代压力袖带，因为它能以设定的速度和压力向子宫腔提供稳定的灌注液。流速通常设置为200ml/min，灌注压力为75mmHg。

自动液体管理系统

上述灌注子宫腔的方法都需要监测流出液的体积，但可能会严重低估液体体积从而导致严重的后果。自动液体管理系统可监控流入液体的量，并按重量测量流出液体的量，从而更准确地评估液体出入量差。它们的售价和运行成本都很昂贵，因为它们需要复杂的一次性管道和集成

的计算机芯片。然而，除了准确的液体评估，自动液体管理系统还可提供一个稳定的宫内压力和良好的宫内视野，这是手术时间较长的子宫肌瘤切除时所必需的（图3.14）。预设警报指示何时达到最大液体出入量，或突然出现液体流失，或出现大量液体流失，有助于避免严重的液体过载并发症。此外，稳定的宫内压力对门诊患者来说更为舒适，尤其是当手术持续几分钟以上时。

3.4 小结

基本架构包括适当的转诊机制、门诊部临床团队的可用性以及文书人员的支持。应根据需要提供门诊设施和宫腔镜检查仪器。宫腔镜检查应符合RCOG诊断和手术宫腔镜检查的标准。门诊宫腔镜检查是许多患者都能接受的，但并非所有患者都如此，因此需要从一开始就了解患者对住院检查和治疗的选择。应注意宫腔镜检查期间患者体位和手术医生操作位置的合理安排，以优化手术效率，减少伤害。

现有的各种设备，包括摄像机、监视器、诊断性宫腔镜及治疗性宫腔镜，可在固定环境中经常或定期使用，也可在社区环境中用于开发灵活的新服务。

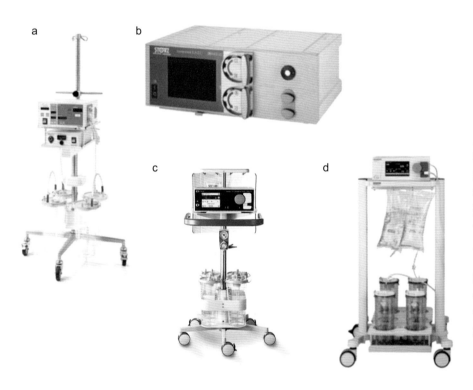

图3.14 自动液体管理系统，用于在恒定的宫内压力下提供持续的液体流动，评估所用的液体量并计算出入量差。a. Aquilex液体管理系统（由豪洛捷公司及其附属公司提供）；b. Hysteromat液体管理系统（德国©KARL STORZ-内镜）；c. Hysterolux 液体管理系统（由美国美敦力公司提供）；d. Hystero Balance液体管理系统（由德国汉堡奥林巴斯股份有限公司提供）

（杜　明　翻译　　隋　龙　审校）

参考文献

1. Gupta JK, Clark TJ, More S, Pattison HM. Patient anxiety and experiences associated with an outpatient 'one-stop' 'see and treat' hysteroscopy clinic. *Surg Endosc* 2004; 18: 1099–104.

2. Gambadauro P, Navaratnarajah R, Carli V. Anxiety at outpatient hysteroscopy. *Gynecol Surg* 2015; 12: 189–96.

3. Royal College of Obstetricians and Gynaecologists. *Standards for Gynaecology: Report of a Working Party*. London: RCOG; 2008. www.rcog.org.uk/globalassets/d ocuments/guidelines/wprgynstandards2008.pdf (accessed October 2019).

4. Campaign Against Painful Hysteroscopy. Patients' stories. www.hysteroscopyaction.org.uk/patients-stories (accessed November 2019).

5. Care Opinion. What's your story? www.careopinion.

or g.uk (accessed November 2019). [Search for 'hysteroscopy'.]

6. Royal College of Obstetricians and Gynaecologists. *Providing Quality Care for Women: Standards for Gynaecology Care.* London: RCOG; 2016. www.rcog.org.uk/globalassets/documents/guidelines/working-party reports/gynaestandards.pdf (accessed November 2019).

7. Royal College of Obstetricians and Gynaecologists. *Best Practice in Outpatient Hysteroscopy.* Green-top Guideline No. 59. London: RCOG; 2011. www.rcog.org.uk/en/guidelines-research-services/guidelines/gtg59 (accessed November 2019).

8. Chartered Institute of Ergonomics and Human Factors. What is ergonomics? www.ergonomics.org.uk/Public/Resources/What_is_Ergonomics_.aspx (accessed November 2019).

9. Health and Safety Executive. Musculoskeletal disorders. www.hse.gov.uk/msd (accessed November 2019).

10. Moberly T. Sickness absence rates across the NHS. BMJ 2018; 361: k2210.

11. Paton N. Thousands of NHS staff off work due to musculoskeletal disorders or bullying. *Occupational Health & Wellbeing* 2015. www.personneltoday.com/hr/thousands-nhs-staff-work-due-musculoskeletal-disorders-bullying (accessed October 2019).

12. NHS Choices. Repetitive strain injury. www.nhs.uk/conditions/repetitive-strain-injury/Pages/Introduction.aspx (accessed October 2019).

13. Harvin G. Review of musculoskeletal injuries and prevention in the endoscopy practitioner. *J Clin Gastroenterol* 2014; 48: 590–4.

14. Bettocchi S, Ceci O, Di Venere R, et al. Advanced operative office hysteroscopy without anaesthesia: analysis of 501 cases treated with a 5 Fr. bipolar electrode. *Hum Reprod* 2002; 17:2435–8.

15. Emanuel MH, Wamsteker K. The intra uterine morcellator: a new hysteroscopic operating technique to remove intrauterine polyps and myomas. *J Minim Invasive Gynecol* 2005; 12: 62–6.

16. Medtronic. A clear advantage in uterine tissue removal. New Haven, CT: Medtronic; 2018. www.medtronic.com/content/dam/covidien/library/us/en/product/gynecology-products/truclear-sys tem-comprehensive-brochure.pdf (accessed October 2019).

17. Myosure Tissue Removal System Physician Brochure. www.myosure.com/sites/myosure/files/PP-00121-001_Rev004_MyoSure_Patient_Brchr_6.pdf (accessed November 2019).

18. Bigatti G. IBS® Integrated Bigatti Shaver, an alternative approach to operative hysteroscopy. *Gynecol Surg* 2011; 8: 187.

19. Mencaglia L, Lugo E, Consigli S, Barbosa C. Bipolar resectoscope: the future perspective of hysteroscopic surgery. *Gynecol Surg* 2009; 6: 15.

20. Munro MG. Complications of hysteroscopic and uterine resectoscopic surgery. *Obstet Gynecol Clin North Am* 2010; 37: 399–425.

21. Welchman S, Cochrane S, Minto G, Lewis S. Systematic review: the use of nitrous oxide gas for lower gastrointestinal endoscopy. *Aliment Pharmacol Ther* 2010; 32: 324–33.

22. AAGL Advancing Minimally Invasive Gynecology Worldwide. AAGL Practice Report. Practice guidelines for the management of hysteroscopic distending media. *J Minim Invasive Gynecol* 2013; 20: 137–48.

23. Umranikar S, Clark TJ, Saridogan E, et al. BSGE/ESGE guideline on management of fluid distension media in operative hysteroscopy. *Gynecol Surg* 2016; 13(4):289–303.

24. Coleman WP, Flynn TC, Coleman KM. When one liter does not equal 1000 milliliters: implications for the tumescent technique. *Dermatol Surg* 2000; 26(1):1024–8.

25. Nikolopoulos I, Phillips G. Reliability of fluid monitoring during operative hysteroscopy. *Gynecol Surg* 2016; 13: 23–26.

第 4 章

4 宫腔镜诊断：宫腔镜下所见的准确性和解析

Ayesha Mahmud and Justin Clark

4.1 概述

宫腔镜检查可用于异常子宫出血（abnormal uterine bleeding，AUB）与妊娠失败后子宫内膜及宫腔内病变的诊断。为了获得宫腔镜下所见的最佳解析，首先需要了解该技术的局限性，同时也要结合患者的临床病史和其他检查。理想情况下，宫腔镜检查应避开月经期间，因为月经期间宫腔镜检查所见不够清晰[1]。虽然分泌期正常的子宫内膜外观可能被误判（如息肉或子宫内膜增生），但若是由经验丰富的医生进行检查，这种误判的可能性很小。所以对于宫腔镜的检查时间而言，没有必要严格限制在增殖期，在实际临床诊疗过程中也不现实[1]。

4.2 准确性和实用性

为了最大限度地利用好宫腔镜这一工具，操作医生应了解宫腔镜检查的适应证以及如何运用宫腔镜对下生殖道和上生殖道进行系统彻底的内镜检查。宫腔镜诊断的形成需要评估子宫内膜和子宫腔。方框4.1总结了需要评估的内容，包括子宫内膜的参数与子宫颈管及子宫腔的特征。

准确的宫腔镜检查是诊断宫腔内各种疾病的"金标准"，这些疾病可能是先天性的（如子宫纵隔），也可能是后天获得性的（如息肉、肌瘤、粘连）[2]。区分宫腔镜检查中正常子宫内膜与异常子宫内膜比较困难，因为没有统一的宫腔镜诊断标准。建立这样的标准也比较困难，因为宫腔镜下正常功能性的内膜和病理性内膜之间的

表现有很大重叠。

方框4.1　子宫评估

子宫内膜的参数

1. 子宫内膜厚度
2. 子宫内膜表面
3. 子宫内膜颜色
4. 血管系统
5. 腺体开口

子宫颈管及子宫腔的特征

1. 宫颈管
2. 宫腔液
3. 子宫轴
4. 子宫形状
5. 子宫大小
6. 子宫局灶性病变或异物

注：数据引自文献[1]。

总的来说，对子宫腔进行全面的直视下检查对于发现宫腔的结构性异常或病变是可行的，但要做到更精细的组织学诊断则是有局限性的。有学者提出对宫腔镜下所见内膜进行广义分类，通过评估方框4.1中概述的子宫内膜参数，将子宫内膜诊断分为"正常""异常（增厚）""异常（可疑）"或"异常（癌变）"，这个更实用、可重复性强，也符合宫腔镜技术的特点。

数个综述报道了宫腔镜在鉴别子宫内膜和宫腔结构异常中的优越性[3-6]。与盐水灌注超声（saline infusion sonography，SIS）和经阴道超声检查相比，宫腔镜检查具有更高的敏感性和特异性[3-7]。Farquhar等对比了3种检查在出现AUB的绝

经前女性中的运用，发现经阴道超声假阴性率比SIS和宫腔镜更高。此外，他们发现宫腔镜检查黏膜下肌瘤远优于SIS[4]。

在子宫内膜病理学的诊断方面，有一项前瞻性研究比较了这3种检查，发现宫腔镜诊断宫腔内肿块的准确性更高[7]。对宫腔镜诊断宫内异常的准确性和可行性进行系统回顾与荟萃分析后，发现宫腔镜检查的总准确率为97%[5]。研究显示宫腔镜检查对识别和排除这些宫内结构异常如息肉和肌瘤有意义，因为正负似然比的估计极大地改变了异常判断的概率，在后续的临床管理中有较大价值[5]。关于子宫内膜病理学，Clark等进行的一项系统性综述评估了26000多例AUB患者的子宫内膜病变状况，如子宫内膜增生和子宫内膜癌，大多数病例为PMB。该综述报道了宫腔镜对明确疾病的诊断准确率较高，但对排除疾病的准确性较低（为中等）[6]。因此，在子宫内膜恶性疾病发病率较高的地方，出现绝经后出血仍建议首先进行子宫内膜取样。表4.1显示了宫腔镜用于常见子宫内膜病变的诊断的准确率[5-6]。

对宫腔镜直视下所见的正确解析能够克服宫腔镜诊断的局限性，也可以更好地进行随后的处理。比如，宫腔镜下可以切除异常占位或直视下活检进行组织学诊断。若有先天性异常或黏膜下

肌瘤时，建议进一步进行MRI检查或超声检查。另外，宫腔镜在某些情况下可以作为一种独立的诊断手段，联合其他信息包括病史、辅助检查（如影像学、微生物筛选和子宫内膜活检等）。

掌握必要的知识、拥有丰富的临床实践经验可以更好地帮助临床医生解析子宫内膜结构性病变，包括鉴别子宫内膜癌前病变（非典型子宫内膜增生）、子宫内膜癌和良性子宫内膜。以下小图谱集详细介绍了常见的子宫内膜情况。

4.3　宫腔镜小图谱

4.3.1　结构异常

子宫内膜息肉

子宫内膜息肉是发生在育龄期或绝经后女性中的由子宫内膜增生引起的可能有蒂的良性凸起。临床上可表现为AUB（月经过多、月经间期出血或PMB）病史，在不孕相关检查中被诊断或偶然在影像学检查中被发现[8-11]。虽然这些息肉大多数是良性的，但在绝经后仍有高达6%的可能会出现癌前病变或癌变，而绝经前女性的风险仅为2%[12-13]。息肉也可能通过阻碍受精卵的着床而影响受精卵植入[14]。因此，宫腔镜息肉切除术可

表4.1　宫腔镜检查常见子宫内膜病变的诊断准确率

内膜病理	敏感性（%）	特异性（%）	似然比		检查前概率（%）（流行率）	检查后概率（%）	
			阳性	阴性		阳性	阴性
内膜息肉[5]	95.4（87.4～98.4）	96.4（93.7～98.0）	12.9（8.0～20.9）	0.09（0.06～0.14）	29.8	0.85（0.77～0.90）	0.04（0.03～0.06）
黏膜下肌瘤[5]	97.0（89.8～99.2）	98.9（93.3～99.8）	24.7（9.0～68.2）	0.16（0.09～0.27）	23.4	0.88（0.73～0.95）	0.05（0.03～0.08）
内膜病变（增生过长，内膜癌）[6]	78.0（76.3～79.6）	95.8（95.6～96.1）	10.4（9.7～11.1）	0.24（0.22～0.25）	10.6（0.2～11.0）	55.2（52.4～57.8）	2.8（2.4～3.0）
内膜癌[6]	86.4（84.0～88.6）	99.2（99.1～99.3）	60.9（51.2～72.5）	0.15（0.13～0.18）	3.9（3.7～4.2）	71.8（67.0～76.6）	0.6（0.5～0.8）

注：以中位数表示的数据（95%可信区间）。

以减轻AUB，提高生育力且排除癌前病变甚至癌变风险。

宫腔镜下子宫内膜息肉可表现为散在的子宫内膜赘生物，可带蒂，随着膨宫介质的流动而移动（图4.1）。这些子宫内膜组织的局部过度生长可以发生在子宫腔内的任何部位，可以是单个也可以是多个，直径从几毫米到几厘米不等，子宫内膜息肉包含大量的腺体、间质和血管，由一层子宫内膜覆盖，内部一般是软的腺体成分，但也有些是硬的纤维状成分。息肉表面覆盖的子宫内膜可能很薄（半透明，显示细的血管网），也可能是厚的（表面血管闭塞），应仔细评估以排除子宫内膜增生（见下文）。

血管性息肉通常呈淡红色，而纤维状息肉则呈灰白色。大多数息肉有一个单一的规则的呈分支样的供血血管，息肉表面可规则或不规则，并有半透明囊肿形成、坏死（黄色外观）或点状出血。它们可能表现为细长的"有蒂"的（即基底部狭窄）病变，也可能表现为基部较宽的"无柄"的黏膜病变。通常，在宫腔镜膨宫状态下，通过其运动模式和较软的质地可与黏膜下肌瘤进行鉴别。当子宫内膜较薄时，如在月经刚干净时，或绝经后子宫内膜不活跃时，诊断更为容易。

目前，还没有广泛采用的或统一的宫腔镜分类系统来确定息肉的性质，也缺少有助于做出可靠评估的镜下特征表现，因此无法仅依靠镜下直视来确定息肉是否是非典型增生或恶性肿瘤（图4.2）。然而，尽管缺乏共识，但记录息肉的主要特征包括数量、大小、位置和外观［包括其颜色、表面规则性、血管性（供血血管的数量和血管丛的特征，如规则性、不规则分支和突起）及其他特征如坏死区或囊性空腔］。

黏膜下（宫腔内）肌瘤

子宫肌瘤是子宫平滑肌层的良性生长，其大小、位置和在子宫肌层内的位置各不相同。5%～10%的肌瘤是黏膜下肌瘤，一定程度地突出进入子宫腔。临床表现通常类似AUB的症状，尤其是月经过多，也可能与不孕症、反复流产或腹部疼痛相关[15-17]。

宫腔镜下，子宫肌瘤表现为子宫腔白色组织的突起，一般较坚实、致密、规则。根据肌瘤凸入子宫腔的程度不同，其表面积也不尽相同，但其病理特征是肿块色白，表面覆盖厚厚的粉红色的被拉伸在肿块表面的子宫内膜，肌瘤表面可露

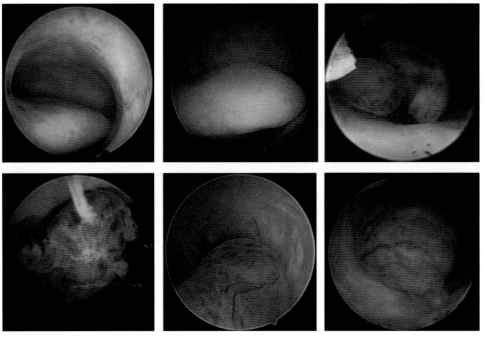

图4.1 6例患者的良性子宫内膜息肉，其形状和大小各不相同（图片来源：Mary Connor）

出一系列薄而脆弱的血管（图4.3）。尽管黏膜下肌瘤有一些腔内成分，但完全肌壁间肌瘤与子宫内膜黏膜表面紧邻，不会造成宫腔扭曲［国际妇产科联盟（FIGO）3型子宫肌瘤，将在下一段和第12.4节中详细描述］，只会在子宫内膜表面出现脆弱的表面血管。有时黏膜下肌瘤并不明显，多发性子宫腔内肌瘤可表现为子宫内膜呈波浪状隆起。

FIGO根据肌瘤伸入子宫腔的比例，定义了3种黏膜下肌瘤：0型，完全在腔内；1型，大于或等于50%在腔内；2型，小于50%在腔内[18]。这有助于确定宫腔镜下切除肌瘤的难易程度；肌瘤位于肌壁内比例越大，切除越困难。宫腔镜下观察子宫肌瘤与子宫内膜的夹角，可判断子宫肌瘤的腔内投影，角度越大，则位于宫腔内的比例越低。

STEP-W分类是一种较为全面的术前子宫黏膜下肌瘤分类，该分类以分数来提示手术的复杂程度[19]。除了FIGO分类中记录肌瘤穿透子宫肌层的程度外，STEP-W分类还考虑了其他参数，如子宫肌瘤基底部相对于内膜的延伸，可见的腔内肌瘤的大小（以"cm"为单位），相对于子宫壁的肌瘤基底的表面积及其位置。

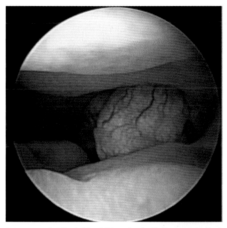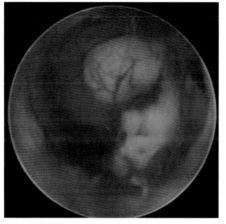

图4.2 2例患者的恶性子宫内膜息肉，息肉表面血管不规则（图片来源：Mary Connor）

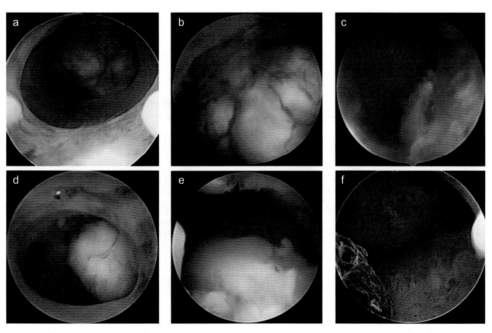

图4.3 6例患者的黏膜下肌瘤。a, d. FIGO 0型；b, e. FIGO1型；c, f. FIGO 2型。要注意0型肌瘤是AUB的原因之一，且与生育能力下降有关（图片来源：Mary Connor）

宫腔粘连

宫腔粘连与子宫内膜基底层受损有关，妊娠期子宫内膜尤其脆弱[113]。此外，子宫感染和创伤，如过度的刮宫或器械操作也可能导致宫腔粘连[20]。严重宫腔粘连时子宫腔会因纤维变性而收缩甚至消失，使子宫内膜失去活性而导致闭经和不孕，这些相关症状被称为Asherman综合征。子宫粘连通常在宫腔镜检查时被诊断出来，宫腔镜下可见宫腔内数条纤维性带状瘢痕组织（图4.4），可表现为孤立或广泛的白色或灰色组织条带，导致不同程度的子宫腔变形。粘连可能是轻度的膜状粘连，也可能是致密粘连，但其本质都是纤维性组织。有时，子宫壁可能融合在一起而失去了宫腔的形态，子宫底和子宫角可部分或完全闭塞。目前有一些宫腔镜下对宫腔粘连的分类系统，但还没有达成统一的共识。宫腔粘连的分类主要根据粘连的性质、部位和程度，还有一些分类会考虑月经量的多少。临床上，患者通常有不孕不育史、反复流产或月经

失调如闭经或月经过少等表现[20]。宫腔镜下粘连分解术可恢复子宫腔的形状，且在95%的病例中术后都没有粘连复发[21]。然而，虽然宫腔镜下粘连分解术确实可以恢复月经并增加受孕机会，但缺乏长期随访的关于生育结果的可靠数据[22]。粘连越严重，预后就越差，且术中穿孔、不完全粘连分解和粘连复发的风险也越高。在更严重的情况下，即使子宫腔被重建，子宫内膜也可能无法重新激活。所以判断哪些患者是高风险人群，并积极采取预防措施非常重要。如何减少治疗后的纤维形成，并促进子宫内膜再生需要进一步的研究。

先天性畸形（米勒管畸形）

宫腔镜检查可用于评估胚胎发育过程中由于米勒管发育或融合异常引起的先天性子宫异常。米勒管异常可能影响生育功能。根据异常的类型，患者可能出现反复流产、不孕或胎儿先露异常等[23]。异常的性质取决于米勒管胚胎发育异常的类型和时间。目前有许多关于子宫发育异常的分类法。最常见的先天发育异常是弓形子宫和双角子宫或纵隔子宫，纵隔子宫包括不全纵隔子宫和完全纵隔子宫[24]。单角子宫或发育不全子宫也可能出现。这些发育异常的子宫的宫腔镜特征描述如下[25-26]。

弓形子宫

这种解剖变异是子宫阴道隔接近完全吸收的结果。宫腔镜下可见宫底轻轻地向宫腔内隆起，因此子宫角凹处更明显，在输卵管口和宫底最深的中点之间形成一个间隙（小于1 cm）（图4.5）。有些人认为这是正常的生理变异，不会导致生殖异常。

双角子宫

双角子宫的特征是米勒管部分未融合，宫腔镜检查发现一个

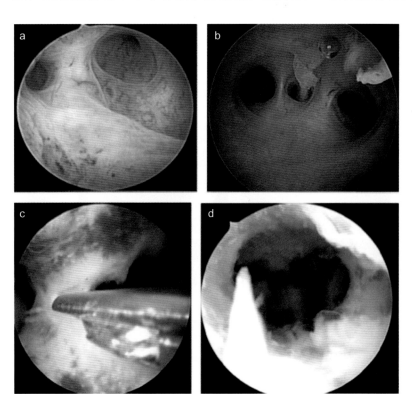

图4.4 重度宫腔粘连可明显损伤子宫腔，是不孕症和AUB的原因之一（图片来源：Luis Alonso Pacheco）

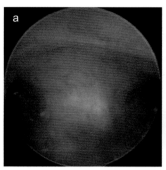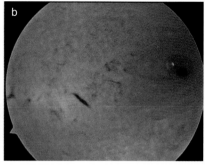

图4.5　弓形子宫被一些人认为是由于轻微的米勒管异常，导致宫底呈凹形轮廓（a），延长的子宫角隐窝≤1cm（b）。这种异常现象是否与生育问题有关仍有争议（图片来源：a. Alexandra Sutcliffe；b. Justin Clark）

双腔子宫，中心分裂延伸至宫腔（图4.6）。当在一个狭窄的圆柱形子宫中只看到一个输卵管口或一侧子宫角时，应考虑是双角子宫[26]。这种表现也可能是单角子宫或发育不全的子宫，必须仔细寻找进入另一个子宫角的入口。未经超声、MRI或腹腔镜检查，双角子宫无法在宫腔镜下与完全纵隔子宫进行鉴别（图4.7）。双角子宫的中央"隔"通常比不全纵隔子宫的"隔"

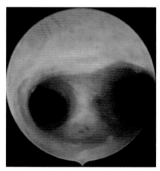

图4.6　双角子宫内膜萎缩。通过薄薄的子宫内膜可以清楚地看到子宫轮廓（图片来源：Luis Alonso Pacheco）

更宽、更偏粉红色，不全纵隔子宫的"隔"更狭窄、更尖、更白。

单角子宫

这种异常是由于一侧米勒管完全或接近完全发展停滞所致。可以在宫腔镜下看到单侧形成的子宫，经单颈管进入只有一半的子宫，可在左侧或右侧见到一个输卵管口和同侧的子宫角。宫腔镜医生应取出宫腔镜，小心地将其移向对侧以寻找是否存在可以进入对侧子宫的开口。同样，应结合妇科检查，并仔细检查上阴道，以避免忽视完全纵隔子宫或双子宫。双子宫是米勒管未完全融合的结果，其每个腔只有一个开口；甚至可能有双宫颈和完整的阴道纵隔[26]（图4.8）。

纵隔子宫

宫腔镜对纵隔子宫的诊断和治疗都特别有用[26]。当两个米勒管之间的纤维隔膜部分或完全不能吸收时，就会形成纵隔子宫，这是最常见的

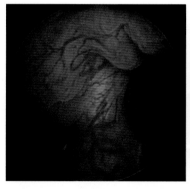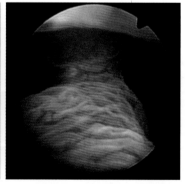

图4.7　纵隔子宫或双角子宫？这两张图片来自有纵隔子宫的女性，但要将其与双角子宫区分开来，单用宫腔镜是很困难的，需要其他影像学或腹腔镜检查。双角子宫或双腔子宫的其中一角可能会被误认为是单角子宫的子宫角，小心地退出宫腔镜时可能会发现第二个宫腔（图片来源：Luis Alonso Pacheco）

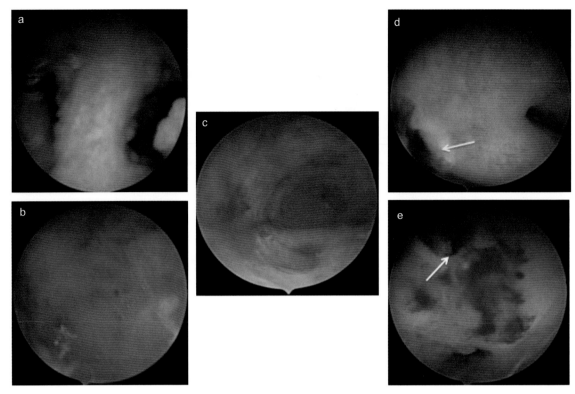

图4.8　完整的双子宫和双子宫颈阴道纵隔。a. 阴道纵隔；b. 右腔；c. 左腔；d. 左宫颈（黄色箭头示阴道隔膜边缘）；e. 右宫颈（在前唇上有白色箭头标记，可以确认双子宫颈）（图片来源：Mary Connor）

先天性子宫畸形之一。不全纵隔子宫是宫腔内纵隔部分地将子宫腔分成两个腔室。纵隔表面覆盖着子宫内膜，纵隔伸入宫腔内越多，另一个子宫腔就越容易被忽略。纵隔通常在子宫下部较薄，到宫底处较宽。完全纵隔子宫是纵隔将整个子宫腔隔开（图4.9），因此只有一个输卵管口和一侧子宫角可见[25-26]。当看到只有一个输卵管开口和一侧子宫角时，要小心地撤回宫腔镜并寻找进入另一个腔的入口。子宫纵隔切除术或子宫纵隔矫形术可能有助于提高患者生育率，且发生子宫破裂的相关风险较低[27]，但尚缺乏高质量的研究数据。一项比较宫腔镜下纵隔成形术与期待保守观察的随机对照试验正在进行中，可观察子宫纵隔矫形术是否可提高生育预后（2017年TRUST临床试验）[28]。

子宫发育不良

米勒管的某些发育障碍会导致子宫不发育或发育不全。宫腔镜下可见一个小的圆柱形子宫腔（典型的子宫长度<6cm）[26]（图4.10）。收缩的子宫通常呈T形，子宫角形成正常，但子宫体呈管状，肌层增厚，使输卵管开口难以进入。有研

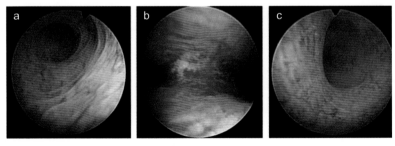

图4.9　纵隔子宫是一种先天性异常，是由于在胚胎发育过程中，米勒管中央部分完全或不完全退化缺失造成的。纵隔子宫与早期流产和不孕有关。a. 右腔视图；b. 纵隔视图；c. 左腔视图（图片来源：Luis Alonso Pacheco）

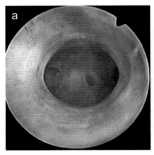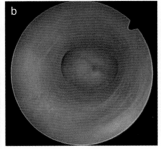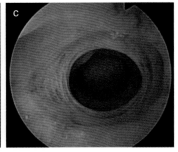

图4.10　3例畸形子宫：T形子宫，子宫体狭窄，但位于宫底的输卵管开口之间的距离正常（图片来源：Luis Alonso Pacheco）

究报道，行宫腔镜下子宫成形术可扩大发育不全的子宫腔容量，其中包括使用微型双极电极切割子宫侧壁[29]。

宫颈憩室（峡部）

剖宫产术（caesarean section，CS）瘢痕可见于二维经阴道超声上，表现为位于子宫峡部或子宫颈上部的回声区。随着剖宫产率的上升，以及盐水或凝胶灌注超声和宫腔镜检查的使用越来越多，人们已经逐渐认识到大多数接受过剖宫产的女性的子宫瘢痕上都有肌层缺损[30]。这些缺损实质上是子宫前壁切口处肌层变薄，之前称为子宫峡部憩室，现在称为宫颈憩室。宫腔镜下，憩室大小不一，不规则或光滑，位于子宫近端（在子宫颈内口水平）或远端（如子宫峡部）。憩室的上下边界可由纤维带划分，这些纤维带可明显或不明显。用0°宫腔镜时需向上倾斜（用30°宫腔镜则可以清楚地看到憩室），可以看到憩室呈洞状，有纤维性的穹顶，内衬子

宫内膜，血管薄而脆弱（图4.11）。憩室可向单侧或双侧延伸，部分环绕宫颈管。

切口憩室可引起不规则出血，特别是因间歇性地排出残留在憩室内的经血而表现为月经后淋漓不净。憩室内子宫内膜的生长可能导致月经过多，或月经间期出血。有症状且憩室底部有至少3mm肌层的切口憩室可通过宫腔镜下电切术进行治疗，即在宫腔镜下切开憩室下方的纤维性"边缘"，以更好地排出残留的经血和体液，并采用滚球消融憩室表面脆弱的血管以解决持续的月经间期出血。

剖宫产切口憩室也可导致异位妊娠，随着剖宫产率的增加，剖宫产切口妊娠的发生率也逐渐增加。妊娠早期及时诊断和治疗有助于避免严重的并发症，严重并发症可导致大出血甚至需要行子宫切除术[31]。

陈旧性妊娠残留物（陈旧性胎盘残留物）

陈旧性妊娠残留物（chronic retained products

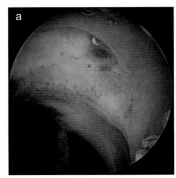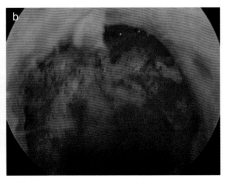

图4.11　宫颈憩室。a. 表面光滑但复杂的憩室；b. 薄而脆弱的血管伴子宫内膜在憩室内生长，可导致AUB（图片来源：a. Mary Connor；b. Luis Alonso Pacheco）

of conception，RPOC），有时被称为陈旧性胎盘残留物，可发生在任何妊娠之后，无论是早期流产、正常足月分娩，还是剖宫产[32]。女性可能有AUB症状，大多数可自然消退，但如果出血持续或有大量的组织残留，则有必要进行手术取出。宫腔镜组织切除系统的引入简化了RPOC的取出。新鲜的RPOC血管丰富，因此胎盘组织的不规则红色"肿块"无法在镜下清晰地被看到或在直视下被清除。然而，8周后，这些"陈旧性"RPOC血管减少，使得宫腔镜下切除成为可能。与传统粗糙的盲目刮宫相比，宫腔镜下对RPOC的清除更加彻底，创伤更小。在宫腔镜检查中，可看见宫腔表面被叶状黄白色的无血管突起组织覆盖（图4.12a和b）。较密集的团块可能表现为黄色纤维化的血液和胎盘组织（图4.12c），或者可见红紫色血液与胎盘残留物混合，在外观上类似于月经时的凝血块（图4.12d）。这些子宫内膜的突起物的血管外观、增生程度，甚至坏死，都取决于病史，即残留物的类型、治疗和妊娠时长。滋养层疾病较少见，

当发生滋养细胞疾病时，RPOC表现更加分散。

在宫腔镜下可以偶然发现陈旧的胎盘着床部位，表现为子宫内膜表面不完整的缺损，含有少量的黄白色纤维化组织，进一步询问患者大多可追溯到12周内的妊娠史。

子宫腺肌病

子宫腺肌病是指子宫肌层内存在子宫内膜组织（腺体和间质）。宫腔镜下诊断子宫腺肌病的准确性有限，因为只能观察子宫内膜表面，而不能评估子宫肌层。子宫腺肌病的诊断只能在子宫切除术、子宫肌层活检或切除术后的组织学检查得到证实。然而，根据病史和临床检查，在宫腔镜检查中发现隆起的深蓝色或巧克力棕色囊性病变时，可怀疑子宫腺肌病（图4.13），因为这些表现意味着子宫内膜的小通道穿透下一层肌层[33]。其外观可能与腹腔镜下所见的蓝棕色子宫内膜斑点形成的腹膜沉积物相似。其他细微的变化包括子宫内膜表面不规则的缺损或子宫内膜表面的"开口"，伴有明显的血管增生。更有甚者子宫内膜可能出现严重充血，即呈亮红色，且夹杂着白点（代表子宫内膜腺开口），有人将其比作草莓。然而，这种"草莓样"图案不是特异性的，也可能是子宫内膜炎的征象。

4.3.2　正常和异常子宫内膜

正常子宫内膜

正常功能性子宫内膜通常光滑、均匀、表面无明显血管[34]。有经验的医生可以在宫腔镜检查中区分月经周期的各个阶段。

增生期子宫内膜

增生期子宫内膜呈典型的淡粉色，无明显的表浅血管，表面均匀光滑，至多有微小的不规则表现[34]。增生期的子宫内膜厚度在增生期的早期相对较薄。而在增生后期或围排卵期则较厚（图4.14a和b）。

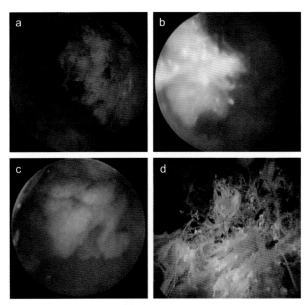

图4.12　无论是早期流产、正常足月分娩，还是剖宫产，任何妊娠后都可能会出现RPOC。患者可能有AUB症状。大多可自然消退，但如果持续出血或有大量组织残留，可行宫腔镜下切除术（图片来源：a, d. Mary Connor；b. Justin Clark；c. Luis Alonso Pacheco）

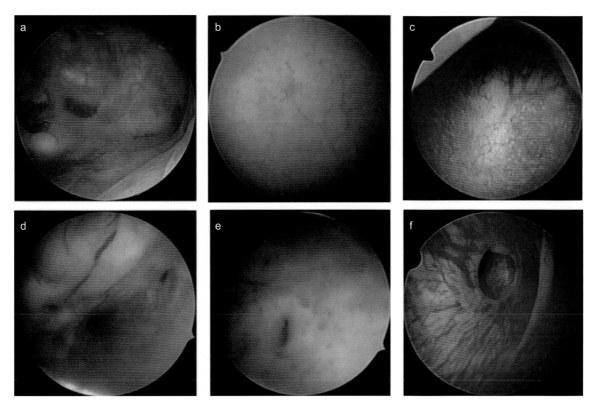

图4.13 子宫腺肌病。a. 宫底小泡；b，c. 宫底斑点；d，e. 子宫内膜凹陷；f. 子宫内膜凹陷周围血管增多（图片来源：(a, b, e, f. Mary Connor; c, d. Luis Alonso Pacheco）

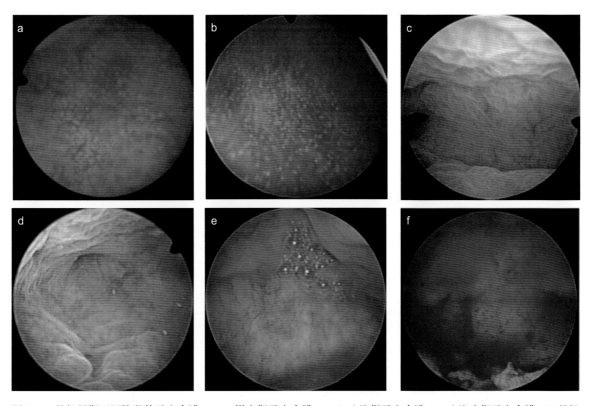

图4.14 月经周期不同阶段的子宫内膜。a, b. 增生期子宫内膜；c, d. 分泌期子宫内膜；e. 分泌晚期子宫内膜；f. 月经期子宫内膜（图片来源：a～d. Luis Alonso Pacheco; e, f. Mary Connor）

分泌期子宫内膜

分泌期子宫内膜整体增厚，由于子宫内膜间质水肿而显得"毛茸茸、蓬松"，通常表现为平滑但有起伏或折叠样的外观[34]。血管充血，尤其是纤细的浅表血管网更为突出，使得子宫内膜呈现粉红色，类似"天鹅绒样"（图4.14c～e）。宫腔镜诊断在这个时期可能更加困难，因为血管和充血的黏膜是脆弱的，很容易破碎。子宫内膜越厚，越呈折叠样，对息肉的鉴别就越困难。

月经期子宫内膜

月经期子宫内膜充血，具有不均匀、斑片状、"磨碎"或"蓬松"的特征，这些是由子宫内膜不规则脱落引起的表现[34]。宫腔内可见血液和月经碎片，视野受影响，不利于观察。如果月经即将结束，子宫内膜可能变薄（图4.14f）。

孕激素与子宫内膜

长期使用孕激素会下调子宫内膜雌激素受体活性，使子宫内膜萎缩。抑制急性出血通常可使用几天到几周的孕激素。然而，在使用孕激素的早期，当子宫内膜停止脱落时，子宫内膜并不是变得不活跃，而是呈现一种类似分泌期的厚厚的外观。一些宫腔镜专家称之为"蜕膜化"子宫内膜，类似于妊娠早期子宫内膜的变化。左炔诺孕酮宫内缓释节育系统（levonorgestrel-releasing

intrauterine system，LNG-IUS）的使用现在在妇科手术中很常见，孕激素的长期局部释放可使大部分子宫内膜失去活性。然而，在功能性子宫内膜的斑块状区域，基底间质内的脆弱血管通常很突出，有时会伴有与慢性子宫内膜炎相似的微息肉，并夹杂着萎缩的子宫内膜（图4.15）。一些宫腔镜医生称这些宫腔镜下表现为"假蜕膜化"子宫内膜[34]。

息肉状子宫内膜（不同步子宫内膜）

在前面的章节中，我们描述了正常周期中功能性子宫内膜的宫腔镜表现。然而，由于功能失调性子宫出血或无排卵性不孕，子宫内膜表面不符合常见的表现。子宫内膜可以同时具有增殖期和分泌期的特征，甚至可以同时有局部脱落（图4.16）。这种"不同步"或"功能失调"的子宫内膜通常具有息肉样外观，其黏膜表面不规则，超出正常分泌期子宫内膜的皱褶，但没有真正子宫内膜息肉所具有的明显的突出物和形态[34]。还有一些比较少见的情况是局部增生期子宫内膜与萎缩特征共存。

不活跃或萎缩（绝经后）的子宫内膜

不活跃或萎缩的子宫内膜薄，色白，光滑，既没有腺体开口也没有突出的血管系统（图4.17），因此一般在镜下难以发现其异常的特征。然而，

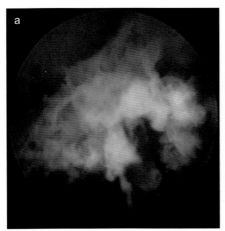
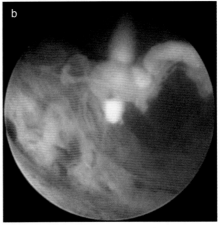

图4.15　孕激素化的子宫内膜。a. 口服孕激素或置入LNG-IUS后，子宫内膜增厚，血管丰富；b. 长期使用孕激素会使得子宫内膜变薄，LNG-IUS旁边薄化子宫内膜下方有黏膜下肌瘤（图片来源：Mary Connor）

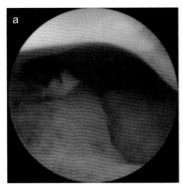
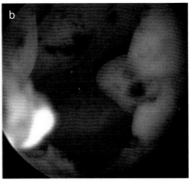

图4.16　息肉状子宫内膜（不同步子宫内膜）。a. 围绝经期女性子宫内膜增厚的皱褶与月经周期不同步，是无排卵周期的结果；b. 萎缩的子宫内膜旁可见增生区（图片来源：a. Mary Connor; b. Justin Clark）

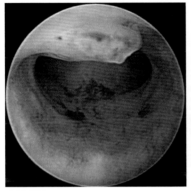
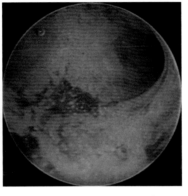

图4.17　绝经后女性萎缩（不活跃）的子宫内膜的视图。在宫颈口前方可见一个小的子宫内膜息肉（图片来源：Mary Connor）

由于肌层纤维的显露，暴露出薄的底层间质可能呈现小梁状外观，可见脆弱但规则的血管系统[34]。有时子宫内膜含有散在的或成组的子宫内膜囊肿。一些绝经后女性子宫颈狭窄，在进入其子宫腔时可看到含有黏膜碎片的混浊液体。长期使用孕激素，如长效醋酸甲羟孕酮避孕药，会导致育龄女性闭经并使子宫内膜失活，使其具有与绝经后萎缩子宫腔相同的外观。

他莫昔芬对子宫内膜的影响

他莫昔芬是一种部分雌激素拮抗剂，所以当它对乳腺组织起到抗雌激素作用时，会导致生殖道内的雌激素变化[35]，这可能导致更高的子宫内膜息肉发病率（有些息肉可能非常大），子宫内膜增生和子宫内膜癌的风险也随之增加。然而，大多数服用他莫昔芬的女性不会出血，因为子宫内膜萎缩，典型的宫腔镜表现为"子宫内膜囊性

萎缩"或"他莫昔芬黏膜"。与正常萎缩的子宫内膜不同，他莫昔芬作用后的子宫内膜在宫腔镜下表现为囊性萎缩，血管更多，通常有突出的、壁厚的血管，并有分散的不规则区域或突起（图4.18）。这些表现反映了内部多个囊腔、萎缩的子宫内膜和深部的纤维化间质的组织学特征。事实上，广泛的纤维化使获得子宫内膜活检组织变得困难。此外，由于子宫内膜下空泡化，使子宫内膜-肌层边界不明显，导致二维经阴道超声对子宫内膜厚度出现高估。

慢性子宫内膜炎

慢性子宫内膜炎与AUB和生育力低有关。然而，它最常见的病因是置入宫内节育器，有时也会发生在子宫积脓的老年女性中。确切的慢性子宫内膜炎诊断需要组织学取样，但宫腔镜检查亦可有细微的迹象表明存在子宫内膜炎（图4.19），可能需要抗生素治疗。宫腔镜检查可发现子宫内膜弥漫性或局限性充血和发红，有时伴有黏膜下水肿，呈现不规则的厚而苍白的外观。在高倍镜下，可见"微息肉"——子宫内膜不规则的微小突起[36-37]。部分子宫内膜可表现为"草莓样"图案，也可见于子宫腺肌病（见第4.3.1节）。在极端情况下，通常是在大小便失禁的老年女性中，化脓性碎片可形成无菌子宫积脓。

子宫内膜增生

子宫内膜增生即子宫内膜层增厚，是子宫内膜癌的前兆表现，尤其是在绝经后女性中[1]。子宫内膜增生有两种分类系统：世界卫生组织（World Health Organization，WHO）分类系统[38]和子宫内膜上皮内瘤变（Endometrial Intraepithelial Neoplasia，EIN）分类系统[39-40]。WHO分类系统

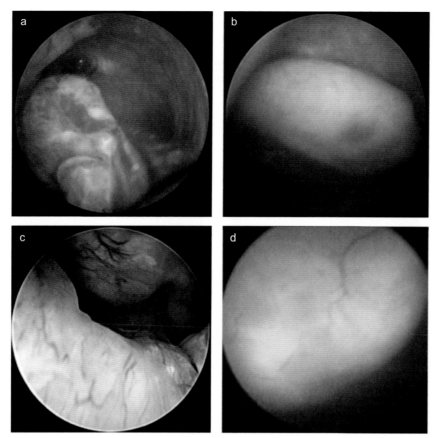

图4.18　他莫昔芬引起的变化。a, b. 典型的、离散的子宫内膜息肉形成；c, d. 子宫内膜囊性增厚和息肉形成（图片来源：Mary Connor）

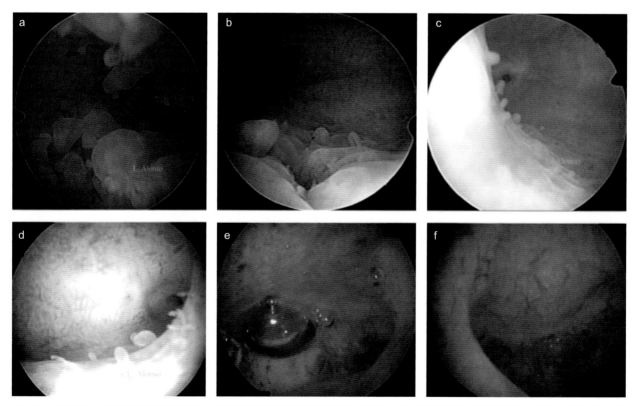

图4.19　6名不同女性的子宫内膜炎病例。子宫内膜炎是子宫内膜对感染或异物（如避孕用具）的炎症反应。因此，微小的息肉随着血供的增加而增大（图片来源：a～d. Luis Alonso Pacheco; e, f. Justin Clark）

根据细胞复杂性、子宫内膜腺体拥挤度和细胞学异型性等特征将子宫内膜增生分为两类：①无不典型增生（简单或复杂）；②不典型增生[38,40]。EIN分类系统将子宫内膜增生分为良性增生或伴有其他EIN的增生和肿瘤性改变[39-40]。EIN系统是基于腺体结构拥挤度、细胞学改变和病变线径是否超过1mm来分类的。与WHO系统相比，EIN系统可以指导治疗选择，因为它可以应用于常规HE染色切片，可重复性高，并可将样本分为高或低癌症风险[41-42]。

在大多数情况下，子宫内膜增生表现为AUB。经阴道超声检查子宫内膜厚度可用来诊断绝经后出血的女性，没有子宫内膜增厚时可以排除子宫内膜癌，当子宫内膜厚度大于或等于4mm时，患有子宫内膜癌的风险明显升高，且子宫内膜癌组织通过子宫内膜活检即可检出[43-44]。虽然宫腔镜对可疑子宫内膜癌的直接活检意义很大，但子宫内膜增生和子宫内膜癌的宫腔镜表现是可变的。因此，子宫内膜组织学活检对于排除子宫内膜癌前病变和癌性病变至关重要。宫腔镜下，子宫内膜增生以子宫内膜呈局灶性或弥漫性白-红色、子宫内膜不规则增厚为特征（图4.20）。

子宫内膜的突出物在形态学上有不同的描述：息肉样、乳头状、纽扣状、指状或囊性簇状[34]。子宫内膜通常表现为血管过多和易碎，含有大量不规则或明显不典型的浅表血管。易碎的子宫内膜可能引起出血，组织坏死更明显。放大倍数越高，越容易看到扩张的排列不规则的腺体开口。宫腔镜检查无法区分不同级别的增生。子宫内膜

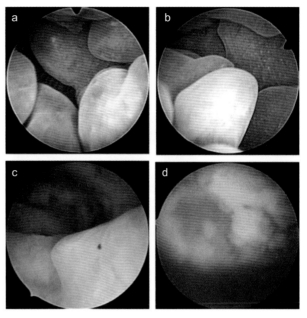

图4.20　子宫内膜单纯性增生是指子宫内膜在持续的雌激素刺激而没有孕激素作用时发生的过度生长。a, b. 同一患者子宫内膜增生的两张照片；c. 绝经后女性子宫内膜增厚；d. 绝经后出血患者的增厚的子宫内膜（图片来源：a, b. Luis Alonso Pacheco; c, d. Alexandra Sutcliffe）

增生代表了一个组织学上不同的连续变化，从无不典型的单纯性或复杂性增生，到更复杂的不典型增生，再到分化良好的子宫内膜癌[45]。影响子宫内膜增生进展为子宫内膜癌风险的主要特征有2个，即细胞学异型性和细胞之间结构的拥挤程度。异常特征越明显，组织学上证实的不典型增生或子宫内膜癌的可能性越大（图4.21）。单纯性增生进展为子宫内膜癌的风险最低，80%的单纯性增生会自然消退[46-47]。单纯性增生进展为复杂性增生和单纯不典型增生的比例相对较低（分别为3%和8%）。绝经后子宫内膜不典型增生的

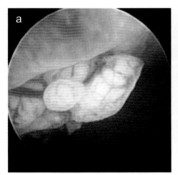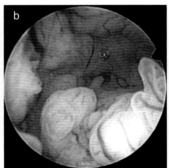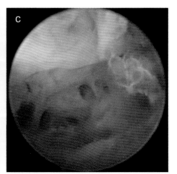

图4.21　3例子宫内膜上皮内瘤变（子宫内膜不典型增生）显示各种子宫内膜异常改变。这是一种癌前状态，30%～40%的女性可能存在或发展为腺癌（图片来源：a, b. Luis Alonso Pacheco; c. Mary Connor）

女性，病变进展为子宫内膜癌的风险最高[48]。复杂性增生具有高达5%的恶性潜能，但在大多数情况下（90%）会消退[49]。总的来说，伴有细胞异型性的子宫内膜不典型增生进展为子宫内膜癌的风险最高[49]。

子宫内膜癌

子宫内膜癌与局部或整体增厚的子宫内膜有关，可见不规则的表面病变（外生区），最常见的是乳头状外观，但也可能是结节状、息肉样、脑回样（光滑、色白和"脑状"）或混合外观[34]。外生性病变的特点是易碎和出血，血管表面不典型，伴充血，有明显的静脉曲张，可有部分或广泛坏死，这是异常血管形成的结果（图4.22）。子宫内大量出血可能是由子宫扩张或子宫接触引起的，通常会影响直视观察。可以根据宫颈是否受累来评估

肿瘤的恶性程度，尽管这样的"分期"往往是不可靠的。

子宫内膜钙化

子宫腔内的钙化不常见[50]。在经阴道超声扫描时可见一个明亮的、高回声的线性结构（图4.23a），偶尔会被误认为宫内节育器。子宫内膜钙化可能是胎儿组织残留的结果，一般发生在中期妊娠流产后，这是最常见的病因之一。然而，DNA分析显示，一些钙化是由患者自身组织引起的[50]。子宫内膜骨性化生可发生在感染后，或来自另一种子宫内膜刺激物，如残留的坏死组织（图4.23b）。虽然钙化组织通常是表浅的，可以通过宫腔镜切除，但对于某些特殊患者，钙化组织可能难以取出。钙化偶尔也可自发消退。子宫内膜钙化最常见的症状（超过70%的病例）是不孕；30%的病

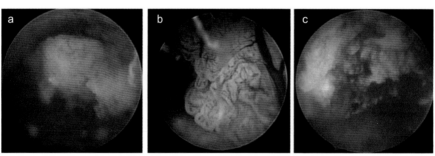

图4.22　3例子宫内膜癌患者：子宫内膜紊乱，呈叶状外观，血供增多（图片来源：a, c. Mary Connor; b. Luis Alonso Pacheco）

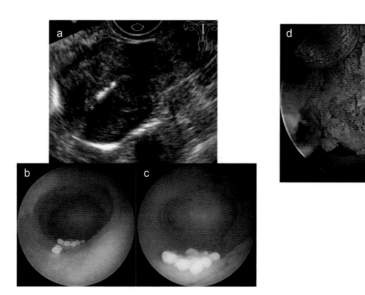

图4.23　子宫腔内钙化的子宫内膜组织。a. 绝经后女性子宫腔内钙化颗粒的超声扫描表现；b, c. 同一患者的宫腔镜检查；d. 推测为妊娠2年后胎盘残留物的宫底钙化（图片来源：Mary Connor和Frances Taylor，超声扫描）

例可能表现为AUB[50]。去除钙化碎片后，不孕症可治愈。绝经后出血比较罕见，且近期一般无明显的子宫内膜刺激物的致病因素（图4.23a）。

子宫积血

子宫内膜切除术后出现周期性疼痛，尽管闭经提示手术已成功，但若出现这个症状，仍需要经阴道扫描评估子宫积血。子宫积血通常出现在子宫底或子宫角处，因为这里通常会有残留的子宫内膜。要解决这个问题，可能需要在超声引导下进行宫腔镜检查，以确保在没有子宫穿孔的情况下引流出积血，因为子宫内膜切除术后的宫腔一般呈瘢痕化或闭塞（图4.24）。

一旦排出残留的经血后，应烧灼残余的子宫内膜（图4.24d）。

宫内节育器

当女性需要取下长期置入的宫内节育器而无可见的尾丝时，可能需要进行宫腔镜检查。宫内节育器的尾丝可能被带进子宫腔或子宫颈管，也可能宫内节育器无尾丝（图4.25）。在这种情况下，可在宫腔镜下使用5Fr的抓钳通过操作通道，如果尾丝露出，就可以抓住尾丝取出宫内节育器。然而，放置多年的宫内节育器可能已经嵌顿到子宫内膜甚至肌层，在这种情况下，则需要切开子宫内膜或肌层才能取出宫内节育器。

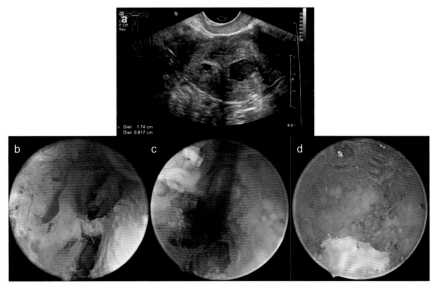

图4.24　子宫内膜切除术后形成的子宫积血。a. 随后的超声扫描图像显示子宫底有两个月经血囊，直径分别为17.4mm和6.17mm；b，c. 宫腔镜下冲开血囊的表现；d. 残留的子宫内膜被烧灼之后的外观（图片来源：Mary Connor和Michele Pearce，超声扫描）

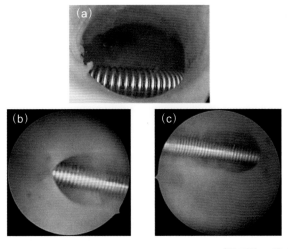

图4.25　两个嵌入式圆形螺旋不锈钢宫内节育器示例。a. 无螺纹圆形线圈嵌入子宫底；b，c. 来自同一患者的两个视图，显示子宫内膜在两侧壁的宫内节育器上生长过度（图片来源：a. Natasha Waters；b，c. Mary Connor）

（陈丽梅　张宏伟　翻译　　汪　清　隋　龙　审校）

参考文献

1. Clark TJ, Gupta JK. *Handbook of Outpatient Hysteroscopy: A Complete Guide to Diagnosis and Therapy*. London: Hodder Arnold; 2005.

2. Carneiro M. What is the role of hysteroscopic surgery in the management of female infertility? A review of the literature. *Surg Res Pract* 2014; 2014: 105412.

3. Moawad NS, Santamaria E, Johnson M, et al. Cost effectiveness of office hysteroscopy for abnormal uterine bleeding. *JSLS* 2014; 18(3): e2014.00393.

4. Farquhar C, Ekeroma A, Furness S, et al. A systematic review of transvaginal ultrasonography, sonohysterography and hysteroscopy for the investigation of abnormal uterine bleeding in premenopausal women. *Acta Obstet Gynecol Scand* 2003; 82(6): 493–504.

5. Van Dongen H, de Kroon CD, Jacobi CE, et al. Diagnostic hysteroscopy in abnormal uterine bleeding: a systematic review and meta-analysis. *BJOG* 2007; 114: 664–75.

6. Clark J, Voit D, Gupta J, et al. Accuracy of hysteroscopy in the diagnosis of endometrial cancer and hyperplasia. *JAMA* 2002; 288: 1610.

7. Grimbizis GF, Tsolakidis D, Mikos T, et al. A prospective comparison of transvaginal ultrasound, saline infusion sonohysterography, and diagnostic hysteroscopy in the evaluation of endometrial pathology. *Fertil Steril* 2010; 94: 2720–5.

8. Munro MG, Critchley HO, Broder MS, et al. FIGO classification system (PALM-COEIN) for causes of abnormal uterine bleeding in nongravid women of reproductive age. *Int J Gynaecol Obstet* 2011; 113: 3–13.

9. Nathani F, Clark TJ. Uterine polypectomy in the management of abnormal uterine bleeding: a systematic review. *J Minim Invasive Gynecol* 2006; 13: 260–8.

10. Cooper NAM, Clark TJ, Middleton L, et al. Outpatient versus inpatient uterine polyp treatment for abnormal uterine bleeding: randomised controlled non inferiority study. *BMJ* 2015; 350: h1398.

11. Van Hanegem N, Breijer MC, Slockers SA, et al. Diagnostic workup for postmenopausal bleeding: a randomised controlled trial. *BJOG* 2017; 124: 231–40.

12. Gkrozou F, Dimakopoulos G, Vrekoussis T, et al. Hysteroscopy in women with abnormal uterine bleeding: a meta-analysis on four major endometrial pathologies. *Arch Gynecol Obstet* 2015; 291: 1347–54.

13. Mahmud A, Smith P, Clark TJ. The role of hysteroscopy in diagnosis of menstrual disorders. *Best Pract Res Clin Obstet Gynaecol* 2015; 29: 898–907.

14. Golan A, Cohen-Sahar B, Keidar R, et al. Endometrial polyps: symptomatology, menopausal status and malignancy. *Gynecol Obstet Invest* 2010; 70: 107–12.

15. Costa-Paiva L, Godoy C, Antunes A, et al. Risk of malignancy in endometrial polyps in premenopausal and postmenopausal women according to clinicopathologic characteristics. *Menopause* 2011; 18: 1278–82.

16. Rackow B, Jorgensen E, Taylor H. Endometrial polyps affect uterine receptivity. *Fertil Steril* 2011; 95: 2690–2.

17. Bosteels J, Kasius J, Weyers S, et al. Hysteroscopy for treating subfertility associated with suspected major uterine cavity abnormalities. *Cochrane Database Syst Rev* 2018; (12): CD009461.

18. Munro M, Critchley H, Fraser I. The FIGO classification of causes of abnormal uterine bleeding in the reproductive years. *Fertil Steril* 2011; 95: 2204–8. e3.

19. Lasmar R, Barrozo P, Dias R, de Oliveira M. submucous myomas: a new presurgical classification to evaluate the viability of hysteroscopic surgical treatment. Preliminary report. *J Minim Invasive Gynecol* 2015; 12: 308–11.

20. Hanstede M, van der Meij E, Goedemans L, Emanuel M. Results of centralized Asherman surgery, 2003–2013. *Fertil Steril* 2015; 104: 1561–8.e1.

21. Bougie O, Lortie K, Chen I, Shenassa H, Singh S. Treatment of Asherman's syndrome in an outpatient hysteroscopy setting. *J Minim Invasive Gynecol* 2015; 22: S122.

22. Demirol A, Gurgan T. Effect of treatment of intrauterine pathologies with office hysteroscopy in patients with recurrent IVF failure. *Reprod Biomed Online* 2004; 8: 590–4.

23. Venetis C, Papadopoulos S, Campo R, et al. Clinical

implications of congenital uterine anomalies: a meta analysis of comparative studies. *Reprod Biomed Online* 2014; 29: 665–83.

24. Grimbizis G, Gordts S, Di Spiezio Sardo A, et al. The ESHRE/ESGE consensus on the classification of female genital tract congenital anomalies. *Hum Reprod* 2013; 28: 2032–44.

25. Moawad NS, Santamaria E. Hysteroscopy in complex Müllerian anomalies. In Tinelli A, Pacheo LA, Haimovich S, eds., *Hysteroscopy*. Switzerland: Springer; 2018.

26. Chandler T, Machan L, Cooperberg P, Harris A, Chang S. Müllerian duct anomalies: from diagnosis to intervention. *Br J Radiol* 2009; 82: 1034–42.

27. Bakas P, Gregoriou O, Hassiakos D, et al. Hysteroscopic resection of uterine septum and reproductive outcome in women with unexplained infertility. *Gynecol Obstet Invest* 2012; 73: 321–5.

28. Rikken J, Kowalik C, Emanuel M, et al. Septum resection for women of reproductive age with a septate uterus. *Cochrane Database Syst Rev* 2017; (1): CD008576.

29. Di Spiezio Sardo A, Florio P, Nazzaro G, et al. Hysteroscopy outpatient metroplasty to expand dysmorphic uteri (HOME-DU technique): a pilot study. *Reproductive BioMedicine Online* 2015; 30: 166–74.

30. Nezhat C, Falik R, Li A. Surgical management of niche, isthmocele, uteroperitoneal fistula, or cesarean scar defect: a critical rebirth in the medical literature. *Fertil Steril* 2017; 107: 69–71.

31. Jayaram PM, Okunoye GO, Konje J. Caesarean scar ectopic pregnancy: diagnostic challenges and management options. *Obstet Gynaecol* 2017; 19: 13–20.

32. Kar S. Hysteroscopy in the diagnosis & management of persistent retained products of conception (RPOC). *J Minim Invasive Gynecol* 2015; 22: S122–3.

33. Di Spiezio Sardo A, Calagna G, Santangelo F, et al. The role of hysteroscopy in the diagnosis and treatment of adenomyosis. *Biomed Res Int* 2017; 29(7): 1–7.

34. Garuti G, Sambruni I, Colonnelli M, Luerti M. Accuracy of hysteroscopy in predicting histopathology of endometrium in 1500 women. *J Am Assoc Gynecol Laparosc* 2001; 8(2): 207–13.

35. Polin S. The effect of tamoxifen on the genital tract. *Cancer Imaging* 2008; 8: 135–45.

36. Cicinelli E, Resta L, Nicoletti R, et al. Detection of chronic endometritis at fluid hysteroscopy. *J Minim Invasive Gynecol* 2005; 12: 514–18.

37. Kumar A, Kumar A. Hysteroscopic markers in chronic endometritis. *J Minim Invasive Gynecol* 2017; 24: 1069–70.

38. Royal College of Obstetricians and Gynaecologists. *Management of Endometrial Hyperplasia*. Green-top Guideline No. 67. London: RCOG; 2016. www.rcog.org.uk/en/guidelines-research-services/guidelines/gtg67 (accessed November 2019).

39. Mutter G. Endometrial intraepithelial neoplasia (EIN): will it bring order to chaos? *Gynecol Oncol* 2000; 76: 287–90.

40. Baak J. EIN and WHO94. *J Clin Path* 2005; 58: 1–6.

41. Owings R, Quick C. Endometrial intraepithelial neoplasia. *Arch Pathol Lab Med* 2014; 138: 484–91.

42. Salman M, Usubutun A, Boynukalin K, Yuce K. Comparison of WHO and endometrial intraepithelial neoplasia classifications in predicting the presence of coexistent malignancy in endometrial hyperplasia. *J Gynecol Oncol* 2010; 21: 97.

43. Gupta J, Chien P, Voit D, et al. Ultrasonographic endometrial thickness for diagnosing endometrial pathology in women with postmenopausal bleeding: a meta-analysis. *Acta Obstet Gynecol Scand* 2002; 81(9): 799–816.

44. Smith-Bindman R, Kerlikowske K, Feldstein V, et al. Endovaginal ultrasound to exclude endometrial cancer and other endometrial abnormalities. *JAMA* 1998; 280: 1510–17.

45. Kadirogullari P. Prevalence of co-existing endometrial carcinoma in patients with preoperative diagnosis of endometrial hyperplasia. *J Clin Diagn Res* 2015; 9: QC10–4.

46. Kurman R, Kaminski P, Norris H. The behavior

of endometrial hyperplasia: a long-term study of 'untreated' hyperplasia in 170 patients. *Cancer* 1985; 56: 403–12.

47. Terakawa N, Kigawa J, Taketani Y, et al. The behavior of endometrial hyperplasia: a prospective study. *J Obstet Gynaecol Res* 1997; 23: 223–30.

48. Reed S, Newton K, Garcia R, et al. Complex hyperplasia with and without atypia. *Obstet Gynecol* 2010; 116: 365–73.

49. Widra E, Dunton C, McHugh M, et al. Endometrial hyperplasia and the risk of carcinoma. *Int J Gynecol Cancer* 1995; 5: 233–5.

50. Pereira MC, Vaz MM, Miranda SP, et al. Uterine cavity calcifications: a report of 7 cases and a Systematic literature review. *J Minim Invasive Gynecol* 2014; 21: 346–52.

Jonathan M. Chester and Justin Clark

第 5 章
5 宫腔镜技术和宫腔镜设置

5.1 概述

本章介绍了宫腔镜检查的过程，密切关注如何优化患者的舒适度并最大限度地提高手术效率；讲述了如何成功置镜和观察整个子宫腔的技巧；对宫腔镜检查的设置进行了概述，并就哪种设置适合特定患者提出了建议。近年来口服抗凝剂的指征发生了变化，本章也讨论了抗凝剂对门诊行宫腔镜检查患者的影响，并就如何避免和处理阴道大出血提出了建议。

5.2 宫腔镜的置入

置入方式的选择取决于宫腔镜的直径和是否存在子宫颈管狭窄。

5.2.1 阴道内镜检查

最近有证据支持非接触式阴道内镜检查可采用常规置入方式[1-3]。这项技术非常适合门诊，因为它能最大限度地减少患者的不适，且阴道不会因需要插入消毒棉签或阴道窥器而扩张，也不需要使用宫颈钳，如双爪钳。这种方法与使用阴道窥器的传统方法相比，成功率相似，可行性强，感染率不高。

用膨宫液（通常是生理盐水）冲洗宫腔镜后，将宫腔镜的顶端插入阴道口，当膨宫液使阴道扩张后，宫腔镜沿着阴道轴移动，直到发现宫颈外口。根据笔者的经验，额外的操作，例如头低臀高位或通过闭合阴唇手动封闭阴道口，都是没有必要的。由于大多数子宫是前倾的，阴道内的子宫颈位于上方（"天花板"处），可以在阴道上段的下侧识别出宫颈外口。将宫腔镜的顶端放置到宫颈外口处，可能需要术者的手向上移动，由于术者握住了连接在宫腔镜上的摄像头，因此应将宫腔镜的远端向后移动。未产妇阴道内的子宫颈较长，因此所需的角度也比较大。宫腔镜的远端镜头与宫颈外口对齐后，宫腔镜沿着子宫颈管向前，与前屈子宫方向保持一致；这通常需要术者的手向下移动。如此操作，可顺利通过子宫颈管并进入子宫腔。

如果宫颈不易辨认，则宫腔镜应向前推进，直到到达阴道穹隆的后部，然后慢慢后退，直到宫颈外口进入视野。对于前屈子宫，宫颈通常出现在视野上方，对于后屈子宫，宫颈可能位于视野下方。还可以采用识别黏液痕迹并跟踪它到宫颈口的方法。如果宫颈外口仍然很难看到，可能是因为：①宫颈外口很小，有一个不明显的鳞柱交界部（未产妇）；②阴道内子宫颈很长，需要宫腔镜更大的角度（未产妇）；③子宫阴道脱垂时，子宫颈在阴道内的位置低于预期；④可能存在先天性子宫或宫颈异常，如双宫颈伴阴道纵隔，或由于子宫肌瘤或腹腔内粘连引起子宫变形，导致宫颈偏离正常位置而位于阴道部。

多数情况下阴道内镜检查可顺利进行，除非有宫颈狭窄时，才需要行宫颈局部麻醉和宫颈扩张。一项大型随机对照试验表明，与使用阴道窥器和宫颈钳的传统方法相比，阴道内镜检查带来的疼痛更少，手术成功率更高[2]。

5.2.2 阴道器械

当宫颈狭窄导致阴道内镜检查失败时，或使用外鞘直径大于5.5mm的宫腔镜，如电切镜和其他一些宫腔镜组织切除系统时，需要引入阴道窥器，反向牵引和扩张宫颈。扩张宫颈时，应在宫颈前唇12点放置一个宫颈钳，并轻轻地反向牵引，以拉直宫颈管，克服宫腔镜进入宫颈管时的阻力。如果只是轻柔地抓取少量相对不敏感的宫颈外周组织，提前告知患者可能出现不适感觉，则不一定需要局部麻醉。然而，如果有必要使用宫颈钳来辅助宫颈扩张，则需要在门诊手术时进行局部麻醉（见第6章）。在这种情况下，单齿宫颈钳创伤较小，并且将其放置在宫颈前唇的水平面上可以避免对器械进入宫颈管的干扰。此外，对于清醒状态下的患者，建议使用Cusco窥器，而不是Sims窥器，因为用Sims窥器向下牵引阴道会很痛，导致患者非常不舒服。请注意第3章中讨论的Cusco窥器的选择。应避免盲目扩张子宫颈管，因为这有可能导致疼痛、出血和子宫损伤。

如果进行子宫内膜活检，也需要插入阴道窥器，但术者应注意盲法子宫内膜活检术会增加不适感。当进入子宫腔有困难时，如果只需要少量组织，则可以考虑宫腔镜引导下的活检，或在宫腔镜鞘筒中插入一个特制的抽吸装置，如"H Pipelle"[4]。

5.2.3 膨宫介质输送

现代宫腔镜手术中几乎不再使用CO_2气体膨宫。低黏度液体膨宫介质，如等渗生理盐水和非等渗山梨醇或甘氨酸可通过多种方式输送：注射器、重力自流、加压袋或液体管理系统（自动泵）（见第3章）。诊断性门诊宫腔镜可能只需要注射器输送，但手术性宫腔镜需要持续的液体灌流。对于更复杂的宫腔镜手术（如肌瘤切除术、子宫内膜去除术、粘连分解术），使用液体管理系统是很重要的。准确测量液体的流入量和流出量是安全操作的必要条件，保持恒定的宫内压力有助于视野保持稳定的清晰度，也是手术成功的关键。

少数情况下，当子宫腔内出血导致视野不清晰时，可适当增加膨宫介质的流入量并减少流出量来提高子宫腔内压力，通过压缩血管和形成血栓来止血。在门诊手术时必须小心，因为这种操作会增加疼痛感，如果患者无法忍受，可能需要停止手术。

5.2.4 宫腔镜在子宫颈管内推进

这是手术中最困难的部分。术者应了解所选宫腔镜提供的视角（无论是0°还是镜头远端有弯曲度，通常为30°），因为这将指示正确的方位（图5.1～5.3）[5]。关键原则是避免损伤脆弱的子宫颈管黏膜，因为这会导致疼痛、出血、视野不佳，且容易形成假道和子宫穿孔。对子宫颈管最近端部分的初步检查至关重要。如果不能明确看到子宫颈管，千万不要盲目推进宫腔镜，因为这有可能导致疼痛，造成假道和子宫穿孔。对近端子宫颈进行系统的全景检查时，通常可以通过膨宫介质打开子宫颈，识别出子宫颈管和特征性的子宫颈管皱褶，从而形成一个"微腔"。当子宫颈不能立即暴露时，术者应考虑子宫相对于宫颈轴线是否极度前屈或后屈。轻轻握住宫腔镜上下移动使宫腔镜前后倾斜，通常可以识别子宫颈管，将镜头重新定向到子宫颈管的轴线上。在操作宫腔镜时需鉴别镜头远端成角的程度。下面描述的这些原则，在图5.1～5.3中做了说明。

宫腔镜显示器上子宫颈管显示为一个黑圈，在进一步推进宫腔镜前应加以确认。这个黑圈是由远处子宫底的吸收光形成的。当宫腔镜的纵轴与子宫颈管对齐时，将在0°硬性或软性宫腔镜显示器的中心出现一个黑圈（图5.1）。0°的镜头可以直接观察，并且更容易掌握方位，因为观察方向与自然腔道一致，从而避免了组织损伤。30°前

0°宫腔镜正确进入宫颈口，子宫颈管位于正中

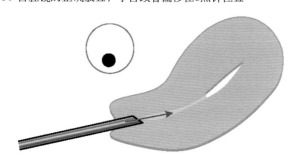

⟶ 穿过子宫颈管的方向

图5.1 使用0°前向远端镜头的正确技术。当0°宫腔镜与子宫颈管（黑圈）纵轴对齐时，黑圈位于显示器的中央。在宫腔镜穿过子宫颈管和内口时，应保持这种对齐，并遵循严格的视觉控制原则。如果失去正确的视野，在进一步推进之前，应稍微退回器械，并微调角度以重新定位。当子宫前屈时，远端镜头向上移动，如果子宫后屈，向下移动内镜的轴，反之亦然

斜式宫腔镜与之不同，当宫腔镜与宫颈管轴线对齐时，黑圈会偏心出现，即在6或12点钟位置，这取决于握持内镜向上的方向（图5.2a和b）。

使用30°前斜宫腔镜时的一个经验法则是，插入光导线的位置，就是子宫颈管的黑圈所在的位置。当然，当使用0°镜头时，光导线的位置无关紧要。使用30°宫腔镜将黑圈置于中心位置（图5.3a）是不正确的，因为这会导致宫腔镜指向子宫颈管后壁，如果该圆圈位于6点钟位置的下边缘以下（图5.3b），则宫腔镜将直接进入子宫颈管前壁。方框5.1给出了在有问题的情况下穿过子宫颈管的技巧。

a. 30°宫腔镜的正确放置，子宫颈管偏移在6点钟位置

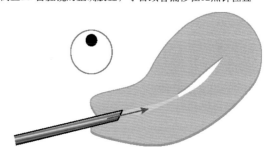

⟶ 穿过子宫颈管的方向

b. 倒置30°宫腔镜的正确放置，子宫颈管偏移在12点钟位置

⟶ 穿过子宫颈管的方向

图5.2 使用30°前斜镜头的正确技术。a. 最常用的是30°宫腔镜，镜头的斜面和光源位于最下面；远侧镜头的视角向上。这种定位对于常见的前倾或前屈子宫有用。当与子宫颈管纵轴对齐时，黑圈位于显示器的底部（6点钟位置）。在穿过子宫颈管和内口时，应保持这种对齐。如果子宫内口狭窄，子宫前倾，则宫腔镜可在此时旋转和倒置，使倾斜角度有助于器械向上偏转进入子宫腔，视野改变为（b）所示。b. 将30°宫腔镜倒置，使视角向下（镜头的斜面和光源在最上面），子宫颈管（黑圈）将位于显示器的顶部（12点钟位置）。当遇到后倾或后屈子宫时，这种定位有助于引导器械进入子宫腔。如果子宫内口狭窄，子宫后倾，则宫腔镜可在此时旋转，使倾斜角度有助于器械向下偏转进入子宫腔，视野如（a）所示

a. 30°宫腔镜放置不当，子宫颈管居中

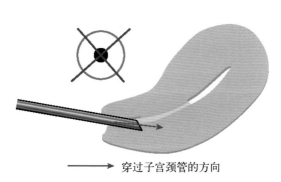

⟶ 穿过子宫颈管的方向

b. 30°宫腔镜放置不当，子宫颈管低于6点钟位置

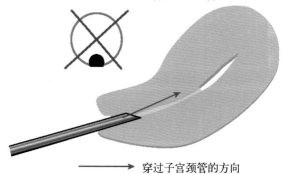

⟶ 穿过子宫颈管的方向

图5.3 使用30°前斜镜头的不正确技术。a. 镜头后向错位（中心黑圈）。自然反应是调整宫腔镜，使子宫颈管出现在显示器中央。然而，对于偏移镜头是不正确的，因为器械不再与子宫颈管的轴线对齐，这样调整会损伤子宫颈黏膜，甚至子宫颈壁，引起疼痛。b. 30°前斜镜头的前向错位。宫腔镜与子宫颈管错位，因此宫腔镜会撞击子宫颈管前壁。子宫颈管（黑圈）在显示器上仅部分可见，在6点钟位置呈偏心状

方框5.1　在特定情况下穿过子宫颈的提示和技巧

子宫颈狭窄

　　子宫颈内口通常是子宫颈管最狭窄的部分，再加上其纤维成分较多，会阻碍宫腔镜进入子宫腔。这意味着在将宫腔镜推进子宫腔的过程中，穿过子宫颈内口是最困难的（也是门诊手术时最痛苦的）部分。小直径宫腔镜提高了进入子宫腔的可行性，且可无痛插入子宫腔，但在需要手术性宫腔镜操作的地方，需要大直径（>4.5mm）的宫腔镜，故子宫颈口也是进一步宫腔镜手术最易受阻的位置。在子宫颈内口稍作停顿，将有时间让流入的介质进一步扩张子宫峡部，有利于宫腔镜无痛进入子宫腔。宫腔镜与子宫颈管轴线对齐是至关重要的。

　　大多数现代的、硬性的、持续灌流的手术性宫腔镜在末端是倾斜的，以便于进入子宫；一旦30°宫腔镜接近子宫颈内口，它可以在水平面上旋转（向外旋转90°或270°，使子宫颈管分别在3点钟或9点钟位置出现），轻轻向前推镜头，一旦镜头进入子宫腔，可再回到前/后平面（图5.4）。

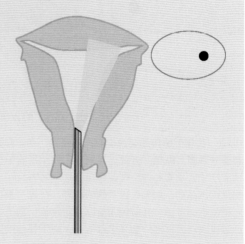

图5.4　实用型宫腔镜：旋转宫腔镜，以通过相对狭窄的子宫颈口。注意子宫颈内口的水平椭圆形图标

子宫颈外口针尖样狭窄

　　使用直接宫腔镜可视化的方法是最好的，但是如果失败，也可以使用其他方法。切开子宫颈外口以推进宫腔镜的推荐技术（按优先顺序）如下。

- 使用5Fr宫腔镜剪刀、抓钳或5Fr电极进行阴道镜检查
- 使用阴道窥器，用解剖刀尖/手持尖头剪刀/电极片暴露子宫颈
- 使用阴道窥器，用盲式宫颈探针/扩张器/锥形尿道钳暴露子宫颈

5.2.5　子宫腔检查

　　一旦宫腔镜通过子宫颈内口，应将宫腔镜暂停在子宫峡部水平。这使得子宫腔有时间扩张，病灶得以被识别。如果器械迅速进入子宫腔，双腔子宫和大的黏膜下肌瘤可能被忽略。双侧输卵管开口可见证实宫腔镜已经进入子宫腔（图5.5a）。

　　确保对整个子宫腔进行全面观察，并对子宫内膜表面和所有结构性病变进行仔细检查，以便更好地描述它们（见第4章）。这是通过系统检查实现的[5]。采用从宫腔镜在子宫峡部水平获得宫腔的初始全景图的方法。识别子宫标志物（子宫角、输卵管开口、子宫底），以确认宫腔镜进入子宫腔并正确定位。当子宫旋转、先天性或后天性病变导致子宫扭曲时，以及进行宫腔镜手术操作时，这一点尤为重要。全面检查可以对所有病

灶，如息肉、肌瘤、粘连或先天性子宫异常进行全面的结构评估。

　　下一步是根据宫腔镜提供的视野深度（固定焦点）（通常为1～3mm），将器械的远端推进至距离黏膜表面几毫米以内，仔细检查子宫内膜。宫腔镜图像通过摄像机传输并显示在显示器上，同时被放大，以便近距离观察。首先详细检查覆盖在子宫底的子宫内膜，以及子宫角和输卵管开口（图5.5b～d）。只要对整个子宫内膜表面和子宫颈管都进行评估，检查顺序并不重要。子宫角的深度和开口的外观有很大的变异，它可能嵌入一个不完整的圆形膜后面。当输卵管开口闭合时呈狭长状，当膨宫介质流动时输卵管开口张开呈圆形，但有时由于粘连覆盖而无法暴露输卵管开口。检查子宫内膜表面通常从前面开始，然后是侧面，最后是后面（图5.5e～h）。

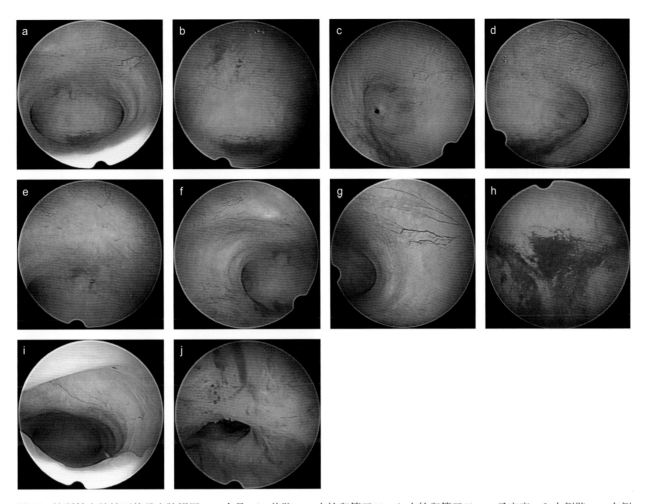

图5.5　诊断性宫腔镜下的子宫腔视图。a. 全景；b. 前壁；c. 右输卵管开口；d. 左输卵管开口；e. 子宫底；f. 右侧壁；g. 左侧壁；h. 后壁；i. 子宫颈管；j. 子宫颈口（图片来源：Mary Connor）

慢慢取出宫腔镜，再次全景观察子宫腔。虽然在通过子宫颈管的时候已经进行了观察，但因为注入的膨宫介质使宫颈管扩张良好，因此退出宫腔镜时最好再次仔细检查（图5.5i）。一旦到达子宫颈外口（图5.5j），则取出器械。

学习通过子宫颈管插入30°前斜宫腔镜时需要一些思考和练习，因为最初的感觉会与直觉相反。然而，用0°宫腔镜观察整个子宫内膜表面，特别是子宫腔的侧凹角部时，需要左右、上下和前后移动宫腔镜。这些动作会对子宫颈产生一定程度的扭力，造成清醒患者的明显不适。相比之下，30°宫腔镜只需有限的移动，观察时只需将30°前斜镜头沿其轴线旋转，从而将视野引导并扩大到相关区域。摄像机必须保持固定位置，以保持方向、便于诊断评估。熟悉如何操作有角度的镜头和子宫内的方位是进行电切术和在宫腔镜手术中使用微型电极或机械性器械的基础。

一些0°宫腔镜可以为术者提供更广阔的视野。它们要么是装在10°外鞘（爱惜康Alphascope®）内的小型半硬性宫腔镜，要么是可旋转360°的软性易操纵器械，以实现更全面的周边观察和不易接近区域的可视化。软性宫腔镜有两个主要的机械优势，可减少创伤和不适。首先，在进入时，软纤维镜符合子宫颈管的自然曲线，可减少拉直子宫颈的牵引力。其次，远端0°尖端可以直接指向任何一个子宫角部，而无须扭转内镜中段，可减少对脆弱的子宫颈管黏膜的损伤。

如果使用软性宫腔镜，则所描述的标准技术略有不同；相对于没有角度的硬性内镜，0°纤维镜是比较先进的。可通过旋转宫腔镜并使用靠近目镜的角度控制杆上下弯曲镜体远端（任何方向100°～160°）来检查子宫腔。

第3章详细介绍了宫腔镜的类型。然而，软性宫腔镜的通用性不如硬性宫腔镜，因为它们不适用于大多数类型的宫腔镜手术，而且由于灭菌过程容易造成损坏，因此需要进行冷消毒。

如果子宫内膜异常增厚，可以通过施压在子宫表面产生印记或用器械尖端轻轻触碰子宫内膜产生一道沟槽来评估（图5.6）。如果患者清醒，应该事先告知她，因为这样的动作会造成不适。此外，组织碎片和出血可能会使视野不清，因此最好在检查手术结束时进行此项评估。关于优化宫腔镜可视化的提示和技巧，见表5.1。

一旦宫腔检查完毕，将宫腔镜通过子宫颈管慢慢取出。因子宫腔和子宫颈管扩张良好，所以在这个时候可以对子宫颈管进行更详细的检查。

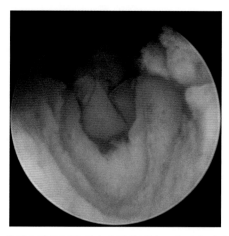

图5.6　使用宫腔镜评估子宫内膜的厚度：在子宫后壁内膜用镜头蹭出一个通道，可以估测子宫内膜的厚度（图片来源：Mary Connor）

表5.1　宫腔镜下获得良好视野的技巧

技术	说明
月经时间	在育龄期女性中，月经周期的增生早期，子宫内膜薄、光滑、规则、血管较少时最容易评估。如果子宫内膜相对被抑制，鉴别局部病变可能会比较容易，但实际上，宫腔镜检查有时也可在增生晚期、分泌期和月经后期进行。如果月经过多，则应重新安排手术时间，因为此时患者可能不愿接受检查，而且月经出血和子宫内膜脱落可能会影响观察。然而，使用现代的持续灌流宫腔镜，除了子宫腔增大或子宫内膜癌质脆易碎的情况外，可以获得足够的视野
宫腔镜聚焦	理想情况下，应在开始手术前通过白平衡来调整。但是，如果有必要的话，可以在手术过程中锐化焦点
确保子宫充分扩张	确认有足够的液体流入，流入管已连接且未扭结，且所有开关打开。扩张大的子宫腔时，需要更高的流入率。当需要扩张子宫颈时，应避免过度扩张。扩张的子宫颈管或过度扩张的子宫颈管导致不必要的膨宫介质渗漏，可以通过双爪钳闭合子宫颈前后唇、使用更大直径的镜头，或关闭持续灌流系统的流出道来纠正。轻微向下倾斜也有助于保留宫内液体
确保充足的照明	当子宫腔大或有出血时，光线被吸收，视野变暗。应使用最大的光照强度，并应考虑使用持续灌流系统清除血液，和（或）考虑使用具有更好照明的更大直径的宫腔镜。光缆损坏、灯箱故障或宫腔镜连接不当，或者不关闭低强度待机模式，也可能导致照明不足
避免子宫内膜组织出血或破碎	在内镜视野直视下仔细地进行整个手术。避免子宫颈扩张和损伤子宫颈管或子宫腔侧壁。如果有子宫内异常组织的话，如血管扩张的黏膜下肌瘤或增生性子宫内膜病变，应避免触碰，直至手术结束。避免过高的膨宫压力，因为压力波动和血栓脱落可能会刺激子宫内膜出血。使用微型宫腔镜（鞘管直径<4mm）减少意外的组织损伤或子宫颈扩张的需要。如果只能看到一个红点，检查一下镜头上是否有血块
确保充足的流出量	对于诊断性宫腔镜，视野问题通常是由膨宫压力不足导致的。然而，子宫颈管狭窄可能妨碍足够的流出，因此液体循环（流入和流出）不佳，积聚的子宫内膜碎片或血液无法清除。检查宫腔镜上的流出口开关是否打开（如果使用的是持续灌流宫腔镜）。在这种情况下，可能需要扩张子宫颈，以便在没有持续灌流冲洗的情况下形成"自然的"流出通道

注：经许可引自文献[5]。

5.2.6 宫腔镜引导下子宫内膜活检

对于有AUB和子宫内膜病理学高风险的女性，应考虑行子宫内膜取样[6]。尽管只对子宫内膜表面的一小部分进行取样（根据技术的不同，估计在4%~40%）[7,8]，但全面的子宫内膜盲取样是鉴别子宫内膜癌和子宫增生的一种有效且经济的方法。然而，人们对这一过程的担忧主要是因为：①操作可能引起疼痛；②遗漏病灶[9]。此外，最近对绝经后女性进行的一项研究表明，高达6%的局灶性病变，尤其是息肉、隐匿性子宫内膜不典型增生，不能通过全面活检来发现[10-11]。这些缺点可以通过宫腔镜下直接活检和切除子宫内膜息肉来克服。

宫腔镜钳

有多种5~7Fr（1.7~2.0mm）活检钳（"勺子"），既有有创的也有无创的。这些钳子可以通过适当大小的宫腔镜工作通道。宫腔镜沿着待取样子宫内膜的病灶区推进，将打开的活检钳推入靶区，闭合并取出，通常同时进行旋钮动作，以尽可能多地抓取组织。样本可以沿着操作通道向下移动取出，但这有可能使样本部分或全部脱落并"丢失"。较可取的方法是将整个宫腔镜从宫腔取出，活检钳保持关闭状态，并在镜头尖端看到样本。然而，重复活检将需要多次插入和取出宫腔镜。小规模的研究比较了这种方法与传统诊刮术，提示全景宫腔镜比选择性采样更准确，可提供更多的诊断信息[12]。这种方法的局限性是从小型辅助器械中获取的组织微小，并伴人工挤压，这可能会影响组织学评估并需要额外的活检。

宫腔镜组织切除系统

最近引进的宫腔镜组织切除系统（hysteroscopictissue removal systems，HTRS）已被证明非常擅长进行有针对性的活检，组织样本良好，便于组织学检查，在许多局灶性病变的情况下，可以同时切除子宫内膜息肉[13]。第3章、第10章、第12章、第16章和第19章分别介绍了这些技术及其使用说明。

5.3 宫腔镜设置

自1743年首次使用以来，宫腔镜已经发生了根本性的改变，以满足时代的需要[14]。宫腔镜医生最初使用宫腔镜进行治疗时受光学的限制，而现在可以在各种环境下治疗各种疾病。随着20世纪60年代早期微创外科技术的出现，宫腔镜检查逐渐成为一种日间手术或门诊手术。现代生活方式和医疗保健需求已经促进了宫腔镜检查服务中心的形成，患者可以来这里讨论问题，接受诊断和治疗，所有这些服务都在一次预约中完成。这对患者的好处是方便快捷；此外，减少住院人数和住院时间可以有效利用稀缺的医疗资源。近年来，宫腔镜检查已经不需要住院了，这进一步增加了检查的方便性。通过使用小型宫腔镜和不断发展的一系列设备和仪器，可以更好地治疗息肉、肌瘤、不孕症或意外妊娠等疾病（见第7章、第10章、第12章和第13章）。较小的宫腔镜和器械可减少疼痛，从而减少麻醉和镇痛需求，患者可得到更好的治疗体验。但是，重要的是要考虑每个流程的优缺点、基础设施和人员配置要求，以及每个流程的效果是否允许妇科内镜医生提供有效和可行的服务。

5.3.1 术语

当考虑宫腔镜检查的设置时，可通过一系列不同的术语和描述来分类手术部位和患者路径。缺乏标准化会导致服务项目相似但名称不同，请参见表5.2。

5.3.2 住院手术

宫腔镜检查最初是一种住院患者在全身麻醉下，在正规的手术室环境下进行的干预。正是因

表5.2　用于治疗设置的术语定义

治疗设置	术语定义
住院手术	为那些需要全套手术设施和至少住院一晚的人设计的服务。手术通常在全身麻醉或脊髓麻醉下进行。对于那些有着复杂的身体状况或接受复杂手术的人来说是必需的
日间手术	患者在医院停留不到24小时就可以回家。可全身麻醉或脊髓麻醉进行手术，也可以局部镇痛保持清醒状态进行手术，特别适合不习惯医院环境过夜的患者和手术时间较长的患者
门诊手术	这个术语定义了手术从手术室到门诊的转移。手术通常在门诊的特定治疗区域进行，使用最少的麻醉药或镇痛药。重要的是，患者不需要正式入院，并且可以在规定的恢复时间后出院
非住院手术	通常指门诊手术或日间手术；患者在手术后可立即活动。但是，由于这个术语有歧义，因此本章将不使用它

为这个原因，宫腔镜在NHS是广泛可用的，尽管需要资源和相关费用。手术本身是在具有宫腔镜手术所需设备和麻醉资源的手术室环境中进行的。在转送回病房之前，需要为患者术后恢复提供一个区域。表5.3比较了这种治疗方法的优缺点。

表5.3　住院宫腔镜设置的优缺点

优点	缺点
成功率高	资源负荷型
患者耐受性高（几乎100%）	昂贵
资源和系统齐全	需要更长的住院时间
适用于各种宫腔镜手术	子宫穿孔的风险增加；存在与局部或全身麻醉相关的风险

集中医院护理的住院宫腔镜检查是一种有限的资源，需要入住和过夜的病房设施，因此可能不适合居住在一定距离之外的人。过去，通常将宫腔镜检查作为一种住院手术，患者住在普通妇科病房；如今，住院宫腔镜检查更常用于那些有特定合并症或意外并发症的患者。

适合的患者

住院宫腔镜检查中常规使用的高浓度麻醉药意味着它最适用于手术时间长的复杂病例。如果预测手术困难，住院宫腔镜可以最大限度地成功完成手术，因为它消除了由于疼痛或患者耐受性不良而导致手术失败的风险。排除"患者因素"必须与全身麻醉或脊髓麻醉的风险以及长时间住院带来的不便相平衡。除此之外，手术室配备人员和照顾住院患者方面的资源更丰富。这些缺点意味着住院宫腔镜检查必须仅限于最复杂或最具临床挑战性的病例，不能常规进行。

5.3.3　日间手术

日间宫腔镜手术比住院宫腔镜手术应用更广泛。手术室的资源与住院宫腔镜的资源基本相同，但需要日间入院和康复设施。越来越多的夜间关闭的专科病房提供这种服务。当患者出现并发症或需要更高级别的护理时，必须提供过夜或住院资源。表5.4比较了这种治疗方法的相对利弊。

表5.4　日间宫腔镜设置的优缺点

优点	缺点
成功率高	资源负荷型
患者耐受性高（几乎100%）	昂贵
资源和系统齐全	子宫穿孔的风险增加；存在与局部或全身麻醉相关的风险
适用于各种宫腔镜手术	

日间服务的一个变化是部分医院可提供静脉镇静和镇痛服务，有时也称为"有意识镇静"（见第6章）。这项服务介于日间服务和常规门诊服务之间；与门诊相比，这项服务可以获得更多的镇痛和镇静，但恢复时间比全身麻醉要短。这项服务的目的是缩短住院和身体恢复时间，可在住院部旁的日间手术室进行。麻醉支持是必要的，但对护理人员的要求与门诊相同，不是传统的有多名护士的手术室环境，因此可以提供更具成本效益的护理。

适合的患者

日间服务一般用于较复杂的宫腔镜手术，如肌瘤切除术和粘连分解术，疼痛和长时间的手术时间使清醒患者无法耐受手术。然而，日间设置可作为二线宫腔镜服务，排在门诊宫腔镜、社区医院等一线之后。日间服务可为有更复杂需求的、门诊宫腔镜检查失败的或不愿行门诊宫腔镜检查的患者提供更高水平的麻醉支持。

5.3.4　支持门诊宫腔镜检查服务的证据

最近的研究表明，门诊诊断性宫腔镜检查在96%~99%的患者中是成功的[15-16]。这种高成功率受手术者能力和病例选择的影响，但研究表明，大多数患者转诊到门诊宫腔镜服务后可成功进行该手术（方框5.2）。Nikolaou等人发现，简单的子宫内膜息肉切除术可在80%以上的患者中成功进行，并发症很少，但10%的患者仍需要在全身麻醉下进一步行宫腔镜检查[15]。门诊宫腔镜检查的疼痛评分较低（Likert评分3.25）[16]。然而，有证据表明，门诊组的术后1小时疼痛率和出院时疼痛率均高于日间组[17]。尽管如此，大多数患者（90%）仍认为更快地解决问题值得付出痛苦，而且这对他们再次接受相同手术的意愿没有显著影响[17]。与日间手术相比，门诊手术对患者日常活动的影响更少，需要休息一天以上的可能性更小[16]。

方框5.2　在门诊宫腔镜检查过程中减少疼痛和改善患者就诊体验的提示和技巧

阴道镜检查

与传统技术相比，阴道镜检查的痛苦更小，因为它可以避免使用阴道器械［窥器和（或）宫颈钳］

避免宫颈扩张

宫颈扩张是痛苦的，因此应尽量避免

使用直径小的宫腔镜

宫腔镜外径小于5mm可减轻疼痛，并减少宫颈扩张的需要

尽量减少宫腔镜的移动

尽量减少宫腔镜的移动以减少子宫颈的扭力，从而减少迷走神经刺激，减少疼痛，防止晕厥发作。30°镜头的宫腔镜提供了更宽的视野，减少器械操作

不要接触子宫壁

避免接触子宫颈或子宫侧壁，以最大限度地减少疼痛刺激。应轻柔地进行宫腔镜检查，使子宫颈管和子宫始终处于直视下，并对子宫颈和子宫内的方位进行判断，尤其是在使用前斜镜头时

使膨宫压力最小化

膨宫压力应设定到其最低有效水平；也就是说，膨宫压力刚好达到足够获得良好的宫腔镜视野的水平。对于诊断性宫腔镜来说，最好的方法是持续液体灌流，由手术者或有经验的助手设定。或者，手术者应使用宫腔镜上的开关来控制流入量和流出量，并确保外部设定压力不过高。

尽量减少盲子宫内膜取样

基于Pipelle®原型的微型子宫内膜取样装置要求盲操作器械通过狭窄的子宫颈管，并通过轻轻旋转和前后研磨运动吸入子宫内膜组织。为了获得足够的组织样本，可能需要反复尝试。为了避免活检失败，可能需要使用宫颈钳。有时，即使使用现代的小型采样器，通过子宫颈管也可能是宫腔镜检查中最痛苦的部分。如果临床和（或）宫腔镜检查怀疑有严重的子宫内膜疾病，尤其是老年绝经后女性，子宫内膜取样是必不可少的。然而，当一个很小的样本就足够时，可在直视下使用宫腔镜抓钳进行定位活检；如果需要大量样本，使用宫腔镜组织切除系统可以有效地减少疼痛。此外，新成立的国家卫生保健优化研究所（NICE）关于大量子宫出血的指南并不提倡常规子宫内膜活检[15]。

建立一个高效的多学科团队

一个运作良好的团队，其成员应了解各自的角色，并对患者感同身受，这一点至关重要。一名护士或保健助理充当患者的"代言人"会非常有帮助。手术者应温和地与患者进行清晰的沟通，并熟练、快速地完成操作。

确保双向沟通

患者一旦在陌生的环境中接受私密检查后可能会变得无力。术前咨询和知情同意是关键，以利于患者对可能的体验有一定的预期。手术者应避免给出持续的评论（除非特别要求），但在可能出现疼痛感觉时（例如，穿过狭窄的子宫颈内口、扩张子宫颈、进行活检、激活电极或组织切除系统、放置子宫内膜消融装置时），应回答患者提出的问题并预先告知患者。反过来，手术者应该回应患者的反馈，或者回应由护理人员代表患者转达的反馈。这包括暂停手术让患者休息，或完全停止手术。

采用RCOG/BSGE最佳实践指南

英国皇家妇产科学院（RCOG）/英国妇科内镜学会（BSGE）初学者-专家指南详细介绍了门诊诊断性宫腔镜的循证最佳实践干预措施和技术[1]。这些2011年的指南目前正在更新和扩展，以纳入门诊治疗性宫腔镜。

经许可引自文献[5]

门诊手术的基本成本比日间宫腔镜更高［大约增加2000英镑（约17873元）］；但人均手术成本更低［分别为31.53英镑（约281元）和77.88英镑（约695元）］[18]。此外，在"一站式"设置中使用门诊宫腔镜可以减少重复门诊预约的需要，从而进一步节省费用（表5.5）。

5.4 宫腔镜检查流程和口服抗凝剂的患者

口服抗凝剂通常用于因心脏瓣膜置换、心房颤动或有静脉血栓史而有血栓栓塞风险的患者。近年来，口服抗凝剂的应用范围有所增加。

表5.5 门诊宫腔镜设置的优缺点

优点	缺点
方便患者	受患者耐受性限制
具有成本效益	需要专门的设施，但通常这些设施可以与其他服务共享，如阴道镜检查
比其他设置更快	有些手术不可施行
相当高的成功率	
与其他设置相比，子宫穿孔和麻醉并发症发生的风险更小	
迅速恢复正常活动	

香豆素衍生物（如华法林）治疗范围窄，需要使用国际标准化比率（INR）进行仔细和频繁的监测；新型口服抗凝剂（direct oral anticoagulants，DOAC）包括Ⅹa因子抑制剂利伐沙班、阿哌沙班和依多沙班，以及凝血酶抑制剂达比加群，已成为许多患者的常规治疗方法。但为了避免潜在的并发症，还需要了解它们的作用。虽然服用DOAC的患者不需要与服用香豆素衍生物的患者一样严密监测，但仍然需要特别注意，因为在某些宫腔镜手术中或术后，可能有出血的风险。尤其对于肾功能受损的患者，如果其肾清除率降低，新型药物的作用时间会延长，手术或侵入性操作后出血的风险升高。服用DOAC的患者也应引起妇科医生尤其是宫腔镜医生的注意，因为与服用华法林的女性相比，异常阴道出血更常见于服用DOAC中依多沙班的女性[19]，当然其他DOAC可能也会发生[20]。

有关风险限制以及新旧抗凝血剂需在手术前后采取的措施的证据在质量和数量上都是有限的[21-22]，尤其是宫腔镜手术。必须从其他外科手术中做出推断，包括口腔科手术。

需要宫腔镜手术的可能是有人工心脏瓣膜的年轻女性患者，并伴有严重的月经过多和黏膜下肌瘤。然而，那些有金属心脏瓣膜的人将继续使用华法林，因为DOAC在这种情况下效果不好。绝经后并发心房颤动的患者并不少见，这些患者经常使用DOAC，且可能出现阴道出血。出血的风险，以及停止治疗的必要性，取决于所采取的手术，并需要与由此产生的栓塞风险相权衡。

对于服用华法林的患者，与内镜手术相关的出血或栓塞的风险相对较低，为6.5%[95%可信区间（CI）为1.2~6.31][23]。然而，与预期相反，服用华法林的年轻患者（≤65岁）比老年人更容易发生并发症[比值比（OR）为1.5；95%可信区间为0.9~2.9]。手术当天及随后几天出血的风险更大，INR大于3.0，应避免使用。心房颤动患者比机械心脏瓣膜患者发生栓塞的风险更大[23]。

与华法林相比，Ⅹa因子抑制剂不会给患者带来更大的出血风险[21]。对于小型牙科手术，没有必要停用利伐沙班[21]。然而，当需要更大程度地控制出血时，建议停用利伐沙班至少24小时，尽管这将取决于肾功能（表5.6）。

表5.6　宫腔镜手术口服抗凝剂指南

抗凝剂	术前处理	术后处理
香豆素类（维生素K拮抗剂），如华法林	出血风险低且INR≤3.0（如诊断性宫腔镜检查、子宫内膜息肉切除术）：继续使用华法林 中/高出血风险（如肌瘤切除术）：向低分子量肝素衍生物的标准过渡	如果停药，标准过渡回华法林
因子Ⅹa抑制剂[19]，如利伐沙班、阿哌沙班、依多沙班	1. CrCl>30 　（a）出血风险低：手术当天早上或前一天晚上停药（至少24小时） 　（b）中/高度出血风险：停药44~48小时 2. CrCl<30 　（a）出血风险低：停药2天 　（b）中/高度出血风险：停药4天	手术后12小时重新开始服药[21]
凝血酶抑制剂[19]，如达比加群	1. CrCl>30 　（a）中度出血风险：前一天停药 　（b）出血风险高：停药2天 2. CrCl<30 　（a）出血风险低：停药2~5天 　（b）中/高度出血风险：停药5天	手术后24~48小时重新开始服药

注：CrCl—肌酐清除率。

前文和表5.6中的信息表明，对于诊断性宫腔镜检查和子宫内膜活检，如果INR小于3.0，则无须停用华法林。笔者对INR小于3.0的子宫内膜息肉切除术也有满意的经验。

服用利伐沙班的经验是不同的。根据肾功能正常的患者拔牙的经验推断，子宫内膜息肉切除术的建议是推迟手术当天早上的剂量，因此在最后一次给药后24小时进行治疗（表5.6）。如果没有活动性出血，手术结束后12~24小时可以重新开始治疗。对于每天服用两次的药物（如阿哌沙班），应减去两次剂量（即手术当天早上和前一天晚上）。

对于危及生命的出血，需要住院治疗；具体措施取决于使用的抗凝剂（表5.7）。华法林可被维生素K或凝血酶原复合物浓缩物（PCC）逆转[24]。利伐沙班应维持足够的利尿作用，以帮助药物排泄，同时考虑使用非活化凝血酶原复合物浓缩物[21]。利伐沙班和阿哌沙班的解毒剂已经开发出来，很可能在不久的将来会在欧洲获得许可。达吉巴兰有一种特殊的解毒剂，可以用于致命性出血。

表5.7　危及生命的出血处理

抗凝剂	处理
华法林（如果紧急）[23]	1. 入院并停用抗凝剂
	2. 停用华法林并检查INR
	3. 管理
	（a）维生素K 5mg IV
	（b）PCC：四因子PCC 25~50 U/kg
	（c）新鲜冷冻血浆，仅当PCC不可获得时
利伐沙班[23]	1. 入院并停用抗凝剂
	2. 保持充足的利尿
	3. 考虑输注血小板和（或）非活化PCC
达比加群[21]	1. 入院并停用抗凝剂
	2. 进行血液透析
	3. 考虑输注血小板和（或）非活化PCC

注：INR—国际标准化比率；IV—静脉注射。

5.5　小结

5.5.1　技术

了解了手术的所有方面，包括患者的因素和解剖，诊断性宫腔镜就很简单了。在门诊进行宫腔镜检查需要一个便捷的流程以及满意的就医体验，还需要放松的举止和良好的沟通技巧。在任何情况下，手术者的团队都至关重要，尤其是在门诊。宫腔镜手术的最佳成功率和患者结局需要合适的病例选择、良好的培训、适当的大量病例积累以及高水平的技术技能。

5.5.2　设置

专业的宫腔镜医生可以采用各种设置，每种设置都有优缺点。根据包括患者偏好和便利性、临床医生偏好和医疗效率成本效益在内的证据，门诊宫腔镜应被视为诊断性手术和简单的治疗性干预措施的常规设置。如果运行得当，可提供成功、方便和安全的服务。然而，住院和日间宫腔镜检查必须保持可用，以便患者可以有所选择。不能忍受门诊宫腔镜检查的患者、有严重合并症的患者或者需要更进一步宫腔镜治疗的患者，应住院进行宫腔镜治疗。经验丰富的工作人员和强大的基础设施有助于现代宫腔镜医生提供最高水平的患者关怀。

5.5.3　抗凝剂

在宫腔镜门诊就诊的一些AUB患者可能在接受抗凝治疗，异常阴道出血可能与服用DOAC有关。在进行宫腔镜检查或手术治疗时，必须考虑到这一点。

（谢　锋　汪　清　翻译　　陈丽梅　隋　龙　审校）

参考文献

1. Royal College of Obstetricians and Gynaecologists. *Best Practice in Outpatient Hysteroscopy*. Green-top Guideline No. 59. London: RCOG; 2011. www.rcog.org.uk/en/guidelines-research-services/guidelines/gtg59 (accessed November 2019).

2. Smith PP, Kolhe S, O'Connor S, Clark TJ. Vaginoscopy Against Standard Treatment (VAST): a randomised controlled trial. *BJOG* 2019; 126: 891–9.

3. Cooper NAM, Smith P, Khan KS, Clark TJ. Vaginoscopic approach to outpatient hysteroscopy: a systematic review of the effect on pain. *BJOG* 2010; 117: 532–9. Review. Erratum in *BJOG* 2010; 117: 1440.

4. Madari S, Al-Shabibi N, Papalampros P, Papadimitriou A, Magos A. A randomised trial comparing the H pipelle with the standard pipelle for endometrial sampling at 'no-touch' (vaginoscopic) hysteroscopy. *BJOG* 2009; 116: 32–7.

5. Clark TJ, Gupta JK. *Handbook of Outpatient Hysteroscopy: A Complete Guide to Diagnosis and Therapy*. London: Hodder Arnold; 2005.

6. National Institute for Health and Care Excellence. *Heavy Menstrual Bleeding: Assessment and Management*. NICE Guideline NG88. London: NICE; 2018. www.nice.org.uk/guidance/ng88 (accessed November 2019).

7. Clark TJ, Mann CH, Shah N, et al. Accuracy of outpatient endometrial biopsy in the diagnosis of endometrial cancer: a systematic quantitative review. *BJOG* 2002; 109: 313–21.

8. Rodriguez GC, Yaqub N, King ME. A comparison of the pipelle device and the Vabra aspirator as measured by endometrial denudation in hysterectomy specimens: the pipelle device samples significantly less of the endometrial surface than the Vabra aspirator. *Am J Obstet Gynecol* 1993; 168: 55–9.

9. Guido RS, Kanbour-Shakir A, Rulin MC, Christopherson WA. Pipelle endometrial sampling: sensitivity in the detection of endometrial cancer. *J Reprod Med* 1995; 40: 553–5.

10. van Hanegem N, Breijer MC, Slockers SA, et al. Diagnostic workup for postmenopausal bleeding: a randomised controlled trial. *BJOG* 2017; 124: 231–40.

11. van Hanegem N, Prins MM, Bongers MY, et al. The accuracy of endometrial sampling in women with postmenopausal bleeding: a systematic review and meta-analysis. *Eur J Obstet Gynecol Reprod Biol* 2016; 197: 147–55.

12. Gimpelson RJ, Rappold HO. A comparative study between panoramic hysteroscopy with directed biopsies and dilatation and curettage: a review of 276 cases. *Am J Obstet Gynecol* 1988; 158: 489–92.

13. Emanuel MH. New developments in hysteroscopy. *Best Pract Res Clin Obstet Gynaecol* 2013; 27: 421–9.

14. Nezhat C. History of endoscopy. Chapter 4: Hovering on the brink of modernity. Online blog. https://laparoscopy.blogs.com/endoscopyhistory/chapter_04 (accessed November 2019).

15. Nikolaou D, Slamn G, Richardson R. Operative hysteroscopy in the outpatient setting: its role within a gynaecology service. *Gynecol Surg* 2009; 6: 21–4.

16. Kremer C, Duffy S, Moroney M. Patient satisfaction with outpatient hysteroscopy versus day case hysteroscopy: randomised controlled trial. *BMJ* 2000; 320: 279–82.

17. Cooper NAM, Clark TJ, Middleton L, et al. Outpatient versus inpatient uterine polyp treatment for abnormal uterine bleeding: randomised controlled non-inferiority study. *BMJ* 2015; 350: h1398.

18. Marsh F, Kremer C, Duffy S. Delivering an effective outpatient service in gynaecology. *BJOG* 2004; 111: 243–8.

19. Scheres LJJ, Brekelmans MPA, Ageno W, et al. Abnormal vaginal bleeding in women of reproductive age treated with edoxaban or warfarin for venous thromboembolism: a posthoc analysis of the Hokusai-VTE study. BJOG 2018; 125: 1581–9.

20. Myers B. Abnormal vaginal bleeding in the 'DOAC' era. *BJOG* 2018; 125: 1591.

21. Curto A. Management of patients taking rivaroxaban for dental treatments. *Eur J Gen Dent* 2017; 6: 1–4.

22. Curto A, Albaladejo A, Alvarado A. Dental management of patients taking novel oral anticoagulants (NOAs): dabigatran. *J Clin Exp Dent* 2017; 9: e289–93.

23. Torn M, Rosendaal FR. Oral anticoagulation in surgical procedures: risks and recommendations. *Br J Haematol* 2003; 123: 676–82.

24. Hunt BJ, Levi M. Urgent reversal of vitamin K antagonists. *BMJ* 2018; 360: j5424.

第 6 章
宫腔镜的镇痛和麻醉

Natalie A. M. Cooper and Nicholas Ireland

6.1　概述

　　疼痛是主观感受。一个人感受疼痛的程度不仅受到疼痛刺激的影响，而且还受到一个人的心理和既往经历的影响。医疗操作不可避免地引起某种程度的不适，但适当使用镇痛和麻醉药物，可以尽量减少疼痛。在门诊，疼痛是操作可接受性的主要影响因素。使用适当的技术和设备，且镇痛适合患者和手术时，大多数患者认为门诊宫腔镜手术是可以接受的。虽然在全身麻醉下进行宫腔镜手术意味着围手术期疼痛不再是一个问题，但依然要认识到术后疼痛的可能性，并且需要提供足够的镇痛来管理术后疼痛。本章介绍了可以尽量减少疼痛的技术，并讨论了宫腔镜手术中镇痛和麻醉药的使用。重点是管理清醒患者门诊手术时的围手术期疼痛，但对于全身麻醉住院手术的术后镇痛也有一些讨论。

6.2　子宫颈和子宫疼痛感觉

　　子宫颈和子宫体由不同的感觉神经支配。子宫疼痛通常由子宫颈扩张引起，从而导致子宫痉挛。来自子宫颈的疼痛由传入神经纤维穿过子宫、阴道、下腹下神经丛和盆腔内脏神经，到达S2~S4脊神经节。子宫颈也由副交感神经支配，这些神经的刺激会导致患者血管迷走神经兴奋，引起血压下降、心跳减慢，患者会感到虚弱或失去意识。来自子宫体和子宫底的疼痛途经子宫、阴道、下腹部、上腹部和肠系膜间神经丛，然后通过腰椎内脏神经干到达下胸椎（T8~T10）和上腰椎（L1）脊柱[1]（图2.8b）。

6.3　操作

　　在门诊宫腔镜检查期间，临床医生采取的手术方法将影响患者疼痛的程度。在全身麻醉下，患者在手术过程中不会经历疼痛，因此临床医生可能不会像对待清醒患者那样注意尽量减少对组织的创伤。这证明临床医生需要意识到住院手术操作和门诊操作模式不一样。术者必须注意尽量减少任何不必要的损伤，如确保宫腔镜的镜鞘沿着子宫颈管顺利进入宫腔。只有当操作者意识到镜头角度会影响他们在屏幕上的可视化操作方式时，才能在手术过程中尽量减少患者的疼痛，以最大限度地提高门诊宫腔镜的可耐受性。关注患者的需求并及时进行仔细的检查，可保证大多数门诊诊断性宫腔镜在没有任何镇痛或麻醉的情况下顺利进行。

　　在全身麻醉下，患者不恰当的移动和体位都可能导致关节和神经损伤。例如，截石位中髋关节过度屈曲会对股骨、外侧皮肤和坐骨神经造成损伤，导致疼痛、感觉异常和运动功能受损[2]。在移动和固定患者时，或如果患者的手臂无意中从臂板上掉下来，肱骨或尺骨上的过度压力也可能造成臂丛神经损伤[2]。为了尽量减少损伤，患者应取适当的截石体位，即髋关节和膝关节适度屈曲，髋关节最小幅度地外展和外旋。脚蹬应加衬垫，并放置在同等高度，尽量减少髋关节周围的过度运动以防止神经拉伸损伤。桡神经和尺神经绕肱骨走行，手臂应旋前并应用衬垫，以防压迫，手臂板应在90°或更小的角度，以避免过度外展[2]。

6.4　子宫颈准备

临床试验已经评估了米索前列醇对宫腔镜技术疼痛评分的影响。米索前列醇可口服或阴道给药，以软化和扩张子宫颈，使宫腔镜镜头更容易穿过子宫颈管，从而减少疼痛。然而，没有证据支持常规使用前列腺素可减轻诊断性宫腔镜的疼痛[3]，使用米索前列醇有发热、腹部痉挛、腹泻和阴道出血等不良反应，因此目前不推荐常规使用。在绝经后患者中，越来越多的证据表明，该药既不能减轻疼痛，也不能使置镜过程更顺利[4-5]。然而，它可能有益于绝经前和未育女性，在宫腔镜操作时更易于扩张子宫颈[4]并减少疼痛[5-6]。哪些患者需要子宫颈准备，以减轻疼痛和适应更大口径器械（如子宫内膜消融），还需要进一步的研究。

6.5　镇痛

6.5.1　门诊宫腔镜检查

门诊宫腔镜患者需要的镇痛类型取决于所要进行的手术。诊断性宫腔镜检查若需要镇痛的话，通常给药剂量很少，而侵入性的手术操作则需要更强效的方案。

Cochrane的一项调查发现：在诊断性宫腔镜检查期间或在宫腔镜手术后30分钟，与安慰剂对比，没有足够的证据证明非甾体抗炎药或阿片类药物有减痛效果[7]。个别小型的研究表明，给予静脉或肌内注射曲马多可减轻门诊宫腔镜检查的疼痛[8-9]，但在术前1小时注射给药与门诊宫腔镜的服务不适配。与安慰剂相比，甲灭酸可在诊断性宫腔镜检查后30分钟和60分钟显著减少术后疼痛，但在检查期间效果不显著[10]。其他研究没有发现非甾体抗炎药的益处[11-12]。阿片类药物有显著的副作用[13]，可能会导致大部分患者不满意，因此，需要考虑减痛的益处是否大于药物的副作用，这个权衡很重要。

最近的一项随机研究调查了术前镇痛药在减少门诊宫腔镜术中疼痛方面的益处[14]。这些患者在手术前1小时随机服用1g对乙酰氨基酚和600mg布洛芬，或者不服药。每组中，约25%的患者进行了单纯宫腔镜检查，约40%的患者进行了息肉切除术，另外约20%的患者进行了子宫内膜活检。虽然没有达到统计学差异，但给药组疼痛评分较低，中止手术的人数更少。并且给药组能明显减少疼痛之外的副作用（恶心、呕吐、低血压）[14]，证实了这些药减痛之外的益处。然而，这项研究中的患者和临床医生都没有设盲，故结果可能有偏倚。

尽管缺乏高质量的证据，许多宫腔镜诊所会在操作之前给予患者一些简单的镇痛措施，目的是尽量减少手术时和术后的疼痛。这一做法符合RCOG关于门诊宫腔镜最佳实践准则的建议[15]，虽然该做法的好处可能没有得到证实，但潜在风险很小，一些患者可能受益。

治疗性宫腔镜包括息肉切除术、肌瘤切除术、子宫内膜消融术和输卵管插管手术（如宫腔镜下绝育术和选择性输卵管造影术），更需要镇痛，因为它们比诊断操作更具侵入性，且手术时间更长。此外，这些操作需要使用持续灌流的手术宫腔镜系统，通常器械直径为4.5～6.25mm，因此更需要在局部麻醉下扩张宫颈以进入宫腔。应考虑使用镇痛药的实用性和时机。那些会永久影响生育能力的手术，如子宫内膜消融术和宫腔镜下绝育术，不应按照"即诊即治"的方式来实行，因为患者需要时间来考虑长期的影响。这意味着这种手术可以延迟进行。延迟手术也给术前预先用药提供了机会。

Cochrane的一篇综述也支持两项关于门诊宫腔镜下绝育疼痛缓解情况的研究结果。在两项随机对照研究中，一项是观察局部麻醉，另一项是比较口服5mg羟考酮和静脉给予500mg萘普生钠的镇痛效果[16]。给予患者安慰片剂或静脉注射安慰剂，设盲即他们不知道被分配到哪个治疗组。两组总疼痛评分无明显差异，提示口服的镇痛效果是足够的[16]。

可以通过使用镇痛技术成功地在门诊开展子宫内膜消融术[17-19]。虽然有唯一一篇旨在评估子宫内膜消融镇痛方案的综述，但该研究无法确定是否为随机对照试验。然而，他们确实从观察性研究中评估了镇痛方案，并注意到大多数研究都使用一种NSAID，口服或直肠给药，并结合局部宫颈阻滞麻醉[20]。表6.1列出了常用的镇痛药。这些药物可以联合用药以最大限度地发挥镇痛作用，注意不要不恰当地混合用药，并应考虑患者的服药史和所有过敏、不耐受的情况。表中的剂量是最大日剂量，但当这些药物是作为术前给药或作为抢救时镇痛，单次剂量可能就足够了。

6.5.2 全身麻醉术后

全身麻醉手术后，通常给予患者术后镇痛（表6.1）。虽然在大多情况下这是不必要的，但对于子宫内膜消融术和左炔诺孕酮宫内系统置入术，可能会在全身麻醉术后发生痉挛性腹痛，并持续数小时。

表6.1 门诊宫腔镜手术及全身麻醉后的常用镇痛药

药物	剂量和管理	注意事项及常见副作用
对乙酰氨基酚	每4～6小时1g，每天最多4g，PO/PR/IV	禁忌证：过敏、肝/肾损害 副作用：罕见
阿片类镇痛药		
可待因	每4小时30～60mg，每天最多240mg，PO/IM	禁忌证：过敏
曲马多	每4小时50～100mg，每天最多400mg，PO/IM/IV	副作用：恶心呕吐、便秘、口干、胆道痉挛；大剂量使用时会导致肌肉僵硬、低血压、呼吸抑制
复方替拉莫* 每片含对乙酰氨基酚500mg和酒石酸二氢可待因10mg	每4～6小时1～2片，每天最多8片	
复方科达莫* 每片含对乙酰氨基酚500mg和磷酸可待因8mg、15mg或30mg	所有制剂的剂量为 每4～6小时1～2片，最多每天8片	
非甾体抗炎药		
布洛芬	每天3～4次，每次300～400mg，必要时增加到每天最大剂量2.4g，PO	禁忌证：过敏、凝血功能障碍、严重心力衰竭、哮喘、肝/肾损害。双氯芬酸在缺血性心脏病、脑血管疾病、外周动脉疾病和轻度至重度心力衰竭的患者中禁用
双氯芬酸	每天75～150mg，分2～3次，PR/PO	副作用：恶心、腹泻、胃肠道溃疡
甲芬桂酸	每天3次，每次500mg，PO	

注：①PO—口服；IM—肌内注射；IV—静脉注射；PR—直肠。
②*除这些复方制剂外，不要给予对乙酰氨基酚。数据引自文献[21]。

6.5.3　局部麻醉

妇产科医生早在练习会阴修复术时就习惯使用局部麻醉剂。然而，与局部麻醉使用相关的并发症可能危及生命。肾上腺素被添加到许多局部麻醉剂中，目的是引起血管收缩，从而减少血液流动，继而减少出血和药量分散，从而提供更久的麻醉阻滞效应。然而，肾上腺素与心脏并发症有关。另一种血管收缩剂是苯赖加压素，一种合成的加压素。加压素不影响心率或心律，是肾上腺素的有效替代品。为了降低并发症的风险，医生需要知道每位患者的最大局部麻醉剂量（根据他们的体重），并且应该能够识别全身毒性的体征和症状（表6.2）。麻醉剂的最大血浆浓度发生在25分钟内，因此在给药后30分钟应观察患者的毒性迹象[21]。考虑术中是否必须用血管收缩剂是减少风险的另一种方法。例如，在阴道镜检查期间，减少血液流向要切除的宫颈区域可以减少失血。然而，对于宫腔镜来说，宫颈通常是需要扩张的，而不是需要切割，所以不需考虑失血问题。如果需要收缩血管，那么含有盐酸丙胺卡因制剂的术前准备可能更好。

当在门诊使用局部麻醉剂时，通常希望麻醉剂可快速起效和作用持久。最常用的麻醉剂是具有中等强度作用的酰胺类局部麻醉剂：利多卡因、丙胺卡因和甲哌卡因（表6.3）。剂量需要调整到适合患者的体重指数（BMI）和合并疾病。

表6.2　局部麻醉毒性的症状和体征

中枢神经系统	心血管
· 醉酒的感觉或头晕	· 低血压
· 困倦	· 心动过缓
· 口周或舌头麻木	· 心律失常
· 不安	· 心脏停搏
· 感觉异常，伴或不伴热或冷的感觉	
· 头晕眼花	
· 视力模糊	
· 耳鸣	
· 头痛	
· 恶心或呕吐	
· 肌肉震颤	
· 抽搐	
· 呼吸衰竭	
· 昏迷	
· 抽搐、呼吸衰竭、昏迷	

注：引自文献[21]。

门诊宫腔镜局部麻醉剂的应用可以采用多种方式（图6.1）。麻醉剂的类型和剂量取决于制剂。

表6.3　门诊宫腔镜常用的局部麻醉剂

麻醉剂（通用名称）	剂量*	起效时间	作用时间
盐酸利多卡因 0.5%（5mg/ml） 1%（10mg/ml） 2%（20mg/ml）[21]	3mg/kg，最多200mg[21]	小于2分钟[22]	30～60分钟[22]
盐酸利多卡因加肾上腺素 盐酸利多卡因1%（10mg/ml）＋ 　肾上腺素1∶200000（5μg/ml） 或 盐酸利多卡因2%（20mg/ml）＋ 　肾上腺素1∶200000（5μg/ml）[21]	7mg/kg，最多500mg[21]	小于2分钟[22]	2～6小时[22]

续表

麻醉剂（通用名称）	剂量*	起效时间	作用时间
甲哌卡因 盐酸甲哌卡因3%（30mg/ml）[21]	每次手术的最大剂量为400mg[22]	3～5分钟[22]	45～90分钟[22]
盐酸丙胺卡因 + 苯赖加压素			
盐酸丙胺卡因3%（30mg/ml）+ 苯赖加压素（0.03U/ml）[21]	1～5ml（30～150mg盐酸丙胺卡因），最多10ml（300mg）[23]	2～3分钟[23]	45分钟[23]

注：在肥胖患者中，剂量应该根据患者的理想体重而不是实际体重来计算。

宫颈旁阻滞

使用注射器和21号（绿色）或23号（蓝色）皮下注射针，将少量局部麻醉药直接注入宫颈，注射部位在宫颈12点还是6点，取决于宫颈钳钳夹的部位，以便于宫颈操作。对于宫颈旁阻滞，通过在宫颈组织和阴道黏膜结合处的侧穹隆进针，将局部麻醉药注入宫颈旁组织（图6.1）。

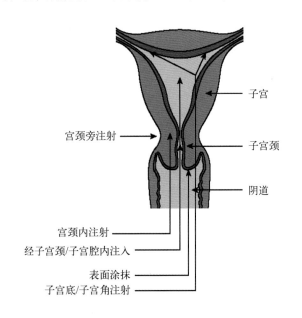

图6.1　门诊宫腔镜局部麻醉阻滞的给药途径（经许可转载和改编自文献 [24]）

一种常用的方法是注射在4点钟和8点钟的位置，黏膜下进针；先进行抽吸，以确保针头不在血管内，再注射1～2ml的麻醉药，然后将针头推进到1cm的深度，再次进行抽吸，并监测患者是否出现任何毒性或过敏反应，最后缓慢注入剩余

的麻醉药。注射部位接近阔韧带血管意味着有出血的风险。关于注射的确切位置、剂量和深度的描述在文献中有所不同。

宫颈内阻滞

通常，宫颈是用宫颈双爪钳或持钩钳夹的；后者是单齿的，在门诊使用更方便。在没有明显宫颈倾斜或宫颈纤维化的情况下，可以在无宫颈器械辅助的情况下进行宫颈阻滞。

钳夹宫颈前唇可以使其稳定，以便于进针到所需的深度。如果需要使用宫颈双爪钳或单齿钳钳夹，可以在使用部位向宫颈表面注射局部麻醉剂，以减少疼痛。也可以在钳夹时让患者咳嗽来转移注意力以减少疼痛；这种操作也会致宫颈下移，从而便于麻醉操作。使用带有21号（绿色）或23号（蓝色）皮下针头的注射器，或使用牙科注射器和27号针头，在宫颈外口的间隙内直接向宫颈组织注射局部麻醉药，进针深度为3～4cm，以确保麻醉达到宫颈内口水平（图6.1）。再一次抽吸，以防止注入血管，溶液应缓慢注射，同时要监测患者有无任何不良反应。常见的注射部位是在3点、6点、9点和12点钟或3点、5点、7点和9点钟的位置。

经子宫颈管注入麻醉剂

使用麻醉凝胶或喷雾剂时，会使用这项技术。局部麻醉药通过子宫颈管注入或喷入宫腔。这可以通过宫腔镜的操作通道来完成，也可以通过将注射器连接导管沿着子宫颈管注入（图6.1）。这种方式麻醉的吸收效果可能是不可靠的，并且可能起效慢。

宫颈表面应用麻醉药

局部麻醉药应用于宫颈表面，通常以凝胶（Instillagel®、2%盐酸利多卡因）、乳剂（EMLA、2.5%利多卡因和2.5%丙胺卡因）或喷雾（10%利多卡因喷雾）的形式应用。起效时间较缓慢，而且不可靠。

一项关于在诊断性宫腔镜中使用局部麻醉的系统回顾和荟萃分析发现，宫颈旁和宫颈内阻滞能显著降低疼痛评分[24]。经子宫颈管和宫颈表面局部用药无法减轻术中疼痛[25]。然而，宫颈表面局部用药有时会减轻与宫颈钳夹相关的疼痛[25]。尽管这些研究结果具有统计学意义，但随着技术的进步，这些结果可能不再有临床意义。分析中包含的试验主要使用直径约为5mm的宫腔镜，比目前使用的宫腔镜大得多，后者直径为3.0～3.5mm。直径小的宫腔镜可减轻疼痛[15]，当使用阴道镜时，无须使用局部麻醉药。

在门诊宫腔镜手术中，特别是宫颈需要通过较大口径的镜头，需要扩张宫颈的情况下，局部麻醉药的使用更有益处。对宫颈内阻滞和有意识的镇痛应用于手术宫腔镜的镇痛效果进行比较，两种技术无差异[26]。

在Cochrane的一篇关于宫腔镜绝育镇痛的综述中[27]，一项随机的双盲研究，对11ml 1%利多卡因和相同剂量的生理盐水用于宫颈旁阻滞[28]进行了比较。研究证实：接受利多卡因阻滞的患者在放置宫颈钳和镜头通过宫颈外口及宫颈内口时，疼痛评分明显低于接受生理盐水阻滞的患者。然而，在将绝育装置放置到输卵管口时，两组之间没有观察到显著差异。因此，还需要进一步的试验来确定宫腔镜绝育的疼痛处理方式。

联合局部麻醉阻滞已被用于门诊子宫内膜消融期间缓解疼痛[29-30]。最初的方案是宫颈旁阻滞联合局部麻醉药直接宫腔内注射（图6.1），后者

使用5Fr膀胱镜（Cook Medical）针头，通过宫腔镜的操作通道进行宫腔内注射[29]。现已研制开发了宫腔镜针（Wing needle™，Idoman）。直接宫腔内注射或局灶性局部注射的理由是阻断子宫的上半部；此处是由胸神经支配的，这些神经主要来源于腹下神经丛T8～T10和L1神经根的交感神经纤维（图2.8b）。

一项随机对照试验比较了在门诊子宫内膜消融术中，宫腔镜下局部子宫角麻醉阻滞（local anaesthetic intrauterine cornual block，ICOB）和直接局部宫颈阻滞的疼痛程度[31]。局部麻醉药为1ml 3%甲哌卡因与1ml 0.5%布比卡因的混合溶液，与2ml安慰剂（生理盐水）溶液进行比较。对于ICOB，使用2ml注射器将1ml的溶液注入子宫底肌层，正好位于两个输卵管口之间。在手术过程中，平均视觉模拟评分（visual analogue scale，VAS），用药组比安慰剂组评分低1.44分（95% CI 2.65～0.21）。然而，两组在术后平均VAS评分、补救性镇痛或住院时间方面无统计学差异。仍需要更大的针对特定门诊宫腔镜操作的多中心随机对照试验和使用特定的技术来证实这些发现，特别是证实ICOB单独和作为镇痛（麻醉）方案的一部分的临床意义。

6.5.4 氧化亚氮

氧化亚氮（"笑气"）是一种吸入化合物，当与氧气混合时（N_2O/O_2，Entonox®）可以镇痛和产生欣快感。该化合物通常用于分娩，但因其起效快、良好的安全性和快速代谢等特点，也可以在宫腔镜手术期间用来镇痛，包括补救性镇痛[32]。产科医生和妇科医生都有在分娩室使用氧化亚氮的经验，并能够指导患者使用氧化亚氮。除了镇痛外，N_2O还可使患者放松，并分散他们对手术的注意力。另外，有一些证据支持其在其他内镜操作中的用途[33-35]。还需要更多的信息来更好地指导临床医生何时或如何使用它。

6.6 镇静

6.6.1 妇科医生的观点

清醒状态的镇静是一种在门诊宫腔镜手术中对不能耐受全身麻醉或拒绝全身麻醉患者的替代方案，而不是辅助方案。

不同于低剂量口服镇静剂，它可能适合特别焦虑的门诊手术患者。最常用的镇静剂是苯二氮䓬类；过量可能会导致呼吸抑制，需要氟马西尼来逆转。通常，临床医生不应给予患者镇静剂，除非他们能处理任何超出预期的深度镇静状态引起的紧急情况。

清醒状态的镇静使患者保留了对口头指令的反应能力，并保持气道通畅[36]。然而，患者有可能被镇静到更深度状态，因此，虽然镇静可以用于门诊手术，但需要术中和术后严密监测。英国皇家医学院提供了关于镇静的指南[36]（方框6.1）。制定这一指南的原因是对非麻醉师应用镇静方案的关注，指南也规定了在医疗中实施镇静的从业人员应具备的最低标准。该指南的一个关键信息是，从业人员应该接受正式培训。

有建议提出患者自控式镇静方案，但这却增加了设置泵和给药套的并发症。在门诊，通常只有一名医生在场，医生不太可能在进行手术的同时管理镇静。增加麻醉师或麻醉护士监测患者，会增加职能部门工作的复杂性，也增加了成本。因此，可以说，为了使清醒状态的镇静方案具有成本效益，可将其作为全身麻醉的替代方案，不需要在手术室开展，在特定门诊或短期留观室里实施即可。然而，虽然清醒状态的镇静为门诊宫腔镜手术提供了良好的疼痛缓解作用，但对于疼

方框6.1　2013年英国皇家医学院保健医学安全镇静方案

- 术前评估：患者的评估和准备必须个体化，必须进行风险评估，同时考虑到治疗的局限性。

- 知情同意：必须有知情同意书，包括对替代方案的讨论。

- 禁食：由于患者有可能被深度镇静和失去保护性气道反射，因此应考虑禁食。在镇静之前不强求禁食的临床医生必须确认决定无误。

- 个体化技术：应根据患者评估和临床需要，采用最简单、最安全的有效技术。有关药物种类和给药途径的具体技术应由机构推荐。

- 滴定至效：药物应滴定至效，不能推荐标准剂量。如果言语反应丧失，可能需要气道干预。如果镇静药物不能缓解疼痛，则需要添加镇痛剂。试图单独使用镇静药物以减轻疼痛可能会导致用药过量。需要考虑阿片类和苯二氮䓬类药物的协同作用。

- 拮抗药物的使用：氟马西尼不宜常规使用。与咪达唑仑相比，氟马西尼的半衰期相对较短，因此一旦药效消失，患者就可以"再镇静"。

- 通常应在镇静开始时通过鼻腔插管给氧，但它可能掩盖过度通气，因此，接受相对较小手术的年轻健康患者不需要给氧。

- 在手术过程中与患者定时沟通以监测镇静程度。还应记录血压、脉搏和血氧饱和度。如果患者被深度镇静，则需要心电监护。应配备心电监护仪。

- 实施镇静的操作者：操作者是指实施手术并实施镇静的临床医生。因术者不能在手术过程中充分监测患者状态，因此必须有一个额外的、经验丰富的专业人员在整个过程中监测患者。

- 出院：应对患者进行正式评估，确保患者在出院前已完全康复。

数据引自文献[36]

痛的控制或患者的体验来说，镇静并不比局部宫颈麻醉阻滞好[26]。

清醒状态的镇静方案在将来若能够常规应用，应证实它能显著改善患者的门诊宫腔镜手术体验，并具有成本效益。我们需要更多的研究来阐明如何应用，以及在门诊中哪些患者适合实施镇静方案。目前，为了确保患者的安全和门诊宫腔镜的有效运行，不建议在没有麻醉师的情况下常规使用镇静剂，而建议采用更适合门诊使用的麻醉方式和镇痛剂。

6.6.2 麻醉师的观点

镇静是一种药物诱导的可逆性意识抑制。常用镇静药物可参见方框6.2。镇静是一个连续的过程，从最小剂量的镇静（患者清醒安静），到清醒状态的镇静（困倦，对言语和光有反应），到深度镇静（不易被唤醒，除外反复或疼痛刺激），到全身麻醉，没有反应[36]。如果患者深度镇静，或者医生缺乏准备，就可能有相关的风险。镇静的目的是在保证安全的前提下，通过抗焦虑和镇痛，使不适的手术过程更易被接受。门诊宫腔镜手术相关的焦虑评分与其他重要手术的焦虑评分相似[37]，许多患者不认为宫腔镜手术是小手术。因此，提供清醒状态的镇静可发挥重要作用。在妇科小手术包括宫腔镜诊断和手术时，在建立一个清醒状态的镇静方案作为全身麻醉替代方案时，需要考虑的重要特征如下。

镇静不仅是给药，在制定镇静方案时，我们应该考虑以下重要因素（见方框6.1）。

患者选择

患者的全面评估是必要的。需要额外考虑（甚至排除镇静）的严重并发症包括心脏病、脑血管病、贫血、呼吸系统疾病、脓毒血症、胃肠衰竭、病理性肥胖和已知或可预测的通气困难。

方框6.2　常用镇静药物

咪达唑仑

清醒镇静期间，这种短效的苯二氮䓬类药物常与其他药物联合使用，具有抗焦虑作用，并能防止使用阿片类药物时的眩晕反应。一个健康的女性能耐受2mg的剂量。建议在老年或体弱患者中进行剂量滴定。

芬太尼

这种阿片类镇痛剂通常用于清醒镇静。它起效快，持续时间比吗啡短（起效–平衡时间为5分钟）。滴定剂量通常为25μg。

瑞芬太尼

这种阿片类药物是一种有效的镇痛和呼吸抑制剂，起效和消退极快（起效–平衡时间为60秒），虽然需要严密监测，但输注给药通常可以防止呼吸暂停。

异丙酚

这种药物能迅速产生催眠作用。给药方式包括口服药丸、输注或患者自控式镇静。特别是与其他镇静药物联合使用时，有呼吸暂停的风险。瑞芬太尼和异丙酚组合输注可作为无张力经阴道悬吊的镇静方案，尽管在患者满意度和允许咳嗽失禁测试方面是有效的，但可以看到明显的呼吸暂停（每位患者呼吸暂停发作中位数为2次）[39]。

数据引自文献[38]

生命体征应该在正常范围内。患者应该有通畅的鼻气道，且没有呼吸道感染。

患者信息

应为患者提供实用的信息，包括应对不适的策略、禁食时间、并发症的处理和出院计划。一个对预期事件有信心和有准备的患者将有更高的手术成功率和更高的满意度。

手术因素

有很多手术因素可能影响患者的舒适度，包括人员配置、技术、设备、体位和持续时间，正如第3章和第5章所讨论的。如果要提供清醒状态的镇静，操作人员必须配合麻醉师和患者。

镇痛和局部麻醉

有痛手术需要镇痛和（或）局部麻醉。在没有镇痛的情况下，可能需要高剂量的镇静剂以便耐受手术。但这有过度镇静和手术失败的风险。相反，催眠药的镇静作用可被阿片类镇痛药增强。一些手术（如宫腔镜下绝育）几乎不需要镇静，而其他手术（如子宫内膜消融）则可能需要更多的镇静。尽管缺乏有力的依据，但是否需要协同应用镇静剂和局部麻醉剂，取决于预先评估的不适程度。

沟通

无论是在临床医生和患者之间，还是在镇静医生和手术医生之间，良好的沟通是先决条件。

监测和复苏

镇静的标准监测包括血氧测定、心电图和无创血压测量。二氧化碳浓度检测仪被推荐用于更深的镇静[40]，但它不应该取代警报装置。应具备复苏设备。

最重要的是，术前镇静不仅是用药管理，因为它有多种因素影响预后。然而，它为那些无法忍受门诊宫腔镜手术或治疗的患者提供了一种高效、安全和有效的手段。与全身麻醉相比，术前镇静的住院时间被最小化，手术收费更高，患者周转更快。

6.7　小结

门诊宫腔镜检查过程中的疼痛可以通过多种方式最小化。首先，可以通过手术中娴熟地应用技术和设备来控制疼痛；其次，预估手术操作，采用适当的局部麻醉阻滞或镇痛药；再次，应在和患者预约手术前提供书面信息来缓解焦虑，以便患者了解手术过程，尽量减少患者等候时间；最后，临床医生应该记住，尽管大多数接受门诊宫腔镜手术的患者会感到轻微不适，但是痛感是主观的，总会有一些患者因为害怕疼痛而不想选择门诊手术。因此，护理应该个体化，为手术患者提供全身麻醉或局部麻醉，以消除术中疼痛。

（董　晶　陈丽梅　翻译　张宏伟　隋　龙　审校）

参考文献

1. Moore KL, Dalley AF. Pelvis and perineum. In Kelly PJ, ed., *Clinically Oriented Anatomy*, 4th edn. Baltimore, MD: Lippincott Williams and Wilkins; 1992: 374–5.

2. Kupniyi O, Alleemudder DI, Latunde-Dada A, Eedarapalli P. Nerve injuries associated with gynaecological surgery. *Obstet Gynaecol* 2014; 16: 29–36.

3. Cooper NA, Smith P, Khan KS, Clark TJ. Does cervical preparation before outpatient hysteroscopy reduce women's pain experience? A systematic review. *BJOG* 2011; 118: 1292–301.

4. Zhuo Z, Yu H, Jiang X. A systematic review and meta analysis of randomized controlled trials on the effectiveness of cervical ripening with misoprostol administration before hysteroscopy. *Int J Gynaecol Obstet* 2016; 132: 272–7.

5. Tasma ML, Louwerse MD, Hehenkaml WJ, et al.

Misoprostol for cervical priming prior to hysteroscopy in postmenpausal and premenopausal women; a multicentre randomised placebo controlled trial. *BJOG* 2017; 125: 81–9.

6. Fouda UM, Gad Allah SH, Elshaer HS. Optimal timing of misoprostol administration in nulliparous women undergoing office hysteroscopy: a randomized double blind placebo-controlled study. *Fertil Steril* 2016; 106:196–201.

7. Ahmad G, O'Flynn H, Attarbashi S, Duffy JM, Watson A. Pain relief for outpatient hysteroscopy. *Cochrane Database Syst Rev* 2010; (11): CD007710.

8. Bellati U, Bonaventura A, Costanza L, Zulli S, Gentile C Tramadol hydrochloride versus mepivacaine hydrochloride: comparison between two analgesic procedures in hysteroscopy. *Giornale Italiano di Ostetricia e Ginecologia* 1998; 20: 469–72.

9. Floris S, Piras B, Orru M, et al. Efficacy of intravenous tramadol treatment for reducing pain during office diagnostic hysteroscopy. *Fertil Steril* 2007; 87: 147–51.

10. Nagele F, Lockwood G, Magos AL. Randomised placebo controlled trial of mefenamic acid for premedication at outpatient hysteroscopy: a pilot study. *Br J Obstet Gynaecol* 1997; 104: 842–4.

11. Hassa H, Aydin Y, Oge T, Cicek K. Effectiveness of vaginal misoprostol and rectal nonsteroidal anti-inflammatory drug in vaginoscopic diagnostic outpatient hysteroscopy in primarily infertile women: double-blind, randomized, controlled trial. *J Minim Invasive Gynecol* 2013; 20: 880–5.

12. Tam WH, Yuen PM. Use of diclofenac as an analgesic in outpatient hysteroscopy: a randomized, double-blind, placebo-controlled study. *Fertil Steril* 2001; 76 (5): 1070–2.

13. Lin YH, Hwang JL, Huang LW, Chen HJ. Use of sublingual buprenorphine for pain relief in office hysteroscopy. *J Minim Invasive Gynecol* 2005; 12:347–50.

14. Teran-Alonso MJ, De Santiago J, Usandizaga R, Zapardiel I. Evaluation of pain in office hysteroscopy with prior analgesic medication: a prospective randomized study. *Eur J Obstet Gynecol Reprod Biol* 2014; 178: 123–7.

15. Royal College of Obstetricians and Gynaecologists. *Best Practice in Outpatient Hysteroscopy*. Green-top Guideline No. 59. London: RCOG; 2011. www.rcog. org.uk/en/guidelines-research-services/guidelines/gt g59 (accessed November 2019).

16. Thiel JA, Lukwinski A, Kamencic H, Lim H. Oral analgesia vs intravenous conscious sedation during Essure Micro-Insert sterilization procedure: randomized, double-blind, controlled trial. *J Minim Invasive Gynecol* 2011; 18: 108–11.

17. Clark TJ, Samuel N, Malick S, et al. Bipolar radiofrequency compared with thermal balloon endometrial ablation in the office: a randomized controlled trial. *Obstet Gynecol* 2011; 117: 109–18.

18. Glasser MH, Heinlein PK, Hung YY. Office endometrial ablation with local anesthesia using the HydroThermAblator system: comparison of outcomes in patients with submucous myomas with those with normal cavities in 246 cases performed over 5½ years. *J Minim Invasive Gynecol* 2009; 16: 700–7.

19. Prasad P, Powell MC. Prospective observational study of Thermablate Endometrial Ablation System as an outpatient procedure. *J Minim Invasive Gynecol* 2008; 15: 476–9.

20. Ahmad G, Attarbashi S, O'Flynn H, Watson AJ. Pain relief in office gynaecology: a systematic review and meta-analysis. *Eur J Obstet Gynecol Reprod Biol* 2011; 155: 3–13.

21. Joint Formulary Committee. *British National Formulary*. London: BMJ Group and the Royal Pharmaceutical Society of Great Britain; 2014.

22. Press CD, Chang AK, Talavera F, Lovato LM, Shlamovitz GZ. Infiltrative local anesthetic agents. *MedScape* 2013. http://emedicine.medscape.com/arti cle/149178-overview#a30 (accessed October 2019).

23. Medicines and Healthcare products Regulatory Agency (MHRA). Summary of Product Characteristics: Citanest with Octapressin Dental, Prilocaine Hydrochloride 3% w/v, Felypressin 0.03 IU/ml Solution for Injection. 2014. www.mhra.gov.uk/home/ groups/spcpil/documents/spcpil/con1506660533105. pdf (accessed October 2019).

24. Cooper NA, Khan KS, Clark TJ. Local anaesthesia

for pain control during outpatient hysteroscopy: systematic review and meta-analysis. *BMJ* 2010; 340: c1130.

25. Davies A, Richardson RE, O'Connor H, et al. Lignocaine aerosol spray in outpatient hysteroscopy: a randomized double-blind placebo-controlled trial. *Fertil Steril* 1997; 67: 1019–23.

26. Guida M, Pellicano M, Zullo F, et al. Outpatient operative hysteroscopy with bipolar electrode: a prospective multicentre randomized study between local anaesthesia and conscious sedation. *Hum Reprod* 2003; 18: 840–3.

27. Kaneshiro B, Grimes DA, Lopez LM. Pain management for tubal sterilization by hysteroscopy. *Cochrane Database Syst Rev* 2012; (8): CD009251.

28. Chudnoff S, Einstein M, Levie M Paracervical block efficacy in office hysteroscopic sterilization: a randomized controlled trial. *Obstet Gynecol* 2010; 115: 26–34.

29. Skensved H. Global-local anaesthesia: combining paracervical block with intramyometrial prilocaine in the fundus significantly reduces patients' perception of pain during radio-frequency endometrial ablation (Novasure) in an office setting. *Gynecol Surg* 2012; 9: 207–12.

30. Kumar V, Gupta JK. Hysteroscopic local anaesthetic intrauterine cornual 'focal local' block before endometrial ablation with direct cervical block in an outpatient setting: a feasibility study. *Eur J Obstet Gynecol Reprod Biol* 2013; 170: 222–4.

31. Kumar V, Tryposkiadis K, Gupta JK. Hysteroscopic local anesthetic intrauterine cornual block in office endometrial ablation: a randomized controlled trial. *Fertil Steril* 2016; 105: 474–80.e1.

32. Kanagsundaram SA, Lane LJ, Cavelletto BP, Keneally JP, Cooper MG. Efficacy and safety of nitrous oxide in alleviating pain and anxiety during painful procedures. *Arch Dis Child* 2001; 84: 492–5.

33. Harding TA, Gibson JA. The use of inhaled nitrous oxide for flexible sigmoidoscopy: a placebo controlled trial. *Endoscopy* 2000; 32: 457–60.

34. Maslekar S, Gardiner A, Hughes M, Culbert B, Duthie GS. Randomized clinical trial of Entonox versus midazolam–fentanyl sedation for colonoscopy. *Br J Surg* 2009; 96: 361–8.

35. Welchman S, Cochrane S, Minto G, Lewis S. Systematic review: the use of nitrous oxide gas for lower gastrointestinal endoscopy. *Aliment Pharmacol Ther* 2010; 32: 324–33.

36. Academy of Medical Royal Colleges. *Safe Sedation Practice for Healthcare Procedures: Standards and Guidance*. London: AOMRC; 2013. www.aomrc. org.u k/reports-guidance/safe-sedation-practice-1213 (accessed October 2019).

37. Gambadauro P, Navaratnarajah R, Carli V. Anxiety at outpatient hysteroscopy. *Gynecol Surg* 2015; 12:189–96.

38. Toledano RD, Kodali BS, Camann WR. Anesthesia drugs in the obstetric and gynecologic practice. *Rev Obstet Gynecol* 2009; 2: 93–100.

39. Winton AL, Eastwood J, Powell MC, Norris AM. An evaluation of conscious sedation using propofol and remifentanil for tension-free vaginal tape insertion. *Anaesthesia* 2008; 63: 932–7.

40. Checketts MR, Jenkins B, Pandit JJ. Implications of the 2015 AAGBI recommendations for standards of monitoring during anaesthesia and recovery. *Anaesthesia* 2017; 72(S1): 3–6.

第 7 章
宫腔镜的适应证

Dimitrios Mavrelos, Ertan Saridogan, Mary Connor and Justin Clark

7.1 概述

宫腔镜技术的改进使临床医生不仅可以进行门诊诊断性宫腔镜检查，而且可以治疗子宫腔内病变。双极的应用降低了液体超负荷的风险，使得宫腔镜下可以切除较大的肌瘤，从而减少了经腹手术。宫腔镜检查的适应证在不断增加，如宫腔镜下输卵管阻塞术。宫腔镜设备和超声技术的发展有助于这些技术在诊断和治疗宫腔疾病中的应用。

7.2 其他诊断模式的发展

与宫腔镜检查一样，在20世纪后半叶，妇科领域的其他诊断方法也得到了迅速发展，这直接影响了宫腔镜在子宫腔疾病诊断和治疗中的作用。最早关于经阴道超声检查的描述可以追溯到1955年。然而，直到1985年奥地利的Kretz Technik公司生产了第一个阴道超声实时探头后，经阴道超声检查才得以广泛应用。从那时起，世界上大多数诊所开始采用高频探头。在20世纪的最后30年里，经阴道超声在评估女性月经过多、绝经后出血、盆腔疼痛，以及诊断子宫肌瘤、子宫内膜息肉和其他妇科疾病方面的价值得到认可。近年来，三维经阴道超声可用于更准确地诊断先天性子宫异常。

7.3 诊断性宫腔镜的适应证

7.3.1 异常子宫出血

门诊常见患者因月经的规律性和（或）经量的变化，或绝经后出血而就诊[1]。国际妇产科医师联盟（International Federation of Gynecology and Obstetrics，FIGO）将这些主诉都归为异常子宫出血（abnormal uterine bleeding，AUB）[2]。FIGO使用缩写PALM-COEIN[2]总结了AUB的原因（表7.1）。AUB中影响子宫腔的结构性因素是可以通过宫腔镜检查发现并进行治疗的。

表7.1 AUB的PALM-COEIN分类

病理	简写	解释
息肉	AUB-P	子宫内膜和宫颈内息肉可引起AUB；通常无症状
子宫腺肌病	AUB-A	由超声检查确定
子宫肌瘤	AUB-L	黏膜下肌瘤可能最相关，特别是如果完全在宫腔内；通常无症状
子宫内膜恶性病变或增生过长	AUB-M	不常见，但可能发生在绝经前后的女性；有子宫内膜病变的高危因素
凝血异常	AUB-C	包括抗凝治疗出血；13%的HMB患者患有血管性血友病
排卵异常	AUB-O	PCOS和围绝经期
内膜异常	AUB-E	无其他明显异常
医源性	AUB-I	包括激素治疗
未分类	AUB-N	包括慢性子宫内膜炎、动静脉畸形、子宫肌层肥大

注：①HMB—月经过多；PCOS—多囊卵巢综合征。

②数据引自文献[2]。

对许多妇科医生来说，AUB患者的一线检查是经阴道超声检查。超声对于诊断子宫结构性异常如子宫肌瘤和子宫腺肌病等是可靠的，但对子宫内膜息肉的诊断不太可靠，有时可能与增厚的子宫内膜无法区分[4]。其他子宫成像方法可能提供更多的信息，但不如超声便捷。子宫腔内盐水灌注三维经阴道超声（three-dimensional transvaginal ultrasound enhanced by saline endometrial cavity，3D-SIS）与宫腔镜检查在诊断黏膜下肌瘤时准确性相当[5]，由于3D-SIS可更好地估计子宫肌瘤的大小和位置，故可更客观地评估宫腔镜下切除的可能性[6]。

月经过多

月经过多（heavy menstrual bleeding，HMB）很常见，影响20%～30%的育龄期女性[1]。根据临床病史和经阴道超声检查结果可排除PALM-COEIN分类系统中[2]的致病因素，一些患者在初诊后便可得到满意的治疗（表7.1）。对于那些对一线治疗（如左炔诺孕酮释放宫内系统，LNG-IUS）反应不佳的患者，或发现明显子宫结构异常，或需要排除严重子宫疾病的患者，需要转诊到二级机构[7]。宫腔镜检查通常适用于超声检查怀疑子宫结构性病变的AUB患者。例如，10%～40%的AUB患者在经阴道超声检查时发现子宫内膜息肉[8]。对于这些患者，宫腔镜检查既可明确诊断，也可同时进行治疗。尽管超声应用广泛，但评估宫腔镜对AUB患者的整体诊断性能的研究证实，宫腔镜仍然是诊断子宫内膜异常的"金标准"。荟萃分析证实了宫腔镜在准确评估子宫腔疾病时的有效性[9]，宫腔镜诊断的总成功率估计为96.9%（标准差5.2%，范围83%～100%），这意味着该方法在大多数患者中是可行的。最近的一项经济学分析将各种策略与使用LNG-IUS进行简单治疗而未进一步检查的策略进行了比较，发现门诊宫腔镜检查（outpatient hysteroscopy，OPH）单独或与子宫内膜取样相结合是各种诊断方法中成本效益最高的一种[10]，即一站式"即诊即治"的门诊宫腔镜是最具成本效益的选择[10]。

国家卫生保健研究所（National Institute for Health and Care Excellence，NICE）最近发布了最新的HMB循证指南[7]。在原来2007年指南的基础上更新的2018年指南更加强调门诊宫腔镜检查在诊断中的重要性，并取消了HMB和明显肌瘤（任何肌瘤最大直径大于3cm）在二级医疗机构的治疗分层（图7.1）。

经阴道超声检查被认为是评估HMB的一线诊断检查，因为阴道超声比较便携，且容易被患者接受。通常认为门诊盲取子宫内膜活检术是评估子宫内膜的二线检查方法，设备便宜（尽管随后的病理检查很贵），而且可以很容易地在临床妇科检查时同时实施。门诊宫腔镜被归为HMB的三线检查，因为宫腔镜需要一个特殊的基础设施，不是所有医院都能提供，并且一般认为宫腔镜具有侵入性且昂贵。然而，当进行临床[9,11]联合经济学[7,10]分析并以患者为中心进行定性研究[12]时，这些假设中很多是不准确的。NICE进行了系统综述、网络荟萃分析和经济评估，以指导其决策，结果是，一些先前的观点受到质疑，并提出了以下观点。

经阴道扫描：这些扫描所提供的信息并不能为临床决策提供依据，因为没有可触及的或其他相关症状如骨盆疼痛等相关临床信息。

子宫内膜活检：这可能比门诊宫腔镜检查更痛苦。尽管有研究认为该检查在绝经后人群中更为相关，但由于取样不具代表性，因此在检测严重子宫内膜疾病方面也不如既往认为的准确[13-14]。此外，未经选择的抽样或仅限于45岁以上女性的抽样[7]对于严重子宫内膜疾病、子宫内膜增生、癌前病变（非典型子宫内膜增生）或恶性肿瘤（子宫内膜癌）的诊断率较低。

门诊宫腔镜：大多数女性对此有很好的耐受性（但所有女性都应有权选择手术环境和麻醉），宫腔镜是诊断HMB最相关的结构病理学包括子宫内膜息肉和黏膜下肌瘤的"金标准"，且宫腔镜治疗（手术切除）可有效缓解症状[12,15-17]。宫腔镜检查以一种高效、微创的方式准确地诊断和有效地治疗，故认为基于OPH的初始检查最具成本效益[10]。

考虑到这些因素，NICE（2018）[7]对HMB宫腔镜检查的适应证提出了建议，详见方框7.1。

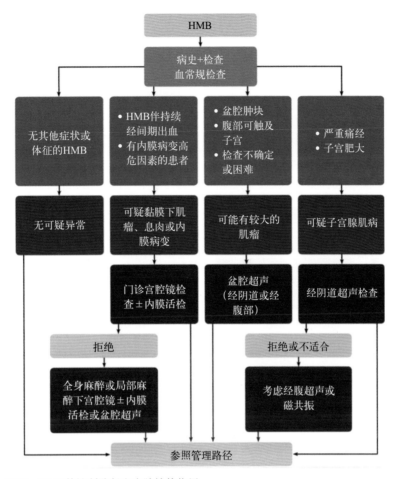

图7.1 HMB的诊断路径和宫腔镜的作用

方框7.1 国家卫生保健研究所（NICE）2018年针对月经过多（HMB）的诊治指南

- 在决定是否行宫腔镜检查或超声检查时，应考虑患者的病史和检查结果
- 如出现以下临床表现，提示可能存在子宫黏膜下肌瘤、息肉或子宫内膜病变等，应为HMB患者行门诊宫腔镜检查，包括
  - 有持续经间期出血等症状，或者
  - 有以下子宫内膜病变的危险因素
    - 持续经间期出血
    - 持续不规则出血
    - 服用他莫昔芬
    - 肥胖或多囊卵巢综合征患者发生罕见的大出血
- 确保门诊宫腔镜检查按照最佳临床实践进行，包括
  - 建议患者在手术前口服镇痛药
  - 将阴道内镜检查作为标准诊断技术，使用微型宫腔镜（3.5 mm或更小）
  - 在确保宫腔镜检查治疗可行的情况下，进行"即诊即治"宫腔镜检查和治疗
  - 为行门诊宫腔镜检查的HMB患者解释手术内容，并讨论可能的替代方案
- 如果患者拒绝门诊宫腔镜检查
  - 应在全身麻醉或局部麻醉下进行宫腔镜检查[7]
  - 考虑盆腔超声检查，并解释其在检测子宫腔病因方面的局限性
- 在宫腔镜检查时，对考虑子宫内膜病变高危女性行子宫内膜活检（见上述危险因素）
- 仅在宫腔镜直视下获取子宫内膜样本。不主张为HMB的患者进行盲法子宫内膜活检

数据引自文献[7]

经间期出血

在多达36%的HMB女性中，同时伴有经间期出血（intermenstrual，IMB）和性交后出血的主诉，因为它们可能出于同样的原因[18]。通常将IMB归因于正在口服避孕药或生理学因素。然而，研究表明，如果经间期出血是持续的，需要先排除子宫内膜病变，根据PALM-COEIN分类系统[2]（表7.1），子宫黏膜下肌瘤、子宫内膜息肉和其他子宫内膜异常（图7.2）都是可能的原因。

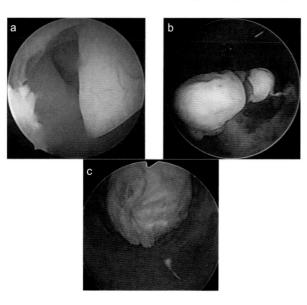

图7.2　子宫内膜病变的宫腔镜图像。a. 子宫内膜息肉；b. 子宫内膜息肉生长在1型黏膜下肌瘤上方；c. 再次宫腔镜切除术前部分切除的2型子宫肌瘤伴有大量坏死组织残留（图片来源：Mary Connor）

绝经后出血：子宫内膜癌、子宫内膜增生

绝经后出血（post-menopausal bleeding，PMB）需要进行详细检查，因为该人群中子宫内膜癌或癌前病变的患病率至少为5%[19]；在英国，子宫内膜癌是女性第四大常见癌症[20]。建议在2周内经快速通道转诊到诊所就诊，尤其是55岁及以上的女性，但也不能忽略较年轻的绝经后女性，特别是如果她们有子宫内膜癌的危险因素[21]，这些因素包括肥胖、未产、高血压、糖尿病、多囊卵巢病史或长期无排卵、他莫昔芬治疗和遗传性非息肉病性结直肠癌（hereditary non-polyposis colorectal cancer，HPNCC或Lynch综合

征）[19]。宫腔镜检查在这种情况下是有用的，但已出版的指南不建议将其作为一线检查[22-24]。相反，建议首先通过经阴道超声测量子宫内膜厚度（endometrial thickness，ET）。当子宫内膜厚度超过阈值3～5mm时，或当超声上的子宫内膜显示不满意时，可进一步进行子宫内膜取样。这被证明是确定子宫内膜癌存在的最具成本效益的策略[10]，使用这样的方案可以避免对30%～40%的患者进行侵入性检查[25]。Pipelle子宫内膜取样对发现子宫内膜癌的敏感性为99.6%[26]。然而，即使子宫内膜非常薄，子宫内膜癌也偶尔会发生。因此，当PMB持续或复发时，有必要进行重复检查或进一步的详细检查[25]。

宫腔镜检查在无法获得活检组织、先前的活检不含子宫内膜或PMB复发时尤为重要[25]。子宫内膜癌的宫腔镜表现可以很明显，子宫内膜混乱、血管不规则和异常；有时病变可能比较微小，局限于子宫内膜的一小部分（图7.3），隐匿在子宫内膜息肉内的癌灶更不明显。宫腔镜下诊断内膜癌或子宫内膜增生的准确性很高，这在一项大型的系统回顾研究中得到验证[27]。宫腔镜检查阳性的可能性从试验前的3.9%增加到71.8%，阳性似然比为60.9（95% CI 51.2～72.5）；宫腔镜检查结果阴性的可能性降低到0.6%（95%CI 0.5～0.8），阴性似然比为0.15（95%CI 0.13～0.18）。宫腔镜检查发现子宫内膜癌的阳性似然比为60.9，但排除子宫内膜癌的准确率较低，因为0.15的阴性似然比值不够低，无法避免进行其他检查，对于大多数女性的其他出血原因的诊断，没有明确的成本效益[10]。当子宫内膜增

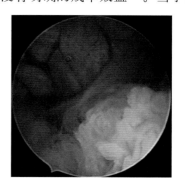

图7.3　宫腔镜下子宫内膜癌图像（图片来源：Mary Connor）

厚的子宫内膜活检没有发现子宫内膜癌时，宫腔镜检查仍然有用。在所有绝经后出血的女性中，有15%可以发现息肉，而在ET大于5mm的非癌症患者中，则有近38%的患者存在息肉[25]。应为患者提供一次宫腔镜检查，并可选择立即进行子宫内膜息肉切除术，尤其是在门诊，医患双方均获益[28-29]。

经阴道超声提示子宫内膜增厚、呈囊性可能是子宫内膜增生的一种迹象，无论是单纯性还是非典型性，不一定是子宫内膜息肉或恶性肿瘤[3]。它可能发生在围绝经期和绝经后的女性身上，是由内源性或外源性雌激素作用而无孕激素拮抗引起的[30]。有风险的女性包括：体重指数（body mass index，BMI）高的女性（由于脂肪组织中雄激素在外周可转化为雌激素）；因围绝经期或多囊卵巢综合征而无排卵的女性；有雌激素分泌肿瘤如颗粒细胞瘤的女性；服用他莫昔芬或服用雌激素（包括激素替代疗法）的女性，但持续联合激素替代治疗的风险较小[30]。随后的检查是子宫内膜活检，但如果是很难获得样本的PMB，则需要行宫腔镜检查[30]。如果持续异常出血或经阴道超声显示子宫内膜不规则，也需要行宫腔镜检查，因为子宫内膜取样可能遗漏子宫腔内的角落区域。子宫内膜增生的宫腔镜诊断可能不典型，因为很难将其与孕酮刺激作用的子宫内膜或子宫内膜癌区别，因此，可使用直接活检和整体样本进行子宫内膜取样[30]（图7.4）。一些关于宫腔镜诊断子宫内膜癌的准确性的系统回顾也着眼于宫腔镜下诊断子宫内膜疾病（即子宫内膜增生和子宫内膜癌）的准确性[27]。结论是宫腔镜检查在某些情况下具有一定的准确性，宫腔镜检查将术前的阳性预测值从10.6%提高到55.2%（阳性似然比10.4），阴性预测值则降低到2.8%（阴性似然比 0.24），强调需要进行额外的检查如子宫内膜取样。大多数患者会在进行妇科检查的同时进行子宫内膜活检。宫腔镜检查是一个门诊手术，并非所有患者都愿意接受；有些患者则从一开始就选择住院手术[31-33]。

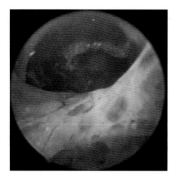

图7.4 无不典型性复杂性增生的子宫内膜的宫腔镜图像（图片来源：Mary Connor）

激素治疗时发生的不规则出血：激素替代疗法、避孕药和他莫昔芬

在接受激素治疗时意外出血会带来不便。最令人担忧的是，在无出血激素替代疗法（hormore replacement therapy，HRT）中，闭经一段时间后发生这种情况。如果在周期性HRT的每月出血之间发生出血，也会引起担忧。病因很可能与激素制剂有关，但需要排除恶变的原因。保留子宫的女性服用雌激素时如果未用孕激素拮抗，发生子宫内膜增生和子宫内膜恶性肿瘤的风险显著增加[30]。PMB的研究也可以遵循同样的方法，以阴道超声为一线检查，子宫内膜活检仅适用于子宫内膜增厚的患者。内膜厚度的阈值取决于HRT的类型[22,27]，且仍有争议。如果活检不能获得组织或如果超声提示子宫腔异常，可进行宫腔镜宫腔探查。

使用避孕药的绝经前患者出现不规则出血是非常常见的，尤其是仅使用孕酮制剂。在使用避孕药的前几个月，通常无须干预，但需要排除感染和妊娠。不规则出血持续无法缓解的原因可能是宫腔病变或子宫内膜血管异常[18]。通常无须宫腔镜干预，除非经阴道超声提示异常。但是宫腔镜的应用可能会随着2018新的NICE指南而改变[7]。

服用他莫昔芬（通常作为乳腺癌辅助治疗）计划外出血的患者需要紧急检查，因为在这一人群中子宫内膜增生和癌症的风险增加[30]。子宫内膜癌（OR 2.4；95% CI 1.8～3.0）的风险随着治疗时间的延长而增加（大于或等于5年

OR 3.6；95% CI 2.6~4.8，P_{trend}<0.001），持续5年以上，绝经前和绝经后女性之间似乎没有区别[34]。良性子宫内膜息肉在该人群中非常常见（30%~60%），可能是出血的原因[35]。

接受他莫昔芬治疗的患者其子宫内膜息肉往往比接受HRT的健康女性更为多发、更大，中位大小分别为2.9cm（0.3~11.0cm）和1.05cm（0.3~2.0cm）[36]。超声提示子宫内膜厚度阈值大于5mm时，建议行宫腔镜检查和子宫内膜活检[37]，同时进行子宫内膜息肉切除术。即使子宫内膜样本清晰，他莫昔芬相关息肉也可能发生恶变[36]。当超声提示子宫内膜很薄时，尽管发生子宫内膜癌的可能性很低，但持续出血的患者仍然需要更多的侵入性检查[25]。

7.3.2　生育问题

不孕症

不孕症女性中有相当大比例的患者（40%~50%）有宫腔病变，且可能与不孕有关[38]。尽管宫腔病变的发生率很高，但是否对所有不孕症患者常规使用宫腔镜检查仍存在争议。这些患者的首要检查应该是经阴道超声，也可通过盐水灌注（saline infusion，SIS）提高诊断率[39]。当经阴道超声检查显示异常时，有必要进行宫腔镜检查，以明确诊断和进一步治疗。目前已经明确的是，为了提高自然受孕的概率，应在辅助生殖技术之前治疗黏膜下肌瘤[40]（图7.5）。

子宫内膜息肉的影响（图7.6）更具争议性。最近的一项系统性综述总结认为，没有足够的证据表明宫腔镜下子宫内膜息肉切除术可以提高不孕症患者的妊娠率[41]。尽管如此，对于接受生育治疗的女性来说，如果发现子宫内膜息肉，通常会进行息肉切除术，因为传统认为这样可以提高受孕的概率[42]。对于体外受精（in vitro fertilisation，IVF）后复发性着床失败（两次或两次以上胚胎移植）的患者，应该行宫腔镜检查以识别任何可能遗漏的病理改变，并通过子宫内膜

活检和刮宫以提高着床的概率[43]。然而，最近的TROPHY研究（在反复IVF失败女性中开展的一项大型多中心随机对照研究）并没有证实常规门诊宫腔镜检查会提高胚胎植入的成功率[44]。

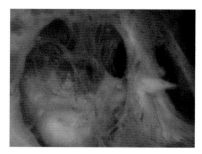

图7.5　宫腔镜下宫腔粘连和0型黏膜下肌瘤（图片来源：Ertan Saridogan）

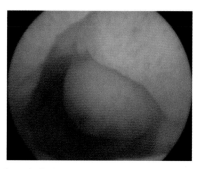

图7.6　双角子宫内膜息肉的宫腔镜图像（图片来源：Ertan Saridogan）

先天性子宫异常

诊断性宫腔镜已被用于诊断先天性子宫异常，如弓形子宫、双角子宫和纵隔子宫（图7.7）。然而，单纯宫腔镜检查并不能明确子宫浆膜轮廓，可能会导致分类错误。对子宫的正确评估是至关重要的。尽管宫腔镜下手术对子宫纵隔可能是有效的，但对于双角子宫来说可能是灾难性的。因此，宫腹腔镜联合手术可用于子宫畸形的全面评估。

三维经阴道超声（three-dimensional transvaginal ultrasound，3D-TVS）的发展提供了一种非侵入性的诊断方法。最近对宫腔镜（腹腔镜）和3D-TVS的比较显示，两种方法之间完全一致[45]。MRI在确定子宫异常的类型方面比较可信，但费用比较昂贵。在临床中，怀疑有先天性子宫异常的患者通常有融合和吸收的混合异常，3D-TVS是建立详细诊断的有效检查。对反复流产和不孕

患者进行宫腔镜下子宫纵隔切开术，一些观察性研究支持宫腔镜治疗，表明妊娠率和活产率有改善[46]。然而，迄今为止还没有明确的随机对照试验。荷兰的一项随机对照试验（随机子宫纵隔切开试验，TRUST）正在对子宫纵隔成形术和期待治疗进行比较[47]。

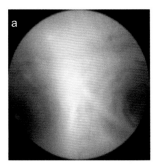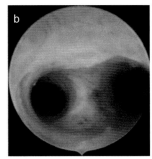

图7.7 宫腔镜图像。a. 不全纵隔子宫；b. 双角子宫（图片来源：a. Ertan Saridogan; b. Mary Connor）

闭经、月经过少

在流刮术或其他子宫腔手术操作之后出现月经减少或甚至闭经，应怀疑宫腔粘连（图7.8）。该疾病最初由Heinrich Fritsch描述，然后于1948年Joseph Asherman详细描述了[49]该疾病，宫腔粘连伴月经过少或闭经，后称之为Asherman综合征[48]。Asherman综合征与大多数患者无症状的宫腔粘连（intrauterine adhesions，IUA）应加以区分。尽管无症状，IUA与不孕症有关。有研究报道如果流产后二次刮宫，IUA的发生率上升到近20%。其他与Asherman综合征和IUA相关的并发症包括反复流产、异位妊娠、胎盘异常、早产和产后出血[50]。在最初的报道中，Asherman使用X线成像诊断宫腔粘连；在目前的临床工作中，经阴道超声是这类患者的一线检查，其灵敏度达到80%[51]。尽管如此，宫腔镜检查仍然是IUA诊断的金标准。对于超声提示宫腔粘连和持续有症状的患者，应考虑采用宫腔镜检查明确诊断。目前使用的宫腔粘连的分类系统是基于宫腔镜检查结果、宫腔粘连程度和临床症状进行分级的[48]。

宫内节育器取出困难

宫腔镜检查的适应证之一是取出宫内节育器，在尾丝看不见或其他方法失败的情况下可采用宫腔镜取出[52]。有些宫内节育器是没有尾丝的。一般取出宫内节育器是门诊操作，无须全身麻醉。首先通过经阴道超声检查显示节育器仍在子宫腔中；如果没有，则节育器可能已经脱落，需要进行腹部X线检查，以确定宫内节育器是否存在于盆腹腔的其他部位。通过宫腔镜找到并取出宫内节育器相对容易。

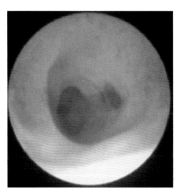

图7.8 宫腔粘连的宫腔镜图像（图片来源：Ertan Saridogan）

7.4 宫腔镜手术适应证

宫腔镜手术适用于各种子宫结构和子宫内膜病变、月经过多，最近也用于绝育。

7.4.1 子宫内膜息肉

在一些观察性研究和一项随机对照研究中，宫腔镜下子宫内膜息肉切除术对AUB患者的症状有显著改善作用[8,28]。因此，宫腔镜检查在诊断和治疗子宫内膜息肉方面具有独特的作用[35,53]。如第7.3.2节所述，宫腔镜下息肉切除术是否有助于妊娠尚未确定。与此同时，许多临床医生提倡对此类患者进行宫腔镜手术干预。

7.4.2 黏膜下肌瘤

子宫黏膜下肌瘤是HMB、IMB和偶尔出现PMB的原因，在PALM-COEIN分类系统中被归类为AUB-L[2]。采用经宫颈子宫肌瘤切除术

（transcervical resection of fibroid，TCRF）或采用宫腔镜组织切除系统进行宫腔镜下肌瘤切除术均有效[15]。子宫肌瘤的突出程度、子宫肌瘤的直径和黏膜下肌瘤的数量是手术能否完全切除的影响因素（图7.9）。术前可结合影像学（超声或MRI）和宫腔镜检查（PALM-COEIN）对其进行评估[2]。育龄期患者应注意避免术后发生IUA。

7.4.3 子宫内膜切除术

对于没有息肉或黏膜下肌瘤的AUB患者，子宫内膜切除术是一种微创治疗方法。目的是破坏子宫内膜并防止其再生。这种方法最初是通过宫腔镜下子宫内膜电切除术（transcervical resection of the endotrium，TCRE）进行的，现在已被第二代子宫内膜消融技术所取代。第二代子宫内膜消融术通过放置在子宫腔内的装置，利用电能、冷冻或热液体填充气球来破坏子宫内膜。这些方法在缓解症状和5年内再手术率方面具有可比性[54]。应在手术前行宫腔镜检查确定宫腔的大小和形状，并建议进行子宫内膜活检以避免遗漏子宫内膜病变的治疗[55]。

7.4.4 输卵管阻塞

早在1850年就有报道尝试进行宫腔镜下绝育术。最近开发的用于绝育的设备包括Essure和Adiana，但都已退出市场。Essure的临床运用经验更久，是大多数文献报道的焦点。这个装置是一个40mm长的植入物，在标准的宫腔镜下利用5Fr工作通道将其放置在输卵管开口处。术后需采取其他避孕方法3个月，直到影像学证实输卵管阻塞为止。系统回顾发现81%～98%的病例双侧放置成功。若放置成功，96.5%的女性可以在术后3个月有效避孕，术后6个月避孕的有效性增加至100%[56]。因需要随访3个月，且存在放置不良的可能性，故使用Essure的妊娠风险高于腹腔镜绝育术[57]。关于Essure对慢性盆腔疼痛的影响存在一些争议，最近对4000多例手术的回顾性研究发现，有0.16%的女性患上慢性盆腔疼痛，需要取出该器械[58]。

除了绝育，患有输卵管积水但准备行辅助生殖的患者也需要进行输卵管阻塞。在这些患者中，输卵管阻塞、肿胀使成功受孕的概率降低了50%。当患者伴有严重的子宫内膜异位症和

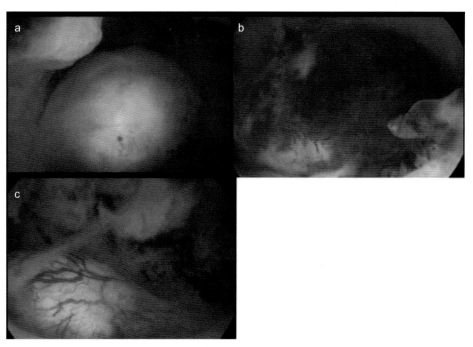

图7.9　3种黏膜下肌瘤的宫腔镜图像。a. 0型，肌瘤全部都在宫腔内；b. 1型，肌瘤50%以上在宫腔内；c. 2型，肌瘤50%以上位于肌层（图片来源：Ertan Saridogan）

（或）子宫内膜粘连，盆腔手术十分困难，无法行腹腔镜输卵管切除术。宫腔镜手术则避免了盆腔手术的风险，若放置成功，同样有效。最近的一项荟萃分析报告显示，这些患者放置该装置的成功率为96.5%，随后的IVF妊娠率为38.6%[59]。宫腔镜下输卵管堵塞的缺点是要等3个月才能确认阻塞，对焦虑的患者来说有一定压力。

7.4.5 宫腔粘连

宫腔镜手术是宫腔粘连的主要治疗方法，使用剪刀、激光或双极将粘连分开。薄膜状粘连可直接在宫腔镜下用镜体分开[60]。宫腔粘连分解术是恢复Asherman综合征患者月经、提高生育能力的有效方法，但最终结果取决于粘连的严重程度[61]。

7.4.6 妊娠物残留

对于流产或分娩后妊娠物残留（retained products of conception，RPOC）的患者，治疗方法有期待治疗、药物治疗或外科治疗。有一部分患者在期待治疗或药物治疗失败后，需手术治疗。外科治疗包括用负压吸引刮匙刮除（可在超声引导下进行）。在接受手术治疗的患者中，高达4%的患者会出现持续性妊娠物残留，可能需要再次手术[62]。妊娠物残留二次刮宫后发生宫腔粘连的风险很高，估计高达20%[50]（图7.10）。持续性滋养细胞疾病的治疗选择之一是宫腔镜手术，术后粘连形成的风险较低；据报道，宫腔镜二探中发现宫腔粘连形成的风险为6%[63]。详见第16章。

7.5 小结

宫腔镜是一种实用的诊断工具，可以用来检查异常子宫出血和子宫相关生育问题。宫腔镜也可提供治疗，特别是对有症状的子宫内膜息肉患者，可做到即诊即治。无论是在管理HMB的初级

医疗机构还是在处理PMB的二级医疗机构中，宫腔镜检查的必要性通常取决于超声检查结果。在需要获取宫腔内病理标本特别是需要排除子宫内膜癌时，宫腔镜非常精准。治疗性宫腔镜手术在改善某些育龄期患者的预后方面有效，特别是宫腔异常的患者。OPH的诊断和治疗已经很成熟，但对于少部分患者，仍需要住院进行宫腔镜治疗。

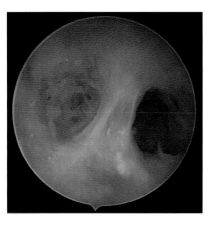

图7.10 在药物流产和两次手术切除持续残留的妊娠物组织后发生的宫底粘连（图片来源：Mary Connor）

（陈丽梅 翻译 张宏伟 隋 龙 审校）

参考文献

1. Royal College of Obstetricians and Gynaecologists, London School of Hygiene & Tropical Medicine, Ipsos MORI. *National Heavy Menstrual Bleeding Audit: First Annual Report.* London: RCOG; 2011 www.rcog.org.uk/ globalassets/documents/guidelines/ research–audit/nationalhmbaudit_1stannualreport_ may2011.pdf (accessed October 2019).

2. Munro M, Critchley H, Fraser I. The FIGO systems for nomenclature and classification of causes of abnormal uterine bleeding in the reproductive years: who needs them? *Am J Obstet Gynecol* 2012; 207: 259–65.

3. Valentin L. Imaging techniques in the management of abnormal vaginal bleeding in non-pregnant women before and after menopause. *Best Pract Res Clin Obstet Gynaecol* 2014; 28: 637–54.

4. Timmerman D, Verguts J, Konstantinovic M, et al.

The pedicle artery sign based on sonography with color Doppler imaging can replace second-stage tests in women with abnormal vaginal bleeding. *Ultrasound Obstet Gynecol* 2003; 22: 166 71.

5. Mavrelos D, Naftalin J, Hoo W, et al. Preoperative assessment of submucous fibroids by three-dimensional saline contrast sonohysterography. *Ultrasound Obstet Gynecol* 2011; 38: 350–4.

6. Wamsteker K, Emanuel MH, de Kruif JH. Transcervical hysteroscopic resection of submucous fibroids for abnormal uterine bleeding: results regarding the degree of intramural extension. *Obstet Gynecol* 1993; 82: 736–40.

7. National Institute for Health and Care Excellence. *Heavy Menstrual Bleeding: Assessment and Management.* NICE Guideline NG88. London: NICE; 2018. www.nice.org.uk/guidance/ng88 (accessed November 2019).

8. Lieng M, Istre O, Qvigstad E. Treatment of endometrial polyps: a systematic review. *Acta Obstet Gynecol Scand* 2010; 89: 992–1002

9. Van Dongen H, de Kroon CD, Jacobi CE, et al. Diagnostic hysteroscopy in abnormal uterine bleeding: a systematic review and meta-analysis. *BJOG* 2007; 114: 664–75.

10. Cooper NAM, Barton PM, Breijer MC, et al. Costeffectiveness of diagnostic strategies for the management of abnormal uterine bleeding (heavy menstrual bleeding and post-menopausal bleeding): a decision analysis. *Health Technol Assess* 2014; 18(24): 1–201.

11. Farquhar C, Ekeroma A, Furness S, Arroll B. A systematic review of transvaginal ultrasonography, sonohysterography and hysteroscopy for the investigation of abnormal uterine bleeding in premenopausal women. *Acta Obstet Gynecol Scand* 2003; 82: 493–504.

12. Clark TJ, Middleton LJ, Cooper NA, et al. A randomised controlled trial of outpatient versus inpatient polyp treatment (OPT) for abnormal uterine bleeding. *Health Technol Assess* 2015; 19(61): 1–194.

13. Van Hanegem N, Breijer MC, Slockers SA, et al. Diagnostic workup for postmenopausal bleeding: a randomised controlled trial. *BJOG* 2017; 124: 231–40.

14. Clark TJ. Hysteroscopy is needed in the diagnostic workup of postmenopausal bleeding. *BJOG* 2017; 124:241.

15. Emanuel MH, Wamsteker K, Hart AA, Metz G, Lammes FB. Long–term results of hysteroscopic myomectomy for abnormal uterine bleeding. *Obstet Gynecol* 1999; 93: 743–8.

16. Hart R, Molnar BG, Magos A. Long term follow up of hysteroscopic myomectomy assessed by survival analysis. *BJOG* 1999; 106: 700–5.

17. Vercellini P, Zaina B, Yaylayan L, et al. Hysteroscopic myomectomy: long-term effects on menstrual pattern and fertility. *Obstet Gynecol* 1999; 94: 341–7.

18. Lumsden MA, Gebbie A, Holland C. Managing unscheduled bleeding in non-pregnant premenopausal women. *BMJ* 2013; 346: f3251.

19. Musonda P, Burbos N, Duncan TJ, et al. Comparing the performance of two clinical models in estimating the risk of endometrial cancer in symptomatic postmenopausal women. *Eur J Obstet Gynecol Reprod Biol* 2011; 159: 433–8.

20. Cancer Research UK. Uterine cancer statistics. www.cancerresearchuk.org/health-professional/cancer-sta tistics/statistics-by-cancer-type/uterine-cancer (accessed October 2019).

21. National Institute for Health and Care Excellence. *Suspected Cancer: Recognition and Referral.* NICE Guideline NG12. London: NICE; 2015. www.nice.org.uk/guidance/ng12 (accessed October 2019).

22. Scottish Intercollegiate Guidelines Network. *Investigation of Post-Menopausal Bleeding: A National Clinical Guideline.* Edinburgh: Royal College of Physicians; 2002.

23. Gupta J, Chien P, Voit D, Clark TJ, Khan KS. Ultrasonographic endometrial thickness for diagnosing endometrial pathology in women with postmenopausal bleeding: a meta-analysis. *Acta Obstet Gynecol Scand* 2002; 81: 799–816.

24. Timmermans A, Opmeer BC, Khan KS, et al. Endometrial thickness measurement for detecting endometrial cancer in women with postmenopausal bleeding: a systematic review and meta-analysis.

Obstet Gynecol 2010; 116: 160–7.

25. Wong ASW, Lao TTH, Cheung CW, et al. Reappraisal of endometrial thickness for the detection of endometrial cancer in postmenopausal bleeding: a retrospective cohort study. *BJOG* 2016; 123: 439–46.

26. Colombo N, Preti E, Carinelli S, et al. Endometrial cancer: ESMO Clinical Practice Guidelines. *Ann Oncol* 2013; 24(Suppl 6): vi33–8.

27. Clark TJ, Voit D, Gupta J, et al. Accuracy of hysteroscopy in the diagnosis of endometrial cancer and hyperplasia: a systematic quantitative review. *JAMA* 2002; 288: 1610–21.

28. Cooper NAM, Clark TJ, Middleton L, et al. Outpatient versus inpatient uterine polyp treatment for abnormal uterine bleeding: randomised controlled noninferiority study. *BMJ* 2015; 350: h1398.

29. Cooper NAM, Middleton LJ, Smith P, et al. A patientpreference cohort study of office versus inpatient uterine polyp treatment for abnormal uterine bleeding. *Gynecol Surg* 2016; 13: 313–22.

30. Royal College of Obstetricians and Gynaecologists. *Management of Endometrial Hyperplasia*. Green-top Guideline No. 67. London: RCOG; 2016. www.rcog. org.uk/en/guidelines-research-services/guidelines/gt g67 (accessed November 2019).

31. Jivraj S, Dass M., Panikkar J, Brown V. Outpatient hysteroscopy: an observational study of patient acceptability. *Medicina (Kaunas)* 2004; 40: 1207–10.

32. Campaign Against Painful Hysteroscopy. Patients' stories. www.hysteroscopyaction.org.uk/patients-stories (accessed November 2019).

33. Royal College of Obstetricians and Gynaecologists. *Providing Quality Care for Women: Standards for Gynaecology Care*. London: RCOG; 2016. www.rcog. org.uk/globalassets/documents/guidelines/working party-reports/gynaestandards.pdf (accessed November 2019).

34. Swedlow AJ, Jones M. Tamoxifen treatment for breast cancer and risk of endometrial cancer: a case control study. *J Natl Cancer Inst* 2005; 97: 375–84.

35. Salim S, Won H, Nesbitt-Hawes E, Campbell N, Abbott J. Diagnosis and management of endometrial polyps: a critical review of the literature. *J Minim*

Invasive Gynecol 2011; 18: 569–81.

36. Cohen I. Endometrial pathologies associated with postmenopausal tamoxifen treatment. *Gynecol Oncol* 2004; 94: 256–66.

37. Ascher SM, Imaoka I, Lage JM. Tamoxifen-induced uterine abnormalities: the role of imaging. *Radiology* 2000; 214: 29–38.

38. Taylor E, Gomel V. The uterus and fertility. *Fertil Steril* 2008; 89: 116.

39. Seshadri S, Khalil M, Osman A, et al. The evolving role of saline infusion sonography (SIS) in infertility. *Eur J Obstet Gynecol Reprod Biol* 2014; 185C: 66–73.

40. Pritts E, Parker W, Olive D. Fibroids and infertility: an updated systematic review of the evidence. *Fertil Steril* 2009; 91: 1215–23.

41. Jayaprakasan K, Polanski L, Sahu B., Thornton JG, Raine-Fenning N. Surgical intervention versus expectant management for endometrial polyps in subfertile women. *Cochrane Database Syst Rev* 2014; (8): CD009592.

42. Pérez-Medina T, Bajo-Arenas J, Salazar F, et al. Endometrial polyps and their implication in the pregnancy rates of patients undergoing intrauterine insemination: a prospective, randomized study. *Hum Reprod* 2005; 121: 149–53.

43. Bosteels J, Weyers S, Puttemans P, et al. The effectiveness of hysteroscopy in improving pregnancy rates in subfertile women without other gynaecological symptoms: a systematic review. *Hum Reprod Update* 2010; 16: 1–11.

44. El-Toukhy T, Campo R, Sunkara SK, Khalaf Y, Coomaraswamy A. A multi-centre randomised controlled study of pre-IVF outpatient hysteroscopy in women with recurrent IVF implantation failure: Trial of Outpatient Hysteroscopy – [TROPHY] in IVF. *Reprod Health* 2009; 6: 20.

45. Ludwin A, Pityński K, Ludwin I, Banas T, Knafel A. Two- and three-dimensional ultrasonography and sonohysterography versus hysteroscopy with laparoscopy in the differential diagnosis of septate, bicornuate, and arcuate uteri. *J Minim Invasive Gynecol* 2013; 20: 90–9.

46. Nouri K, Ott J, Huber JC, et al. Reproductive outcome

after hysteroscopic septoplasty in patients with septate uterus: a retrospective cohort study and systematic review of the literature. *Reprod Biol Endocrinol* 2010; 8: 52.

47. Kowalik CR, Goddijn M, Emanuel MH, et al. Metroplasty versus expectant management for women with recurrent miscarriage and a septate uterus. *Cochrane Database Syst Rev* 2011; (6): CD008576.

48. Yu D, Wong YM, Cheong Y, Xia E, Li TC. Asherman syndrome: one century later. *Fertil Steril* 2008; 89: 759–79.

49. Asherman JG. Traumatic intra-uterine adhesions. *J Obstet Gynaecol Br Emp* 1950; 57: 892–6.

50. Hooker AB, Lemmers M, Thurkow AL, et al. Systematic review and meta-analysis of intrauterine adhesions after miscarriage: prevalence, risk factors and long-term reproductive outcome. *Hum Reprod Update* 2014; 20: 262–78.

51. Shalev J, Meizner I, Bar-Hava I, et al. Predictive value of transvaginal sonography performed before routine diagnostic hysteroscopy for evaluation of infertility. *Fertil Steril* 2000; 73: 412–17.

52. Clark TJ, Gupta JK. *Handbook of Outpatient Hysteroscopy: A Complete Guide to Diagnosis and Therapy.* London: Hodder Arnold; 2005.

53. Critchley HO, Warner P, Lee AJ. Evaluation of abnormal uterine bleeding: comparison of 3 outpatient procedures within cohorts defined by age and menopausal status. *Health Technol Assess* 2001; 8(34): iii–iv, 1–139.

54. Sambrook AM, Elders A, Cooper KG. Microwave endometrial ablation versus thermal balloon endometrial ablation (MEATBall): 5-year follow up of a randomised controlled trial. *BJOG* 2014; 121: 747–53.

55. AlHilli MM, Hopkins MR, Famuyide AO. Endometrial cancer after endometrial ablation: systematic review of medical literature. *J Minim Invasive Gynecol* 2011; 18: 393–400.

56. Hurskainen R, Hovi S-L, Gissler M, et al. Hysteroscopic tubal sterilization: a systematic review of the Essure system. *Fertil Steril* 2010; 94: 16–19.

57. Gariepy AM, Creinin MD, Smith KJ, et al. Probability of pregnancy after sterilization: a comparison of hysteroscopic versus laparoscopic sterilization. *Contraception* 2014; 90: 174–81.

58. Arjona Berral JE, Rodríguez Jiménez B, Velasco Sánchez E, et al. Essure® and chronic pelvic pain: a population-based cohort. *J Obstet Gynaecol* 2014; 34: 712–13.

59. Arora P, Arora RS, Cahill D. Essure® for management of hydrosalpinx prior to in vitro fertilisation-a systematic review and pooled analysis. *BJOG* 2014; 121: 527–36.

60. Conforti A, Alviggi C, Mollo A, De Placido G, Magos, A. The management of Asherman syndrome: a review of literature. *Reprod Biol Endocrinol* 2013; 11: 118.

61. Kodaman PH, Arici A. Intra-uterine adhesions and fertility outcome: how to optimize success? *Curr Opin Obstet Gynecol* 2007; 19: 207–14.

62. Hassan R, Bhal K, Joseph B. The need for repeat evacuation of retained products of conception: how common is it? *J Obst Gynaecol* 2013; 33: 75–6.

63. Smorgick N, Barel O, Fuchs N, et al. Hysteroscopic management of retained products of conception: meta analysis and literature review. *Eur J Obst Gynecol Reprod Biol* 2014; 173: 19–22.

第8章
宫腔镜电外科手术

Mary Connor

8.1 概述

在宫腔内进行的电外科手术可以治疗月经过多（HMB）、改善生育能力等。宫腔镜镜体中插入专用电极，可以直接作用于子宫。电能被转化成热量，热量聚焦于组织上，能够切割组织、切除病变、烧灼和消融组织（方框8.1）。拥有更大外径的宫腔镜电切镜（外径7~8.5mm）通常用于住院患者手术，需要全身麻醉或局部麻醉。较小直径的电极（直径1.67mm或5Fr）可用于具有操作孔的检查镜，完成治疗性操作，常应用于门诊手术，可以切除较小的宫腔内病变。

本章将重点介绍各种宫腔镜电切手术的操作方法、电流的基本知识、电外科手术的原理以及如何安全地执行电外科手术。

8.2 宫腔镜电外科手术

8.2.1 子宫内膜消融

HMB的治疗方案在过去的几十年中发生了重大变化，随着各种有效替代方案的出现，全子宫切除这种治疗方法不再作为首选方案。事实上，20世纪90年代初，英国因HMB而行全子宫切除术的人数每年超过23000人，到2004—2005年，这一人数骤降到7000人左右[1]。从1983年开始，经宫颈宫腔镜手术开始应用于宫腔疾病的治疗[2-3]。最初的宫腔镜是一个经改良的带有附加光源的9mm外径的泌尿外科内镜；随后，增加了摄像机以提供经放大处理的宫腔数字影像，并能投射在电视屏幕上播放。沿着宫腔镜镜体操作孔置入电极，

方框8.1 宫腔镜电切手术
子宫内膜消融术
子宫内膜切除术
黏膜下肌瘤切除术
子宫内膜息肉切除术
子宫纵隔矫形术
子宫腔粘连分解术

使得电切手术可以在直视下进行，通过电极可以完成切除、烧灼或气化组织的操作，作用结果取决于电极的结构以及如何使用电能。针对手术操作，仪器也在不断发展改进。

使用电切镜进行的宫腔镜电外科手术包括使用滚球电极实行的子宫内膜消融术（rollerball endometrial ablation，REA）和采用环形电极实行的经宫颈子宫内膜切除术（transcervical resection of the endometrium，TCRE），两种方法可以单独使用，也可以联合使用，子宫内膜最终被消融或切除。这两种方法的联合使用步骤如下：位于子宫底和双侧输卵管开口周围的内膜可以使用REA方法，这是因为双侧输卵管开口周围肌层最薄，操作时易发生穿孔。剩余子宫体前壁、后壁及侧壁因肌层稍厚，其内膜切除可以使用TCRE方法，内膜切除至宫颈内口水平。不管是内膜切除还是内膜消融，都要做到破坏子宫内膜至基底层，以防止子宫内膜再生。因此，术后月经量减少甚至闭经。第一代子宫内膜切除术并未明显减少因HMB而实行全子宫切除术的数量[4]。这是因为虽然子宫内膜切除术对治疗HMB有效，但操作需要娴熟的外科技能，同时，手术并发症如液体超负荷和子宫穿孔偶有发生[5]。

随着第二代消融装置的发展，因HMB而行全子宫切除术的患者数量明显减少。第二代消融技术可以使整个子宫腔内膜得到均匀完整的消融（global endometrial ablation，GEA），比REA或TCRE更安全、更快以及更有效[6]。在英国，自2003年以来，选择子宫内膜消融和切除手术治疗HMB的患者数量已远超选择全子宫切除的患者。自2005年以来，超过一半的患者选择GEA技术[1,7]。

大多数现有的GEA设备不直接在组织上用电，但基于双极射频消融的装置NovaSure（美国马萨诸塞州马尔伯勒豪洛捷公司）除外。NovaSure由扇形金网活性元素组成，途经扩张到6mm宽的子宫颈管时是折叠的，进入宫腔后将其展开，形成与宫腔相一致的形状。通电装置作用于邻近的子宫内膜，使其气化，一旦达到预先设定的50Ω阻抗水平，治疗停止。这个阻抗水平相当于已经消融到浅表肌层，含有浅表血管的内膜在阻抗较低的时候已完成消融。装置在使用时可在宫腔内产生一个连续的真空状态，以确保子宫内膜与电极紧密贴合，同时去除血液和气化组织。整个治疗过程最多只需2分钟即可完成，平均需要90秒的时间。因其治疗时间短，宫颈扩张相对较小，使其在门诊即可完成[8]。

8.2.2 子宫黏膜下肌瘤

起初，GEA设备似乎可以取代更传统的TCRE和REA，但此设备一般只适用于宫腔的大小和形状正常的女性。一旦HMB患者有过大的宫腔，或宫腔形态不规则，这个装置就不适合了。子宫黏膜下肌瘤可以使宫腔形态失常，扭曲子宫内膜，还可以导致异常子宫出血，影响生育，降低妊娠和胚胎种植的成功率。不管是单极还是双极，环形电极通过置入电切镜，均能将突入宫腔的黏膜下肌瘤切成碎片，之后撤出电切镜，最终从宫腔内取出肌瘤碎片。现在，已发明新的装置能在切肌瘤的同时将产生的组织碎片从电切镜的流出道吸出，从而保证在操作时有一个清晰的视野（图3.12b，德国狼牌公司电切镜）。另一种电外科方法是使用特定的电极将肌瘤气化，如气化按钮（图3.11b，奥林巴斯气化按钮），这样可避免取出组织碎片，但无法将切除的组织进行病理检查。

通过对相关文献进行荟萃分析发现，不孕症患者若合并黏膜下肌瘤，其妊娠和胚胎种植的成功率均要低于不合并黏膜下肌瘤的不孕症患者。一旦去除黏膜下肌瘤，分娩率将得到明显提高，并高于后者[9]。如果没有生育要求，合并黏膜下肌瘤的HMB患者，可以在切除黏膜下肌瘤的同时，进行子宫内膜的切除或消融[6]。

当需要去除更小更表浅的黏膜下肌瘤，特别是那些直径小于2cm的肌瘤，以及明显突入宫腔的肌瘤（0型）时，可以选择使用具有操作孔的诊断性宫腔镜，置入双极针状电极，在门诊即可完成手术[10-11]，当然，一些医学中心仍然在使用标准的电切镜[12]。双极针状电极可以将肌瘤切成碎片，以便后续去除或气化。决定能否在门诊进行黏膜下肌瘤切除手术的关键要素是肌瘤突入宫腔的比例，以及切除它所需的时间。这个时间取决于组织体积的大小[13]，即与半径呈正比（$V = 4/3\pi r^3$），如图8.1所示。一般患者能够耐受治疗时间为15~20分钟的门诊手术[14]。对于那些肌瘤直径小于2.5cm的患者，门诊手术可能要分两次进行。更大直径的黏膜下肌瘤进行住院宫腔镜手术治疗时，控制手术时长也是非常重要的。

去除更深的1型黏膜下肌瘤和所有2型黏膜下肌瘤仍然需要电切镜，且需住院手术。更深的肌瘤组织可以用Mazzon冷刀将其与周围肌层分离[15]，这一步骤不使用电，从而避免在将肌瘤推入宫腔时损伤相邻肌层组织，并使后续的电切操作更容易和更安全。肌层深部暴露的粗血管可以使用电极进行电凝止血[16]。

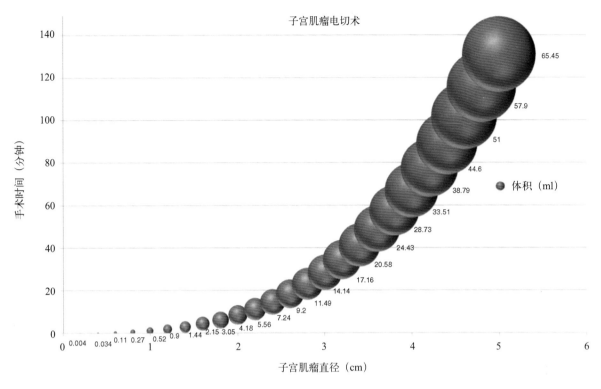

图8.1 黏膜下肌瘤直径与宫腔镜下肌瘤切除术所需时间的关系图，组织切除速度约为0.5cm³/min[13]

8.2.3 子宫内膜息肉

子宫内膜息肉本质上是包含腺体、基质和血管的组织局部增生。子宫内膜息肉临床上常见，随着年龄的增长、肥胖和他莫昔芬的使用，发病率增加。息肉可以是无症状的，也可以导致异常子宫出血，包括绝经后出血，并可能影响生育[17]。切除子宫内膜息肉后，其导致的异常子宫出血症状即有改善[18]。对于较小的无症状息肉（小于10mm），可以选择保守性随访，尤其是绝经前女性，高达50%的患者可能会自行消退[19-20]。虽然恶变并不常见（约3%[21]），但较大的子宫内膜息肉还是建议行切除手术，尤其当息肉直径大于17mm时，即使没有症状，其恶变率也相对增加[22]。

息肉可以用环形电极（单极或双极）切除，但这通常需要将宫颈管扩张到9mm。这种电切镜通常在住院手术时使用，适合质地较硬和直径较大的腺体息肉患者。对于较小的息肉，使用装有5Fr双极电极的诊断性宫腔镜即可在门诊完成手术[22]（图8.2，图3.9）。双极针状电极利用生理盐水作为介质，自根部完整切除子宫内膜息肉，或将其切成碎片，然后用小异物钳或宫腔镜抓钳取出。单极圈套使用非电解质作为介质完成息肉切除，并将其从宫腔内取出。

启动双极电极可能会刺激子宫肌层，引起疼痛，从而限制了它在门诊手术中的使用，降低电极功率可以减轻疼痛[23]。

8.2.4 子宫纵隔和粘连

子宫成形术包括子宫纵隔切开和T形子宫两侧壁切开，目的是改善妊娠结局。将在第14章更详细地讨论这一问题。有些学者将宫腔镜下电切术作为治疗此类患者的最佳方案，因为它能同时止血[24]。使用的电外科设备包括装有5Fr双极针状电极的诊断性宫腔镜、装有Cook针状电极的电切镜（单极或双极）、装有环形电极的电切镜

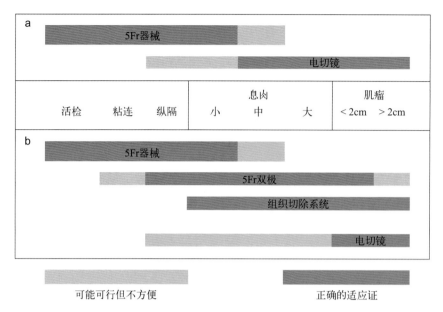

图8.2　20世纪90年代后期引入组织切除系统前后，宫腔镜手术方案选择的比较。
a. 1998年以前；b. 1998年以后[23]

（单极或双极）[24-25]。考虑到电极对子宫内膜可能造成损伤，导致宫腔粘连的风险增加，降低手术的有效性，有些学者认为不用电的手术方式更佳[23]。对于宫腔镜下宫腔粘连松解术，也有类似的顾虑，一些学者主张使用剪刀完成手术，而非电极[26]。

8.3　电的基础

电荷的流动形成电流。在许多情况下，电荷以电子的形式出现；在组织中，离子携带电荷。带电物质（离子或电子）在一段时间内的运动形成电流（I），以"安培（A）"作为计量单位。电势能或电势差决定了推进离子或电子在电路中移动的压力，即电压（V），以"伏特（V）"为计量单位。电阻或阻抗（R）定义为电子或离子通过额定介质或组织的难易度。电压、电流和阻抗之间有着密切的关系，即欧姆定律（方框8.2）。在阻抗不变的情况下，两点之间的电流与电压呈正比。

离子在材料中流动遇到的电阻或阻抗越大，其所需的电压越大。肌肉、血管和血液等组织，因含有较多电解质，可携带较多离子，阻抗较低，电流较易通过。骨、脂肪和瘢痕组织等电解质含量低，是高阻抗性组织。电流会走最容易的路径，所以它会经血管通过，而不经过高阻抗的脂肪组织。在电外科手术中，组织变干燥，阻抗发生变化：离子变少，阻抗上升，所以在手术过程中电流路径会发生改变。

电和水流之间有一个形象的比喻。离子随电流的运动类似于水的流动。电压相当于水流从一处流向另一处的高度差所提供的能量。电流流动的阻抗相当于水流过岩石表面或通过狭窄管道时所遇到的阻力。水和电都会走阻力最小的通路：水往下流，电流也往阻抗最小处走。

电荷在封闭的通路或环路中流动返回到源头。地面或土地可以构成环路的一部分，闪电直击地面，即为这一现象的夸张演示。地面可在不经意间成为电切手术环路的一部分，这将在第8.4.2节和第8.4.3节中进一步讨论。

功率（P）即电荷移动的速率，以"瓦特（W）"为计量单位，也定义为焦耳/秒（J/s）。它是指移动额定电流（I）通过特定电势差（即

方框8.2

欧姆定律 $V = IR$

电压，V）所需要的能量；可以用公式表示为$P=V\times I$。用欧姆定律代替电流，即$P=V(V/R)$或$P=V^2/R$，可以看出，功率随电压的增加呈指数级上升，并且与阻抗呈反比。该公式的意义在于，当组织被加热变干燥时阻抗会增加，若要保持输出功率不变，所需电压就要增加。

历史上第一次使用的电是直流电（direct current，DC），所有的电荷都流向同一个方向。电池和太阳能电池板产生的电力即是如此。然而，家庭用的电是交流电（alternating current，AC），电流的方向以每秒50个周期（赫兹，Hz）的速率周期性地改变方向。交流电用于远距离传输电力，因为它比直流电更有效——同样的功率可以在非常高的电压下以较低的电流传递。越低的电流热损失越少，转化的电压就越高。在家庭和工业环境中使用之前，危险的高电压被降低到一个更安全、更易于管理的水平。

移动电荷产生电磁场。AC中电荷方向的变化引起电磁波的发射，这些电磁波构成电磁频谱的一部分（图8.3）。波长由交流周期的频率决定。所有电磁波都以固定的速度移动——即光速，所以波频率越高，波长就越短。

电流对组织有何种影响，取决于它是如何传递的。电荷沿恒定方向流动的DC没有医学应用价值。交流电的作用取决于周期变化的频率和发射的电磁波的波长。在低频时，细胞去极化发生在肌肉收缩时，可能诱导心肌颤动、神经刺激和组织加热而致死。肌肉和神经刺激发生在低电磁频率，而在100kHz以上频率时电流方向的变化太快而不能使细胞去极化，肌肉和神经刺激停止。由于应尽量避免神经肌肉刺激，电外科设备（electrosurgical units，ESU）被设计成产生高频（high-frequency，HF）电，频率范围为200～3.3MHz（图8.3）。

8.4 电外科原理

电外科是应用高频交流电（HFAC）将能量转换为热能，并作用于特定的组织区域。从AC来的电磁能量最初转化为机械能，当电流的极性发生非常迅速的变化时，细胞质内离子的振荡运动产生摩擦力，最终转化为热能。当电流通过组织时，阻抗也能产生一小部分热能。需要注意的是，当组织被加热到很高的温度时，会与邻近组织产生热传导。

8.4.1 历史背景

通过热灼烧组织可以止血或破坏异常增生物，这一概念在许多世纪以来就已被人类知晓[27]，但直接用电产生热能以获得类似效果还是比较新的想法。

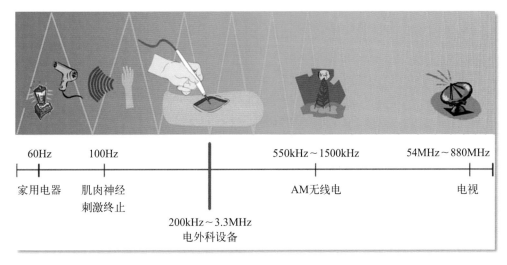

图8.3 电磁波位置图，应用于电外科的电磁频谱

19世纪，在欧洲和美国，人们对电在人体上的作用产生了浓厚的兴趣。Jacques-Arsène d'Arsonval是19世纪的一位法国医生和物理学家，他通过研究电对生物有机体的影响，认识到电在外科中的应用潜力。他证实HFAC可以通过人体产生热量，且没有神经肌肉刺激[28]。Joseph Riviere，也就是d'Arsonval的同事，是首批将电应用于临床的医生之一，他在1900年时用电火花治疗手部溃疡[29]。在美国，早在1910年费城的一位普通外科医生William Clark就使用一种ESU用于止血[30]。然而，电外科的引进和初步发展要归因于Harvey Cushing（波士顿布里格姆女性医院的神经外科医生）和William Bovie（波士顿亨廷顿医院的生物物理工程师）的合作。他们在哈佛大学认识并一起工作。由于在神经外科手术中无法有效止血，Cushing非常担心患者有较高的死亡率。Bovie用一个电环演示了如何止血，Cushing对此印象深刻。Bovie开发了一种电外科发生器，既能切割，也可电凝。1926年，Cushing用它完成了神经外科的第一台电外科手术。他们将成果发布在学术会议和文献中[31]，并因此成为公认的电外科的先驱。

1927年，Liebel-Flarsheim公司启动了电外科器械的商业开发。遗憾的是，William Bovie并没有意识到他发明的电外科装置的商业价值，同时又缺乏哈佛大学的支持，当时人们对电能与医学的结合抱着极大的怀疑态度。1928年，他以1美元的价格把此项专利卖给了Liebel-Flarsheim公司[32]。

8.4.2 电外科基础

HF电流对组织的影响因各种因素而变化，包括ESU的功率设置，电波使用的配置，电极的大小和形状以及接近目标组织的距离、移动速度、作用持续时间、目标组织类型及其阻抗。

温度对组织的影响

组织对加热的反应是由HF电流产生的温度决定的（方框8.3）。当组织加热持续在100℃以下时，会同时产生两种效应。第一种效应是细胞蛋白质变性，热液键断裂。当组织冷却时，热液键重组，组织凝固。在44℃时，组织开始坏死，但是可逆的；在50℃时，6分钟内细胞死亡；在60℃时，细胞立即死亡。第二种效应是组织脱水产生白色凝固。水通过受损的细胞壁丢失，导致组织脱水，在90℃时达到完全脱水。

> **方框8.3　特定温度对组织的影响**
>
> 44℃组织开始坏死
>
> 77℃凝固——胶原变性
>
> 90℃脱水——组织脱水
>
> 100℃气化
>
> 200℃开始碳化——黑色焦痂形成

在100℃及以上时，温度对组织的影响是截然不同的。当组织被快速加热至100℃时，细胞内水沸腾，产生蒸汽；细胞内压力的增加导致细胞爆炸，产生蒸汽云、离子和有机物。气化的效果是产生切割作用，这种效果最好用切割电流控制。在宫腔镜手术中建议使用小针状电极或细环电极。电极移动越慢，越多的组织加热和蒸发，组织破坏的深度和切割的深度也就越深（图8.4）。

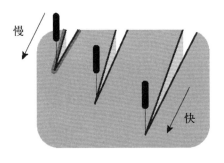

图8.4　组织破坏深度和作用时间（图像来源：Lotte Clevin）

功率密度和电极

本部分讨论的一个重要概念是功率密度，这决定了电极输出到单位组织上的能量或总瓦特数。电极越小，能量越集中；针状电极比球形电极表面积小得多，故具有更高的功率密度，因此能在更短的时间内将组织加热得更快，并达到更高的温度。大的电极有较低的功率密度，通常用于组织凝固和止血，如用于子宫内膜消融的滚球电极（图8.5）。在宫腔镜手术中，可使用精细的电极来切割组织，例如使用环形电极来进行子宫内膜切除或子宫肌瘤切除。

使用任何电极时，若其表面被碳黏附覆盖，传输电能效果会变差，与功率密度无关。因此，在

手术中要维护好电极，及时清洁，确保有效性。

电外科电路；单极和双极设备

电外科手术需要一个电路，包括ESU、电极、患者和连接电线。有两种类型的电路，一种为单极仪器，另一种为双极仪器。

单极电路由电线从ESU连接到接触或接近目标组织的作用电极，电通过患者身体到相对较大的被动电极或返回板，然后通过另外一条电线返回ESU（图8.6a）。在宫腔镜手术中，单极电路在宫腔内完成；不导电的液体完成膨宫，电流从电极流向接触点的子宫内膜或肌瘤组织上，而不会影响宫腔的其他地方。常用的非导电膨宫液包括甘氨酸和山梨醇，或者甘露醇。

早期的电切镜采用单极进行子宫内膜切除和消融。各种各样的电极有不同的作用，取决于它们的形状和大小（具有不同的功率密度，上文已讨论）。

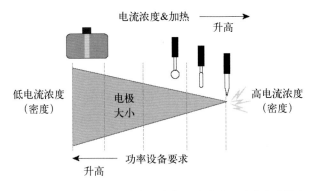

图8.5 电极尺寸和功率密度：电极尺寸减小，功率密度增大（经美敦力公司许可使用）

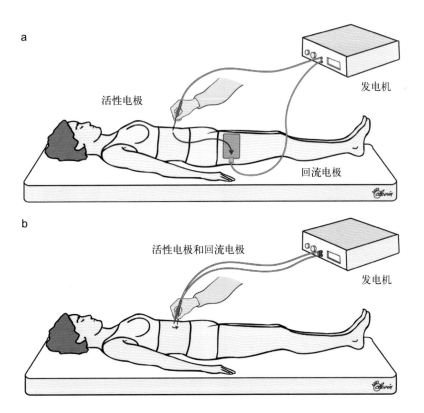

图8.6 a. 单极电路包括患者、高频电外科设备（HF-ESU）、宫腔镜装置和电极（由电线连接到HF-ESU）及返回板，需正确连接；b. 双极电路包括患者、HF-ESU、宫腔镜装置和电极以及连接电线（图像来源：Lotte Clevin）

与在腹腔镜手术中使用的电极不同，在宫腔镜手术中使用的双极电极具有不一样的尺寸（有一个小的活性电极和一个更大的回流电极），并在液体中形成回路。与单极不同，双极电极依赖于自由可用的正负离子。合适的膨宫介质为0.9%生理盐水或林格乳酸溶液（Hartmann's溶液）。启动双极电极产生等离子体云，这是围绕着电极形成的一个由带电粒子组成的电弧。等离子体云的阻抗比组织阻抗低得多，使其能将能量快速转移到邻近组织，启动及作用所需的功率低于单极切割。组织切割有效又节能。电力通过盐水返回到回流电极（图8.7a）。在电凝模式下，没有蒸汽口袋产生，活性电极直接接触目标，电流通过相邻的组织和生理盐水至回流电极。产生的热量足以让目标组织凝固（图8.7b）。电路通过电极相邻的组织即可形成，无须通过患者身体，因此不需要返回板（图8.6b）。与低渗溶液相比，等渗溶液作为膨宫液有多种安全优势（将在第8.4.3节讨论），这也是推动双极器械发展的

主要原因。

尽管从原则上来讲，双极电极需要连接在原装电切镜和ESU上使用，单极电切镜若装备双极电极也能使用。双极环形电极和针状电极的工作模式是相同的。环形电极用于较大的电切镜，而直径通常为5Fr的针状电极用于配有操作孔的检查镜上。

NovaSure双极射频子宫内膜消融装置直接接触组织，用于凝固子宫内膜（见第8.2.1节）。无须膨宫，通过创造一个真空环境将组织紧贴电极，形成电路。

电波形式和组织效应

电波的结构也决定了电对组织的影响。通常，单极切割和双极电流的电波是一种连续、未调制的低压电流，可向组织快速输送能量（图8.8a）。在切割模式下，尤其是使用小的单极活性电极，能产生高功率密度，组织可以迅速被加热到100℃，细胞气化，完成切割。

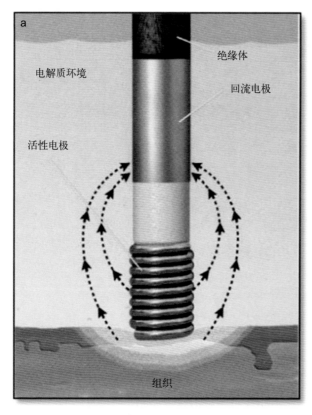
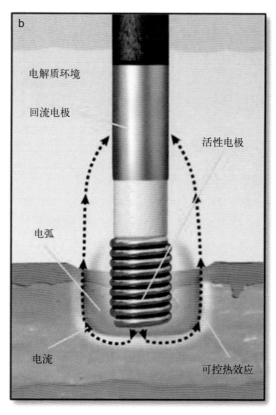

图8.7　Versapoint双极电极。a. 电凝模式下的电流路径；b. 切割模式下形成的电弧（瑞士强生公司爱惜康医学部Versapoint）

在电凝模式下，单极电流的电波是一个个独立发射的高压电波，每两个发射波之间有相对较长的组织冷却期（图8.8c）。电作用时间仅占6%的时间，被称为6%的占空比。细胞内蛋白质变性，液体干涸，细胞塌陷凝固，达到止血目的。表面积相对较大的电极具有较低的功率密度，能更好地确保温度缓慢上升，并提供足够的时间将热能传递过去，以使血管凝固。过快上升的温度会导致组织表面凝固，阻抗增加，能量传递减弱，导致不能有效止血。

两种波形的组合可以提供混合模式，在组织切割的同时完成止血（图8.8b），根据设定频宽比的不同（如50或80%）显示不同效果。当与小电极一起使用时，纯粹的电凝波形可用于切割组织，但由于电压较高，有产生不可控火花的风险。切割模式能产生持续的电波，具有更持久更高效的作用。另一个使用电凝模式的不利之处是组织能达到很高的温度，超过200℃时发生碳化。组织会更容易黏在电极上，当移开电极时，焦痂被剥离，导致出血。

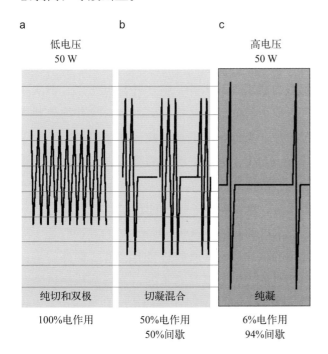

图8.8 电外科波形。a. 连续、未调制的低电压波形，如切割（气化）电流；b. 混合波形：连续电流中断50%的时间，产生切割与部分电凝效果；c. 经调制的具有最小作用时间的高压电流，产生足够的热量凝固组织（经美敦力公司许可使用）

电的第三种效应——电灼，在妇科较少使用。小电极携带高电压，在电极和组织间产生火花。间歇性电流让组织有时间冷却，使表面组织凝固止血。

双极仪器与单极切割模式一样使用低压持续波形，起初主要用于电凝和止血，较难作为切割工具。在宫腔镜手术中，随着针状双极（Versapoint）的发展和以生理盐水作为膨宫介质的双极电切镜的应用，这一困难已迎刃而解。

分散或回流电极

单极电路通过以下回路形成电流：从高频发生器到具有较小表面积的活性电极，通过患者，回到具有较大表面积的被动返回板（面积至少是活性电极的40倍），最后返回到发生器（图8.6a）。很重要的一点，返回板必须光滑地贴在患者身上，保证接触良好，如有必要，接触部位的毛发需剔除。返回板若有皱褶，可形成具有高功率密度的小电极，导致接触部位烧伤。返回板应靠近手术区域，放在血管良好的组织上（如肌肉），确保热能传导，并远离任何内置的金属物件，如人工髋关节。返回板还有一个额外的保护装置，即其内置的分裂板。该保护装置能持续监测电流，以确保没有因接触不良导致的潜在差异。

高频电外科发生器

自ESU最初推出以来，高频发生器有了很大的发展，现在已有许多内置安全装置。所有ESU必须遵守严格的标准。例如，ESU产生的电流必须与电源完全分开。之所以这样做是为了避免患者发生意外烧伤。否则，患者一旦接触到金属物件，如输液架或手术台边缘，就会将电传导至地面，形成回路。正确的电路应该是高频发生器传给患者，再返回到高频发生器（图8.6a）。

为了确保发生器的正确使用，应该严格遵循制造商提供的用户手册原则。电外科手术最重要的原则是使用最低的有效功率达到所需的手术效果，从而最小限度产生碳化；同时，使用最小有效电压以防止火花。做任何一个手术，没有绝对的特定程序设置，只有推荐的设置范围。应保持良好的ESU维护制度，确保良好的电路连接，提高设备的有效使用率，减少意外发生。

8.4.3 安全使用电外科设备和避免并发症

电外科手术引起的并发症不总是与电的作用直接相关，而是出现在电外科手术的整个过程中。以下将讨论可能出现的问题。

子宫穿孔

随着电外科手术的开展，可能会直接或间接地发生非预期的损害和并发症。子宫穿孔可能发生在扩张宫颈时，虽然此时未使用电。如果发生在使用电极时，必须通过腹腔镜检查明确是否有肠损伤。术前知情同意书中，必须告知患者此种可能性。穿孔有时候很容易发现，有时候不尽然。当宫腔膨宫不良、视野不清，或者当流出道关闭，液体仍持续流进宫腔时，提示可能发生了子宫穿孔。

绝经后患者宫腔较小，宫颈组织坚韧难以扩张，尤其容易出现子宫穿孔，前期接受过GnRH类似物注射的患者也是如此。在扩张宫颈时需要额外小心。术前使用宫颈软化剂可能会减少这种风险。不过，子宫颈有时会变得很柔软，导致宫口松弛，膨宫液漏出，从而影响膨宫效果。使用分级扩张棒（如Hawkin Ambler）逐步扩张宫颈，可以降低宫颈撕裂和出血风险。当然，必须首先确定宫腔深度，以便手术医生留意插入扩张棒的深度，避免意外损伤宫底。从最小直径的扩张棒开始用起，有助于减少穿孔的发生率。没有并发症的子宫穿孔可以密切观察，无须进一步干预。

当活性电极作用于子宫内膜，在同一地方接触太久时，可能会发生迟发性的内脏器官损伤。活性单极在子宫内膜上作用时间越长，子宫浆膜

面的温度上升越高。1991年，Duffy等[33]报道，应用75W的电凝功率作用5秒钟，子宫浆膜面温度升高5℃。子宫最脆弱的区域位于肌层最薄的地方，尤其是子宫角附近。

液体超负荷

膨宫液体可以被人体吸收，导致液体超负荷，这是电外科手术相关的间接并发症。液体吸收量或称为丢失量，为液体用量与流出量之间的差。大量液体丢失的后果取决于多个因素，包括吸收的液体类型（低渗或等渗）、液体渗入到血管内还是腹腔内、患者的年龄和健康状况。即使是小血管，也能促进液体吸收，在子宫肌瘤切除术中，肌瘤深部的大血管会加快液体吸收。液体吸收量随着手术时间的延长而增加；若子宫肌瘤切除术持续超过1小时，液体超负荷的可能性大大增加。

在进行单极手术时，监测液体丢失量尤为重要，因为膨宫液使用的是非离子低渗溶液。低钠血症是低渗液体稀释的早期后果；钠浓度的下降程度反映了液体超负荷的严重程度。循环系统中流入大量低渗液体，会从邻近组织中吸取更多的液体进入循环系统。液体增加过多，若不迅速排出，会引起心力衰竭、肺水肿、脑水肿甚至死亡。中度高钾血症引起的低钠血症可以限制入量并给予利尿剂治疗。有症状的低钠血症，即血清钠水平低于120mmol/L，需要更严格的管理，包括输注高渗盐水（浓度3%）、面罩吸氧和留置尿管监测液体排出量。建议高度专业性的团队参与治疗[34]。

浓度为1.5%（300mOsm/L）的甘氨酸是一种常用的低渗溶液，吸收过量时会造成额外伤害，因为它的代谢物氨是有毒的，会增加脑病风险。3%（165mOsm/L）的山梨醇溶液是另一种常用的膨宫液，经人体吸收后，可分解为葡萄糖，因此应用在糖尿病患者中可能存在问题。

双极电切手术不使用低渗溶液作为膨宫液，所以液体吸收的后果不如单极手术严重。但是，监测液体丢失量仍然十分重要，循环系统快速增

加的液体可能对某些患者有害，容易诱发心力衰竭和肺水肿。

低渗膨宫液，如甘氨酸，液体丢失量的上限为1L，山梨醇的上限为1.5L；对于等渗液，如生理盐水，允许的液体丢失量上限更高，可达2.5L[34]。最近由皇家妇产科学院（Royal College of Obstetricians and Gynaecologists，RCOG）和英国妇科内镜协会（British Society for Gynaecological Endoscopy，BSGE）以及欧洲妇科内镜协会（European Society for Gynaecological Endoscopy，ESGE）联合发表的指南上详细介绍了如何评估、管理和防止液体超负荷，从事治疗性宫腔镜手术的妇科医师都应仔细阅读和理解[34]。

意外烧伤

随着现代电外科发生器的发展，因电旁路引起的意外烧伤应成为历史[35]。现代电发生器还避免了因分散板使用不当而导致的烧伤。然而，当活性单极电极作用于子宫外，接触生殖道其他部位时，电极也可以被激活，从而造成意外烧伤。所有电极激活后都是热的，这可能造成组织意外烧伤。如果电极放置在手术巾上被无意中激活，也可能导致手术巾着火。意外烧伤的其他直接原因还包括在含有酒精挥发气体周围触发电极，尤其是含酒精的液体距离患者非常近时。只有在直视情况下才能启动电极，不使用时应关闭电源，移开脚踏板，以避免意外。

单极手术中，为了防止在返回板的位置造成烧伤，必须保证返回板光滑地附着在一块干燥、没有毛发、血流良好、不靠近骨突出的皮肤上，并保证返回板中间没有气泡。返回板应以长径尽量靠近手术区域。现代返回板由两部分组成，在两个箔区之间有空隙；由ESU监控返回电流在两部分中的差异，如果返回板使用不当，发生器就会停止工作。

起搏器

如果患者体内有起搏器，应避免使用单极，因为射频能量会干扰起搏器[36]。如果手术无法避免，那么在手术过程中应关闭心脏起搏器，术中做临时起搏。使用短脉冲电流可以使影响最小化。因此，优先选择双极手术。

8.5 小结

电外科手术是宫腔镜手术的一项关键技术，可用于治疗月经过多和提高生育力。技术革新对宫腔镜设备产生了巨大的影响，从而使因月经过多而行全子宫切除术的患者数量明显减少。当然，电外科手术也存在并发症，所以在使用过程中要非常小心，医生应在适当的培训之后才能进行操作。

（朱彩英 汪 清 翻译 隋 龙 审校）

参考文献

1. Reid P. Endometrial ablation in England: coming of age? An examination of hospital episode statistics 1989/1990 to 2004/2005. *Eur J Obstet Gynecol and Reprod Biol* 2007; 135: 191–4.

2. De Cherney A, Polan ML. Hysteroscopic management of intrauterine lesions and intractable uterine bleeding. *Obstet Gynecol* 1983; 61: 392–7.

3. Daly DC, Tohan N, Walters C, Riddick DH. Hysteroscopic resection of the uterine septum in the presence of a septate cervix. *Fertil Steril* 1983; 39: 560–3.

4. Reid PC, Mukri F. Trends in number of hysterectomies performed in England for menorrhagia: examination of health episode statistics, 1989 to 2002–3. *BMJ* 2005; 330: 938–9.

5. Overton C, Hargreaves J, Maresh M. A national survey of the complications of endometrial destruction for menstrual disorders: the MISTLETOE study. Minimally invasive surgical techniques – laser, endothermal or endoresection. *BJOG* 1997; 104: 1351–9.

6. National Institute for Health and Care Excellence. *Heavy Menstrual Bleeding: Assessment and*

Management. NICE Guideline NG88. London: NICE; 2018. www.nice.org.uk/guidance/ng88 (accessed November 2019).

7. HES Online. Hospital Episode Statistics, Department of Health. www.hesonline.nhs.uk (accessed October 2019).

8. Gallinat A, Nugent W. NovaSure impedancecontrolled system for endometrial ablation. *J Am Assoc Gynecol Laparosc* 2002; 9: 283–9.

9. Pritts EA. Fibroids and infertility: a systematic review of the evidence. *Obstet Gynecol Surv* 2001; 56: 483–91.

10. Di Spiezio Sardo A, Mazzon I, Bramante S, et al. Hysteroscopic myomectomy: a comprehensive review of surgical techniques. *Human Reprod Update* 2008; 14: 101–19.

11. Keyhan S, Munro MG. Office diagnostic and operative hysteroscopy using local anesthesia only: an analysis of patient reported pain and other procedural outcomes. *J Minim Invasive Gynecol* 2014; 21: 791–8.

12. Penketh RJA, Bruen EM, White J, et al. Feasibility of resectoscopic operative hysteroscopy in a UK outpatient clinic using local anaesthetic and traditional reusable equipment, with patient experiences and comparative cost analysis. *J Minim Invasive Gynecol* 2014; 21: 830–6.

13. Emanuel MH. Hysteroscopy and the treatment of uterine fibroids. *Best Pract Res Clin Obstet Gynaecol* 2015; 29: 920–9.

14. Litta P, Cosmi E, Saccardi C, et al. Outpatient operative polypectomy using a 5 mm-hysteroscope without anaesthesia and/or analgesia: advantages and limits. *Eur J Obstet Gynecol Reprod Biol* 2008; 139: 210–14.

15. Mazzon I, Favilli A, Grasso M, et al. Is cold loop hysteroscopic myomectomy a safe and effective technique for the treatment of submucous myomas with intramural development? A series of 1434 surgical procedures. *J Minim Invasive Gynecol* 2015; 22: 792–8.

16. Camanni M, Bonino L, Delpiano EM, et al. Hysteroscopic management of large symptomatic submucous uterine myommas. *J Minim Invasive Gynecol* 2010; 17: 59–65.

17. AAGL Advancing Minimally Invasive Gynecology Worldwide. AAGL practice report: practice guidelines for the diagnosis and management of endometrial polyps. *J Minim Invasive Gynecol* 2012; 19: 3–10.

18. Cooper NAM, Clark TJ, Middleton L, et al. Outpatient versus inpatient uterine polyp treatment for abnormal uterine bleeding: randomised controlled noninferiority study. *BMJ* 2015; 350: h1398.

19. DeWaay DJ, Syrop CH, Nygaard IE, Davis WA, Van Voorhis BJ. Natural history of uterine polyps and leiomyomata. *Obstet Gynecol* 2002; 100: 3–7.

20. Haimov-Kochman R, Deri-Hasid R, Hamani Y, Voss E. The natural course of endometrial polyps: could they vanish when left untreated? *Fertil Steril* 2009; 92:828.

21. Lieng M, Istre O, Qvigstad E. Treatment of endometrial polyps: a systematic review. *Acta Obstet Gynecol Scand* 2010; 89: 992–1002.

22. Wang J, Zhao J, Lin J. Opportunities and risk factors for premalignant and malignant transformation of endometrial polyps: management strategies. *J Minim Invasive Gynecol* 2010; 17: 53–8.

23. Bettocchi S, Ceci O, Di Venere R, et al. Advanced operative office hysteroscopy without anaesthesia: analysis of 501 cases treated with a 5 Fr. bipolar electrode. *Hum Reprod* 2002; 17: 2435–8.

24. Homer H, Li T, Cooke I The septate uterus: a review of management and reproductive outcome. *Fertil Steril* 2000; 73: 1–14.

25. Di Spiezio Sardo A, Bettocchi S, Spinelli M, et al. Review of new office-based hysteroscopic procedures 2003–2009. *J Minim Invasive Gynecol* 2010; 17: 436–48.

26. AAGL Advancing Minimally Invasive Gynecology Worldwide. Practice guidelines for management of intrauterine synechiae. *J Minim Invasive Gynecol* 2010; 17(1): 1–7.

27. Kirkup J. *The Evolution of Surgical Instruments: An Illustrated History from Ancient Times to the Twentieth Century.* Novato, CA: Norman; 2006.

28. Geddes LA. d'Arsonval, physician and inventor. *IEEE Eng Med Biol* 1999; 18(4): 118–22.

29. Munro MG. Fundamentals of electrosurgery, part I: principles of radiofrequency energy for surgery. In Feldman LS, Fuchshuber P, Jones D, eds., *The SAGES Manual on the Fundamental Use of Surgical Energy*

(FUSE). New York: Springer; 2012.

30. Clark W. The desiccation treatment of congenital and new growths of the skin and mucous membranes. *JAMA* 1914; 63: 925–8.

31. Cushing H. Electro-surgery as an aid to the removal of intracranial tumors. *Surg Gynecol Obstet* 1928; 47:751–85.

32. [No authors given] Electrosurgery. www.pfiedleredu cation.com/diweb/catalog/item/id/2303868/q/q=elec trosurgery&c=514 (accessed October 2019).

33. Duffy S, Reid PC, Smith JHF, Sharp F. In vitro studies of uterine electrosurgery. *Obstet Gynecol* 1991; 78: 213–20.

34. Umranikar S, Clark TJ, Saridogan E, et al. BSGE/ESGE guideline on management of fluid distension media in operative hysteroscopy. *Gynecol Surg* 2016; 13: 289–303.

35. Vilos GA, Newton DW, Odell RC, Abu-Rafea B, Vilos AG. Characterization and mitigation of stray radiofrequency currents during monopolar resectoscopic electrosurgery. *J Minim Invasive Gynecol* 2006; 13: 134–40.

36. Robinson TN, Varosy PD, Guillaume G, et al. Effect of radiofrequency energy emitted from monopolar 'Bovie' instruments on cardiac implantable electronic devices. *J Am Coll Surg* 2014; 219: 399–406.

第9章
宫腔镜手术的并发症

Kevin Phillips and Justin Clark

9.1 概述

宫腔镜手术安全有效，与传统经腹手术相比，宫腔镜手术大大降低了并发症发生的概率，且恢复快。此外，许多宫腔镜手术可以在门诊非麻醉状态下进行，故宫腔镜手术降低了全身麻醉的风险，减少了住院率。据估计，宫腔镜手术并发症的总体发生率不到1%[1,2]，比较严重的并发症约占一半，包括液体超负荷、子宫穿孔和上生殖道出血。并发症可以发生在进入宫腔的过程中，也可以发生在宫腔镜诊断或手术操作的过程中。手术性宫腔镜的并发症发生率（0.95%）要高于诊断性宫腔镜（0.13%）[1]。与简单的宫腔镜检查相比，复杂的宫腔镜手术并发症发生率最高，如子宫肌瘤切除术和重度粘连分解术。值得注意的是，手术者的经验和工作量似乎与并发症发生率降低并不相关，可能与此类年资高的手术者进行较多的高难度宫腔镜手术有关。

9.2 知情同意

任何医疗干预均有可能发生不良事件，术前务必充分告知患者，签署知情同意书。尤其要讨论拟行手术的益处、目的和替代方案。应设立术后预期，比如本次手术不能完整切除肌瘤或者不能完全分解宫腔粘连，可能需要后期再次手术等。应提出手术可能存在的风险，包括与膨宫液体相关的并发症，以及创伤、热损伤、出血等，并发症严重时需要其他手术治疗如腹腔镜手术、经腹手术或全子宫切除术。

9.3 患者选择和全身并发症

并发症可大致分为一般并发症和特殊并发症。当术前准备不充分时，更易发生一般并发症。这类并发症一般与麻醉、过敏、患者术中不适体验等相关，可以通过仔细的诊断检查减少其发生的风险，包括完善完整的临床病史、体格检查及盆腔超声等相关辅助检查，术前应该把相关的患者因素、合并症、解剖变异、可能的病变类型均考虑在内，并以此讨论手术方式，制订治疗方案。

举例如下。

- 当患者咨询治疗方案、镇痛和麻醉时，首先了解患者的焦虑，其次了解患者的妇科病史或生活经历以及偏好。

- 若患者对局部麻醉药物过敏，应避免无意诱发的过敏反应，包括施行宫颈旁或宫颈管内阻滞。

- 在选择器械大小和类型时考虑有无解剖异常和生殖道病理性异常（如因宫颈手术史所致的宫颈管狭窄，或因子宫内膜消融史导致的宫腔扭曲、粘连），选择是否要进行宫颈准备，并决定最佳的麻醉方式。

- 当老年患者检查提示有宫腔积液，或有阴道脓性分泌物时，应考虑是否有宫腔积脓。若不能排除此种可能性时，应推迟手术，待使用抗生素后再手术，以降低全身感染的风险。

- 选择麻醉方式时，应考虑患者的体重指数（BMI）是否升高；门诊者使用或不使用局部麻醉，或在复杂的宫腔镜手术中使用局部麻醉，这些往往比全身麻醉更安全。

虽然门诊宫腔镜几乎没有禁忌证，但若患者有一些合并症时，特别是心脏疾病，则需要仔细管理，并与心脏病专家和麻醉师联系。这包括Fontan循环的患者，因为他们可能无法充分代偿血压的突然下降，手术时诱发的血管迷走神经反应（门诊宫腔镜最常见的"轻微"并发症之一）的后果可能更为严重。

9.4 特殊并发症

9.4.1 原则

必须按照3个基本原则来增强宫腔镜的安全性。

a.预防 通过仔细选择病例、充分做好术前准备和进行熟练的手术操作来减轻风险。宫腔镜并发症的预防需要充分的培训、丰富的操作经验和高质量的宫腔镜设备（包括光学设备、图文传输系统、能量技术和膨宫介质管理系统）。

b.识别 通过意识到潜在的问题，对不良事件保持高度警惕，及时识别并发症，降低致病率。

c.处理 通过进行全面的临床评估，以及制订有效的补救治疗和术后监测方案来优化临床结果。

9.4.2 损伤

宫腔镜手术可引起下、上生殖道损伤，因为手术器械需要在宫腔内操作，也可能是因为手术本身的原因。最常见的创伤性并发症是宫颈撕裂、子宫穿孔（包括腹腔内脏损伤和热灼伤）和出血。

宫颈撕裂

宫颈撕裂可能发生在宫腔镜手术的宫颈管扩张阶段。宫颈狭窄的患者、既往有宫颈手术史的患者、没有经过阴道分娩的患者或绝经后的患者最容易发生宫颈撕裂。特别是绝经后宫颈萎缩或需要将宫颈扩张较大（例如，需放置9mm的电切镜）而产生明显的牵拉和反牵拉时，宫颈可能被撕裂。

预防

注意患者因素和使用上述器械时宫颈损伤的可能，操作时采取仔细、温和、细致的方式。可考虑使用阴道内镜技术，以确保连续直视下进入宫腔，特别是在宫颈外口狭窄的情况下；5Fr宫腔镜剪刀或双极可以用来打开阻隔，使微型宫腔镜沿着宫颈管进入。虽然促性腺激素释放激素类似物（gonadotrophin-releasing hormone analogues，GnRHa）可能在经宫颈子宫内膜切除术或子宫肌瘤切除术中改善视野，减少术中失血和液体超负荷的风险[4-5]，但它们可使宫颈萎缩，难以扩张，增加了宫颈损伤的风险[6]。一些医生主张宫颈"准备"，以方便宫腔镜通过，减少机械扩张宫颈的需要，并减少生殖道损伤。软化宫颈的药物包括前列腺素（如米索前列醇）、孕酮拮抗剂（米非司酮）和渗透扩张剂（层粘连材料或合成材料）。虽然这些宫颈准备用在诊断性宫腔镜之前没有显示任何益处，但对于接受手术性宫腔镜的患者来说，如果预计宫颈需要扩张超过5mm（Hegar5），宫颈软化准备是有益的，特别是绝经前女性[7-8]。一篇随机对照研究的系统综述评估了手术性宫腔镜的术前宫颈准备，发现使用这些药物后，减少了宫颈撕裂和进入假道的情况，但米索前列醇有副作用（如腹部疼痛和阴道出血）[9]。此外，选择层粘连材料扩张宫颈时，需要权衡其置入和保留1～2天的不便利因素。

识别

出血、伴或不伴宫颈或阴道组织撕裂或撕脱，通常在移除扩棒或宫颈钳时明显可见。当存在明显反牵拉作用或重复分离时，如果宫颈钳不小心脱离，则可能会发生更大程度的组织损伤。

处理

宫颈撕裂伤通常可以简单地通过使用棉球或纱布施加压力来保守处理，在大多数情况下，出血少，是一过性的。然而，如果持续出血，则治疗方案包括使用局部止血剂［如Monsel（硫酸铁）溶液］、用无创伤性止血器（如Rampley海绵持物钳）加压15分钟、缝合。若宫颈阴道组织有撕脱，通常需要缝合。

子宫穿孔

子宫穿孔可能发生在宫腔镜手术中的多个阶段。这种并发症通常不引起不良后果，但如果造成出血、腹腔内脏器机械损伤或热损伤、继发感染，则可能有严重后果。增加子宫穿孔风险的因素有子宫畸形、感染、近期妊娠史、既往宫内手术史、子宫极度前屈或后屈、子宫因肌瘤变形以及绝经后状态[1,10]。子宫穿孔可能发生于任何宫腔内手术，最常见的是流产手术[11]。皇家妇产科学院（the Royal College of Obstetricians and Gynaecologists，RCOG）报道，宫腔镜检查期间子宫穿孔的平均发生率为0.002%～1.7%[12]；其他报道称其发生率为1.6%[13]。大部分穿孔部位位于子宫体，而且很小，造成的损伤轻，出血少。然而穿孔的器械有可能造成腹部器官损伤。

评估宫腔镜相关的并发症数据表明，诊断性和手术性宫腔镜的子宫穿孔发生率分别为0.13%和0.76%[1]。在手术性宫腔镜中，宫腔粘连分解术的子宫穿孔发生率（4.5%）为宫腔镜下息肉切除术（0.4%）的10倍以上。

预防

注意可能会增加子宫损伤可能性的患者因素和器械，特别是子宫全层穿孔。操作时需谨慎、温柔和细致。避免常规盲扩张宫颈和盲插器械（如息肉钳）。注意内镜远端镜面的角度，保证插入过程中方向正确，并使用液体持续灌流管理系统来保持清晰的手术视野。只有经验丰富的宫腔镜医生才能进行FIGO 2型肌瘤的切除和Asherman综合征的宫腔镜粘连分解术。另外，应考虑用超声、透视或腹腔镜对这些困难的病例进行术中监测。术前子宫内膜抑制是有争议的，但对于困难病例，可以通过3个月的GnRHa给药来抑制子宫内膜和缩小黏膜下肌瘤[14]，从而改善视野。如果使用盲操作的子宫内膜消融技术，则必须遵守制造商的使用说明。

识别

宫腔镜无意中进入子宫内膜下层或子宫肌层时可能会看到假道，其表现为一个狭窄的盲端，看不到宫颈和宫腔轮廓，并常伴有出血。子宫全层穿孔的第一个迹象往往是感觉器械（通常是扩棒或息肉钳等器械盲目进入）进入深度超过了预先测量的宫腔长度，或感觉突然失去组织阻力。无论是由盲入的器械造成的穿孔，还是宫腔镜手术时造成的穿孔，都常表现为黑暗和圆形的缺损，因为宫腔镜的光被吸收到子宫范围之外进入腹腔。如果宫腔镜通过穿孔的子宫壁，由于穿透浆膜层故可看到膜状的"蜘蛛网样"的腔隙组织。见到肠壁或大网膜的黄色脂肪可证实子宫穿孔。在因子宫深肌层出血而导致视野不清（如肌瘤的电切过程中），或解剖结构扭曲异常（如粘连分解术）的患者中，穿孔的一个迹象可能是子宫壁的突然塌陷和视野丧失，以及在自动液体管理系统上记录的膨宫液体的突然大量丢失（图9.1）。

处理

子宫穿孔的处理取决于手术类型、何时发生以及是什么器械造成的损伤。如果器械直径为5mm或5mm以下，并且没有使用能量器械，例如小型宫腔镜或扩棒，那么发生严重出血或脏器损伤的可能性是可以忽略不计的（腹腔内致密粘连的患者除外，尤其是既往有肠道手术史的患者）。只需使用广谱抗生素单剂或一个疗程，观察1小时左右，并告知患者。患者若疼痛加重、出血、全身不适或发热，应建议其直接与医院联系。

如果是较大的器械造成穿孔，出血和脏器损伤的可能性较大，特别是试图非直视下机械抓取组织或使用宫腔镜剪刀、组织去除系统或电器械时，必须进行腹腔镜检查。应放置导尿管，不仅是为了排出大量的尿液，还可以检查是否有血

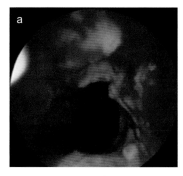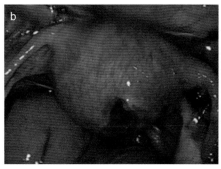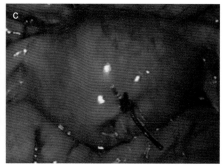

图9.1　宫腔镜手术中的子宫穿孔。a. 穿孔；b.腹腔镜评估；c. 修补（图片来源：Remon Keriakos）

尿，后者提示可能有膀胱损伤。腹腔镜下应仔细检查子宫和周围器官；子宫裂伤处出血可能需要缝合。如果出血量大，如穿孔进入阔韧带，那么可能需要开腹手术，并需要普外科或血管外科医生的帮助。如果在环形电极使用过程中发生穿孔，那么应该及时与普外科医生协商，因为需要对肠道进行全面检查，这可能需要经腹手术。穿孔时肠损伤的风险为0.2%～0.8%[15-16]。病情稳定的患者可以在第二天出院，并告知他们恢复期应该没有问题，但如果他们有腹痛、发热或开始感到不适，则需要联系医院，并需重新入院。对于那些有穿孔和其他腹腔器官损伤的患者，必须进行手术修复、静脉注射抗生素和密切观察。

最危险和不可预测的子宫穿孔是那些与热损伤有关的。迟发性热损伤可能导致组织坏死和内脏穿孔，因此应该让患者意识到可能出现的迟发性表现。阴道电灼伤可发生在宫腔镜使用电能量治疗时，发生率较低[17]。

出血

出血通常与生殖道损伤有关，如果没有这种损伤则出血源于子宫表面，特别是在子宫内膜切除或子宫肌瘤切除时。估计发生率为0.61%～6.9%[13,16]。在没有子宫穿孔的情况下，治疗将取决于出血的严重程度。

预防

确保在清晰视野下细致地处理组织。使用GnRHa可能有助于保持视野清晰，避免无意中损伤组织[4-5,18-19]。两项随机对照试验支持在手术时于宫颈内注射稀释的垂体后叶素来减少出血和总失血量[20-21]。

识别

大量宫腔内或阴道出血显而易见。持续隐匿性出血更凶险，如果有持续出血，尤其是生命体征不平稳时，应采取措施避免大出血。如果未识别子宫穿孔，可发生隐匿性的腹腔内出血。这大多发生在切除性手术后，当患者生命体征不稳定（低血压、心动过速、低血氧饱和度），并表现为脸色苍白、疼痛伴腹部压痛时，临床医生应考虑到隐匿性腹腔内出血的可能。

处理

在电外科手术中，子宫内的单个出血点可使用电凝来处理（如息肉切除术、肌瘤切除术）。双手按压可帮助止血。对于不能简单地通过电凝或压迫来处理的严重出血，可在宫内放置10～30ml球囊2～3小时来控制出血。此外，止血药物，如静脉注射氨甲环酸1g，可以帮助减少出血。若持续出血或出现心血管失代偿而没有大量外出血表现则需进行腹腔镜检查或经腹探查，以确定未识别的盆腔损伤。全子宫切除术是终极手段，但若没有明显的子宫穿孔，则极少采取该方式。

9.4.3　膨宫相关的并发症

介质

宫腔镜检查需要膨宫使宫腔可视。对于诊断性宫腔镜，过去广泛使用二氧化碳，但现在很少使用。包括4项研究的荟萃分析表明，在诊断性宫腔镜中，生理盐水在改善视野和提高手术速度方面优于二氧化碳[22]。液体膨宫介质可以在宫腔镜手术中被吸收，特别是在子宫内膜切除或肌瘤切除过程中，血管通道打开，介质在膨宫压力下可快速进入静脉系统。

预防

注意液体吸收入血管可能性更大的情况，例如深部肌瘤切除（FIGO 2型肌瘤）术、大宫腔或手术时间长。术前做好预防措施，尽量减少液体吸收，包括绝经前女性在宫腔镜切除肌瘤之前使用GnRHa，宫颈扩张前在宫颈内注射稀释的垂体加压素[14-15,20-21]。仔细、频繁地监测流入和流出宫腔的液体可快速识别其显著差异。在手术过程中需要每隔一段时间记录液体出入量，并由手术医生和助手同时持续监测。现在可以使用定制的宫腔镜液体管理系统，以准确地实时监测液体入量和出量，并保持稳定的宫腔内压力以优化视野，但压力应尽量低，最好低于平均动脉压。这种系统可以将液体超负荷的风险降到最低。当在单电极手术中使用非等渗（低渗透压）液体，如甘氨酸或山梨醇时，液体超负荷尤其危险，若液体吸收1L或更多会导致渗透压失衡，从而引发低钠血症、高氨血症以及高钾血症[23]。

识别

非等渗介质出入量差大于1L、等渗介质出入量差大于2.5L（方框9.1）为液体丢失量阈值[24-25]。在体型瘦小和患有心血管合并症的女性中阈值可能更低，因此应在手术后评估患者的临床状况，监测血氧饱和度和呼吸频率，并观察是否有咳嗽。

方框9.1

单极：在健康育龄期女性中，使用低渗溶液时，应以大于1L的液体出入量差定义液体超负荷的阈值。

双极：在健康育龄期女性中，使用等渗溶液时，应以大于2.5L的液体出入量差定义液体超负荷的阈值。

数据引自文献[24][25]

处理

液体控制、利尿剂的合理使用（如20mg呋塞米）和观察（包括测尿量，以及测量血清尿素、电解质和血氧饱和度）是必要的。由英国妇科内镜学会（BSGE）制定，并获得欧洲妇科内镜学会（ESGE）[24]和美国妇科腹腔镜医师协会（AAGL）[25]支持的基于循证的处理原则应当用于宫腔镜手术实践中。现代电外科系统采用双极电路，需要导电介质（通常是生理盐水）。从异常放电和液体并发症的角度来看，这种技术比单极电路更安全，因为等渗液体超负荷更易耐受，且更容易用利尿剂逆转，避免了严重的低钠血症。然而，仍然必须仔细监测液体出入量，以避免液体超负荷导致肺水肿和脑水肿。使用非等渗介质在深肌层做长时间的切除手术时增加了液体超负荷和低钠血症的风险。

9.4.4 空气或气体栓塞

临床上空气或气体栓塞是宫腔镜检查中罕见的严重并发症，但手术医生和麻醉师应该意识到这一可能危及生命的并发症。房间空气和气体栓子导致栓塞的病因学是不同的。如果膨宫液输液管未排气或者有气泡，空气可以随着膨宫液通过宫腔镜进入宫腔，形成空气栓子[26-27]。空气的主要成分是氮气，水溶性差，因此可能引起血管内气泡。相反，气体栓塞发生在宫腔镜电切手术产生气体之后，无论使用单极电路还是双极电路均有可能发生。电手术的主要副产物是二氧化碳，但也会产生一氧化碳和气化气体（H_2、O_2），所有这些气体都是水溶性的[27]。二氧化碳栓子导致的严重并发症非常罕见，因为气体可溶于血液，很容易从呼吸系统中排出。气体进入静脉循环，通常与肺清除平衡，但若超过肺循环的阈值，可能会导致心血管损害。

预防

避免Trendelenburg体位（仰卧位，双脚高于头部15°～30°）。在宫腔镜插入宫腔之前，让膨宫液流入输液管和宫腔镜镜头以排空气泡。避免宫腔镜镜头反复出入，避免膨宫压力过大[28]。在长时间的双极电切手术过程中，如果麻醉师报告潮气末二氧化碳变化、意外的通气困难或患者情况恶化，手术医生应该保持警惕。

识别

如果患者在手术过程中突然出现血氧饱和度下降或心血管衰竭，应怀疑空气或气体栓塞。在门诊手术中，清醒的患者会主诉突然呼吸急促或胸痛。观察其生命体征，可见心率加快、血压降低、血氧饱和度降低、呼吸频率增加。在其胸部听诊可能会听到一种心脏杂音（经典杂音被描述为响亮的转动磨轮的声音）。在最坏的情况下，很快会出现心搏骤停和心血管系统衰竭。

处理

立即中止手术，取出宫腔镜镜头并将患者置于左侧卧位，然后进行适当的复苏。通常这种情况是自限性的，能迅速恢复。若出现罕见的急性呼吸窘迫综合征或肺水肿，应将患者转移到重症监护室。治疗的目的是防止心血管衰竭，这是因为肺栓塞导致通气-灌注比升高，潮气末二氧化碳减少，肺血流量被转移到肺内未受影响的区域，远离栓塞区，导致通气-灌注比降低，并最终导致低氧血症[29]。肺动脉高压和低氧血管收缩会降低左室充盈的程度和全身动脉压。这种情况由于栓子的机械阻塞而加剧，导致进一步的心脏衰竭和继发的心血管系统衰竭。

9.4.5　晚期并发症

感染

宫腔镜手术后感染的发生率为0.5%~1.5%[30-31]。门诊宫腔镜的大量研究将感染定义为接受抗生素治疗，或在手术后2周内至少有2种以下症状：盆腔疼痛、异常分泌物、发热[32]。使用这种更广泛的临床（而不是微生物）定义，统计总感染率为3.6%。目前尚不清楚在手术时预防性使用抗生素是否降低了感染风险。一项系统综述称目前尚

无发表预防性使用抗生素对发生感染并发症影响的随机对照研究[33]。医生应警惕以下老年女性有非无菌性子宫积脓的风险：盆腔扫描发现宫腔积液和（或）黏液样阴道分泌物。如果在子宫积脓的情况下进行宫腔器械操作（宫腔镜检查或活检），应立即使用抗生素，以减少全身性感染的风险[34]。

神经损伤

麻醉患者长时间处于截石位可能会导致体位相关的神经损伤，这可根据神经受影响的感觉和运动缺陷的特征分布来识别[31]。这些损伤包括：①髋关节过度屈曲、外展和外旋引起的股神经压迫；②坐骨神经和腓神经牵拉损伤，由髋关节过度屈曲或极端外旋引起；③由于截石位支架的长时间压迫，腓骨头部位的腓神经受压。为避免损伤的发生，需要仔细摆好患者体位，尽量减少髋关节的屈曲、外展和外旋，确保膝关节的适度屈曲。使用凝胶垫可以保护臀部、外侧腓骨、大腿后部和脚跟，避免这些部位受到过度压迫[35]。

宫腔粘连

宫腔镜手术可能造成宫腔粘连，其发生率主要取决于手术类型，特别高发于宫腔成形术、肌瘤切除术和子宫内膜消融术后[36-37]。由于没有严格的术后诊断性宫腔镜随访，因此缺乏对不同类型手术宫腔镜术后宫腔粘连发生率的精确估计。此外，薄膜状粘连和小片膜性粘连的意义有争议。一般认为，子宫内膜基底层的创伤导致的更广泛的纤维性粘连会对生育功能产生不利影响。宫腔粘连可引起宫腔部分狭窄和闭塞，导致宫腔积血和严重的周期性或非周期性盆腔疼痛。后一种现象更多地与经宫颈切除子宫内膜或全宫腔子宫内膜消融相关。在接受全宫腔子宫内膜消融术的患者中，10%~20%的患者会在2年内因持续出血或疼痛进行全子宫切除术[38]，至于引起这种疼痛的原因究竟是宫腔积血还是医源性子宫腺肌病，目前尚不清楚。全子宫切除术适用于解决这

些症状，特别是手术前使用GnRHa可成功消除这些患者的疼痛症状。

9.5 质量控制

电子数据收集工具可在智能手机、平板电脑、个人电脑等平台使用，通过标准化的数据收集，可监测每个手术，并根据常规数据对手术进行基准质控。BSGE外科信息收集系统（sargical information collection system，SICS）就是一种这样的资源，它是为了帮助临床医生对并发症进行精确的国内和国际估计而开发的，并通过手术复杂性对其进行分层（BSGESICS.com）。另外，还需要发展关于外科手术器械并发症的国家登记册，以便提供分母数据，从而能够更可靠地比较器械的安全性。

9.6 小结

总体上宫腔镜手术的严重并发症的发生率低，是一种安全的手术。技术创新可进一步提高宫腔镜手术的安全性，如液体管理系统可减少液体超负荷的发生，双极电切的应用可最大限度地减少手术中发生低钠血症的可能性，宫腔镜组织去除系统可同时切割并抽吸组织，最大限度地减少发生子宫穿孔和热损伤的风险。此外，门诊手术避免了全身麻醉、局部麻醉相关的并发症。对清醒患者进行宫腔镜手术可通过患者的即时反馈降低发生严重意外和创伤性并发症的风险。适当的工作量和高质量的培训系统有助于维持和发展特定宫腔镜手术的专业水准，这是安全熟练掌握诊断性宫腔镜和手术性宫腔镜的关键。

（宋　昱　陈丽梅　翻译　　汪　清　隋　龙　审校）

参考文献

1. Jansen FW, Vredevoogd CB, van Ulzen K, et al. Complications of hysteroscopy: a prospective, multicenter study. *Obstet Gynecol* 2000; 96: 266–70.

2. Clark TJ, Voit D, Song F, et al. Accuracy of hysteroscopy in the diagnosis of endometrial cancer and disease: a systematic review. *JAMA* 2002; 288: 1610–21.

3. Overton C, Hargreaves J, Maresh M. A national survey of the complications of endometrial destruction for menstrual disorders: the MISTLETOE study. *BJOG* 1997; 104: 1351–9.

4. Taskin O, Yalcinoglu A, Kucuk S, et al. The degree of fluid absorption during hysteroscopic surgery in patients pretreated with goserelin. *J Am Assoc Gynecol Laparosc* 1996; 3: 555–9.

5. Donnez J, Vilos G, Gannon MJ, et al. Goserelin acetate (Zoladex) plus endometrial ablation for dysfunctional uterine bleeding: a large randomized, double-blind study. *Fertil Steril* 1997; 68: 29–36.

6. Cooper KG, Pinion SB, Bhattacharya S, Parkin DE. The effects of the gonadotrophin releasing hormone analogue (goserelin) and prostaglandin E1(misoprostol) on cervical resistance prior to transcervical resection of the endometrium. *BJOG* 1996; 103: 375–8.

7. Cooper N, Smith P, Khan K, Clark TJ. Does cervical preparation before outpatient hysteroscopy reduce women's pain experience? A systematic review. *BJOG* 2011; 118 : 1292–301.

8. Polyzos NP, Zavos A, Valachis A, et al. Misoprostol prior to hysteroscopy in premenopausal and postmenopausal women: a systematic review and metaanalysis. *Hum Reprod Update* 2012; 18: 393–404.

9. Al-Fozan H, Firwana B, Al Kadri H, Hassan S, Tulandi T. Preoperative ripening of the cervix before operative hysteroscopy. *Cochrane Database Syst Rev* 2015; (4): CD005998.

10. Munro MG, Christianson LA. Complications of hysteroscopic and uterine resectoscopic surgery. *Clin Obstet Gynecol* 2015; 58: 765–97.

11. Darney PD, Atkinson E, Hirabayashi K. Uterine

perforation during second-trimester abortion by cervical dilation and instrumental extraction: a review of 15 cases. *Obstet Gynecol* 1990; 75: 441–4.

12. Royal College of Obstetricians and Gynaecologists. *Best Practice in Outpatient Hysteroscopy*. Green-top Guideline No. 59. London: RCOG; 2011. www.rcog .org.uk/en/guidelines-research-services/guidelines/gt g59 (accessed November 2019).

13. Agostini A., Bretelle F, Cravello L, et al. Complications of operative hysteroscopy. *Presse Med* 2003; 32(18): 826–9.

14. Tan Y, Lethaby A. Pre-operative endometrial thinning agents before endometrial destruction for heavy menstrual bleeding. *Cochrane Database Syst Rev* 2013; (11): CD010241.

15. Castaing NDE. Mechanical and metabolic complications of hysteroscopic surgery: report of a retrospective study of 352 procedures. *Contracept Fertil Sex* 1999; 27: 210–15.

16. Pasini A, Belloni C. Intraoperative complications of 697 consecutive operative hysteroscopies. *Minerva Gynecol* 2001; 53(1): 13–20.

17. Vilos GA, Stan B, Graham G, McCulloch S, Borg P. Genital tract electrical burns during hysteroscopic endometrial ablation: report of 13 cases in the United States and Canada. *J Am Assoc Gynecol Laparosc* 2000; 7: 141–7.

18. Muzii L, Boni T, Bellati F, et al. GnRH analogue treatment before hysteroscopic resection of submucous myomas: a prospective, randomized, multicenter study. *Fertil Steril* 2010; 94: 1496–9.

19. Mavrelos D, Ben-Nagi J, Davies A, et al. The value of pre-operative treatment with GnRH analogues in women with submucous fibroids: a double-blind, placebo-controlled randomised trial. *Hum Reprod* 2010; 25: 2264–9.

20. Phillips DR, Nathanson HG, Milim SJ, et al. The effect of dilute vasopressin solution on blood loss during operative hysteroscopy: a randomised controlled trial. *Obstet Gynecol* 1996; 88: 761–6.

21. Corson SL, Brooks PG, Serden SP, Batzer SR, Gocial B. Effects of vasopressin administration during hysteroscopic surgery. *J Reprod Med* 1994; 39: 419–23.

22. Cooper NA, Smith P, Khan KS, Clark TJ. A systematic review of the effect of the distension medium on pain during outpatient hysteroscopy. *Fertil Steril* 2011; 95: 264–71.

23. Hahn RG, Sandfelt L, Nyman CR. Double-blind randomized study of symptoms associated with absorption of glycine 1.5% or mannitol 3% during transurethral resection of the prostate. *J Urol* 1998; 160: 397–401.

24. Umranikar S, Clark TJ, Saridogan E, et al. BSGE/ESGE guideline on management of fluid distension media in operative hysteroscopy. *Gynecol Surg* 2016; 13: 289–303.

25. AAGL Advancing Minimally Invasive Gynecology Worldwide. AAGL Practice Report. Practice guidelines for the management of hysteroscopic distending media. *J Minim Invasive Gynecol* 2013; 20: 137–48.

26. Brooks P. Venous air embolism during operative hysteroscopy. *J Am Assoc Gynecol Laparosc* 1997; 4: 399–402.

27. Munro MG, Weisberg M, Rubinstein E. Gas and air embolization during hysteroscopic electrosurgical vaporization: comparison of gas generation using bipolar and monopolar electrodes in an experimental model. *Am Assoc Gynecol Laparosc* 2001; 8: 488–94.

28. Brandner P, Neis KJ, Ehmer C. The etiology, frequency, and prevention of gas embolism during CO_2 hysteroscopy. *J Am Assoc Gynecol Laparosc* 1999; 6: 421–8.

29. Imasogie N, Crago R, Leyland N, Chung F. Probable gas embolism during operative hysteroscopy caused by products of combustion. *Can J Anaesth* 2002; 49: 1044–7.

30. Lethaby A, Hickey M, Garry R. Endometrial destruction techniques for heavy menstrual bleeding. *Cochrane Database Syst Rev* 2005; (4): CD001501.

31. Munro MG, Christianson LA. Complications of hysteroscopic and uterine resectoscopic surgery. *Clin Obstet Gynecol* 2015; 58: 765–97.

32. Smith PP, Kolhe S, O'Connor S, Clark TJ. Vaginoscopy Against Standard Treatment (VAST): a randomised controlled trial. *BJOG* 2019; 126: 891–9.

33. Thinkhamrop J, Laopaiboon M, Lumbiganon P.

Prophylactic antibiotics for transcervical intrauterine procedures. *Cochrane Database Syst Rev* 2007; (3): CD005637.

34. Janjua A, Smith P, Dawoud K, Gray J, Clark J. Fatal systemic infection following an outpatient hysteroscopic diagnosis of a chronic pyometra: a case report and survey of practice. *Eur J Obstet Gynecol Reprod Biol* 2015; 194: 250–1.

35. Barnett JC, Hurd WW, Rogers RM, Williams NL, Shapiro SA. Laparoscopic positioning and nerve injuries. *J Minim Invasive Gynecol* 2007; 14: 664–72.

36. Tulandi T. Introduction: prevention of adhesion formation: the journey continues. *Hum Reprod Update* 2001; 7: 545–6.

37. Touboul C, Fernandez H, Deffieux X, et al. Uterine synechiae after bipolar hysteroscopic resection of submucosal myomas in patients with infertility. *Fertil Steril* 2009; 92: 1690–3.

38. Bansi-Matharu L, Gurol-Urganci I, Mahmood TA, et al. Rates of subsequent surgery following endometrial ablation among English women with menorrhagia: a population-based cohort study. *BJOG* 2013; 120: 1500–7.

第10章
宫腔镜下子宫内膜息肉切除术

Paul Smith and Justin Clark

10.1 背景

10.1.1 子宫内膜息肉的定义

子宫内膜息肉是子宫内膜组织局部过度增生而形成的，它可以生长在宫腔的任何部位。

子宫内膜息肉表面覆盖着一层子宫内膜组织，里面包含着不同数量的腺体、间质和血管。一般子宫内膜息肉有着细长的蒂，但有些子宫内膜息肉基底比较扁平宽大，息肉的大小从几毫米到几厘米不等（图10.1）。

10.1.2 子宫内膜息肉的发生率和流行病学

子宫内膜息肉在临床上是很常见的。异常子宫出血（abnormal uterine bleeding，AUB）和有生殖问题的患者罹患子宫内膜息肉的概率较高，但息肉也可能是被偶然发现的。无症状女性子宫内膜息肉的发生率较低，在10%左右，但根据人群特征和所使用的诊断方法不同，这个比例会有所不同。有文献报道，在无症状绝经后女性的超声和宫腔镜检查中，子宫内膜息肉的检出率分别为13%[2]和16%[3]。相反，有12%的未绝经女性[2]和6%～11%不伴有AUB的不孕女性经阴道超声检查偶然发现有子宫内膜息肉[4-5]。

子宫内膜息肉在伴有AUB的成年女性中发生率更高，可达20%～30%[6-8]。这些数据差异大是由于所对应的人群、息肉的定义标准和使用的诊断方法不同。除了AUB，子宫内膜息肉的高危因素还包括高龄、肥胖、高血压和他莫昔芬的使用[2,9]。激素替代疗法在息肉形成中的作用仍不确定，有一些研究表明两者之间呈正相关，而另一些研究结果则并不支持此说法[6,10]。

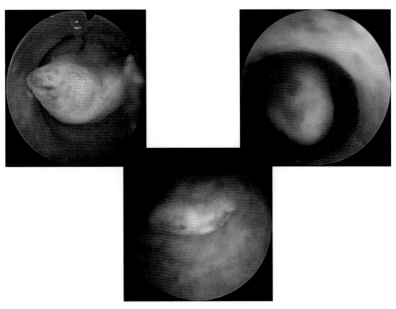

图10.1 3位女性的良性子宫内膜息肉的宫腔镜下所见 ［图片来源：Louis Alonso Pacho (far left) and Mary Connor］

111

10.1.3 子宫内膜息肉的病因

子宫内膜息肉的病因尚不清楚。在与月经周期相关的细胞凋亡调节因子的增殖和表达方面，子宫内膜息肉组织与周围的子宫内膜有相似之处[11]。然而，与正常子宫内膜相比，子宫内膜息肉有较多的激素受体，且凋亡较少，导致间质和腺体组织的局灶性过度增殖[12]。目前尚不清楚这种组织过度生长是由激素受体含量升高使组织对雌激素刺激更敏感引起的，还是由于细胞凋亡受抑制而导致细胞大量增加而引起的[12-13]。也可能是这些因素共同作用的结果。

10.1.4 诊断

超声

检查子宫内膜息肉的无创方法是超声检查（TVU）。子宫内膜息肉通常表现为高回声区，腔内有规则的轮廓，周围有薄薄的高回声晕（图10.2）。有些息肉内可以看到囊间隙。息肉可能表现为增厚性肿块或局灶性肿块，但这些表现是非特异性的，也可以在其他疾病中发现。彩色血流多普勒可以识别息肉的供血血管，从而进一步提高TVU的诊断准确率。三维超声的发展也提高了

TVU诊断子宫内膜息肉的敏感性和特异性[14]。

由于TVU的方便性和可接受性，它通常被作为AUB的首要检查方法。然而，与门诊宫腔镜相比，TVU用于检测宫内局灶性病灶的病理类型时准确性较低，因此提出了基于TVU的分层测试。生理盐水灌注超声（SIS）通过注入液体扩大宫腔，可以看清楚宫腔各壁并做出描述，使得诊断占位性病变的敏感性和特异性有所提高。SIS和宫腔镜被认为是检查子宫内膜息肉的"金标准"。虽然SIS相对TVU而言提高了诊断的精确度，但三维成像的加入并未提高二维SIS的精确度[15]。

SIS不常用于妇科，但在欧洲部分地区和北美应用较多，这些地区有更多的该领域的专家。它的优点是能够评估宫腔外的结构，如子宫肌层和附件异常，甚至可以评估输卵管的情况。SIS后收集到的信息可用于分类和计划后续手术治疗。然而，与门诊宫腔镜不同的是，SIS不能同时进行子宫内膜息肉的治疗。

子宫内膜活检

传统上，宫颈扩张和子宫内膜诊刮术是内膜活检的常规做法。然而，这种方法需要全身麻醉，尽管特异性接近100%，但敏感度不高[16]。同样，门诊基于微型Pipelle®活检的抽吸活检对局

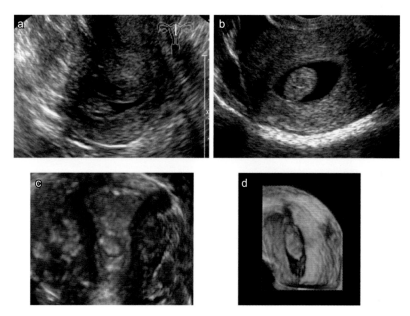

图10.2 子宫内膜息肉的标准二维（a，b）和三维（c，d）超声图像 [图片来源：a. Elizabeth Bullivant; b～d. Justin Clark]

灶性病灶（比如内膜息肉）的病理诊断的准确性也不高，这是因为内膜活检不是直视下的操作，可能有一部分子宫内膜会被漏刮。先前对门诊子宫内膜活检的分析高估了它的准确性，因为这种方法不是在直视下的操作[17]。最近的研究显示，PMB和绝经后内膜超过4mm的患者在阴道超声的诊断中，子宫内膜息肉漏诊率最多可达50%。更令人担忧的是，6%的子宫内膜息肉是子宫内膜癌前病变或者已经是内膜癌，因此绝经后的女性有出血症状的，或者超声提示有子宫内膜增厚的应做进一步检查。

宫腔镜

宫腔镜对子宫内膜息肉的诊断具有较高的准确性，特别是对绝经后女性子宫内膜息肉的诊断价值较高，因为绝经后女性的子宫内膜较薄，我们更容易发现局灶性的病变。宫腔镜检查可以主观地评估子宫内膜病变。我们也可以尝试通过观察子宫内膜息肉的特征更客观地分类子宫内膜息肉（Clark T. J.，FIGO月经失调委员会代表）。然而，在宫腔镜下定位活检可进一步提高其诊断准确性[18]。以前我们都是依靠小而软的宫腔镜取物钳取宫腔内的组织，而现在宫腔镜刨削系统的引入使组织取样更便利。宫腔镜的优势是可以在诊断的同时进行切除治疗。根据医院的条件，手术可以在全身麻醉下进行，也可以在门诊进行。

其他检查方式

输卵管造影有电离辐射，且患者检查时也会有不适感，但其显影可以提示占位性病变，且可以显示输卵管的情况。CT和MRI可以用来识别息肉，但这些检查成本高，无法广泛使用。

10.2　子宫内膜息肉的临床意义

在诊断子宫内膜息肉后，大多数妇科医生都会切除它。这种干预的基础是认为子宫内膜息肉复发率不高，切除子宫内膜息肉除了有助于治疗

AUB和不孕症，还可以排除子宫内膜癌或子宫内膜癌前病变。

10.2.1　肿瘤的发生

绝大多数子宫内膜息肉是良性的，但仍有少数子宫内膜息肉会发展为子宫内膜癌。研究显示，子宫内膜息肉癌变率为0.5%～3%[19-22]，随着内膜癌前病变发生率的增加，这个概率为1%～3%[20-23]。对评估子宫内膜癌和癌前病变患病率的回顾性观察性研究发现，有AUB症状的绝经后患者患子宫内膜癌和癌前病变的风险最高[24]。这些发现得到了最近的一项随机对照试验数据的支持，表明在PMB的患者中，有6%的子宫内膜息肉存在子宫内膜不典型增生或子宫内膜癌[17]。相反，无症状女性患子宫内膜恶性病变的风险比AUB女性低4～10倍[25-26]。除AUB外，子宫内膜息肉发生恶变的危险因素包括肥胖、糖尿病[20-22]和息肉增大[22-23]。此外，他莫昔芬的使用与发生子宫内膜息肉的风险增加以及子宫内膜息肉[27,28]产生非典型性增生和恶变的风险增加有关。宫腔镜下提示恶性肿瘤的表现包括：表面形态不规则，有坏死区域和血管的异常，如血管丰富和分支异常等，这些特征也被认为是预测子宫内膜病变的依据[29]。

10.2.2　异常子宫出血

对于AUB患者，现在越来越多地使用宫腔镜和高分辨率超声进行检查，结果表明出血大多与子宫内膜息肉有关。这促使国际妇产科联盟（FIGO）批准了育龄期女性AUB原因的分类指南，缩写为PALM-COEIN，其中"P"代表"息肉"（即描述与子宫息肉存在相关的AUB）[30]（表7.1）。子宫内膜息肉引起不同形式AUB的机制尚不清楚，但可能与类固醇激素作用于子宫内膜、炎症影响和（或）血管增生紊乱有关[12,31-32]。目前正在尝试在PALM-COEIN命名中发展出一个

实用和可重复的AUB-P类别亚分类系统。要完善这个指南还应包括息肉的数量、大小、形状、位置、表面形态、组成和血管等特征，并希望能发现这些息肉的特征与AUB症状的相关性。

10.2.3　生育能力

关于子宫内膜息肉是否对生育有影响的数据都是基于一些病例的对照研究[24]。有一项随机对照试验（randomized controlled trial，RCT）观察了215名正在接受宫内人工授精（intrauterine insemination，IUI）治疗的女性，她们同时经超声诊断为子宫内膜息肉。将215名患者随机分成2组，一组行子宫内膜息肉切除术，另一组仅行子宫内膜息肉活检[33]。结果显示行子宫内膜息肉切除术组的患者妊娠概率更高（相对风险2.1；95% CI 1.5～2.9）。事实上，在子宫内膜息肉切除术组有65%的妊娠发生在IUI之前。最近发表的两项RCT结果显示，如果超声未提示宫腔异常，那么在体外受精之前常规行宫腔镜检查是没有益处的[34-35]。然而，只有少部分做宫腔镜检查的女性发现有子宫内膜息肉，因此针对不孕症患者行子宫内膜息肉切除术的有效性仍需要进一步评估。

10.3　子宫内膜息肉的治疗

10.3.1　期待治疗

由于大多数子宫内膜息肉是良性的，有些可能自然消退，所以可以观察随访，从而避免医疗资源的浪费。两项RCT研究了AUB患者的子宫内膜息肉是否应该切除[36,37]。一项RCT研究的结论是必须切除，因为无论是临床医生还是患者都不愿意被随机纳入不切除息肉的那一组，这与先前的研究一致，这些研究还表明尽管宫腔镜是侵入性的治疗手段，但绝经后女性仍更倾向于宫腔镜

检查和治疗[25]。另一项RCT随机抽取了150名患者，其中60%的患者有AUB，在子宫内膜息肉切除术后AUB的症状无明显改善，但经间期出血明显减少[37]。然而，需要指出的是这项研究入组患者的子宫内膜息肉都比较小，而且都是绝经前有特异性症状的女性。

一些关于子宫内膜息肉自然消退的证据表明，自然消退更有可能发生在绝经前女性和小于10mm的息肉[26,38]。一项研究对女性人群中被偶然发现临床并无症状的息肉进行研究，随后跟踪随访2.5年[26]。该研究的结论是超过50%的小于10mm的子宫内膜息肉可以消退，而那些更大的可能会引起临床症状。有一个病例：5～8mm无症状的子宫内膜息肉，几个月后自然消退[38]。因此，绝经前女性小于10mm的没有临床症状的息肉，可以考虑随访观察。

10.3.2　药物治疗

药物治疗对于月经紊乱是非常有效的，但对于治疗子宫内膜息肉的疗效并没有证据，而且也不建议[39]。左炔诺孕酮宫内缓释系统（LNG-IUS）已成功地用于降低因服用他莫昔芬的女性发生子宫内膜息肉的概率[40]。它也可以降低因其他高危因素而发生子宫内膜息肉的概率，但其使用应限于研究协议。促性腺激素释放激素（GnRHa）一直被用于抑制子宫内膜，并被用于为绝经前女性的切除手术创造更好的手术条件[41]。然而，由于它的成本和副作用的问题，很难证明它在去除子宫内膜息肉方面是合理的。

10.3.3　手术治疗

英国和欧洲的调查表明，大多数妇科医生倾向手术切除子宫内膜息肉[42,43]。子宫内膜息肉切除术是可以在诊断的同时进行治疗的有效方法。过去在英国，手术切除的主要方法是在宫腔镜检查后盲抓或刮除内膜息肉。渐渐地此类操作被宫

腔镜直视下的切除所取代，并可以在门诊进行手术；这种变化要归功于设备和技术的发展，且有许多这种循证干预的研究发表。

子宫内膜息肉盲法切除术

子宫内膜息肉盲法切除术可能会导致息肉切除不完全。这种技术至今仍在使用，尽管大多数妇科医生先要进行宫腔镜检查，以定位息肉，并在刮宫前直接盲取息肉。由于宫颈的扩张是必要的，因此需要住院治疗和全身麻醉，医疗费用也随之增加。盲取息肉还与子宫创伤有关，在操作中术者甚至没有意识到穿孔而进一步导致腹部损伤的严重并发症。

宫腔镜息肉切除术

对一系列的机械仪器［包括剪刀、套环、活检钳和抓钳，以及可插入5Fr或7Fr操作通道的直径小于或等于5.5mm的硬性宫腔镜（图3.8）］的安全性和可行性进行了评估[1]。但是这些精细的机械仪器是比较薄弱且易损坏的，很难去除大的或纤维性的组织，在某些情况下还可能造成出血。电器械可以更有效地切割，可以在全身麻醉或局部麻醉下切除子宫内膜息肉。这些大的电切环还可以进行子宫内膜切除术和黏膜下肌瘤切除术（图3.11）。由于这些手术可能引起包括液体超负荷和电损伤等比较严重的并发症，因此手术需要全身麻醉，且由资深医生施行。

与肌瘤（由血管和致密组织形成，部分嵌入肌层）相比，息肉更软，且在宫腔里完全可见。单纯切除子宫内膜息肉一般没有必要用大的电切环，因此开发出了更小、创伤更少的电外科设备，专门用于息肉切除。双极电切系统Versapoint®（美国新泽西州萨默维尔爱惜康公司）是第一个用于生理盐水的微型5Fr（1.8mm）双极电极，可用于小于或等于5.5mm的标准操作宫腔镜切除息肉（图3.9）。据报道，即使在门诊手术这种设备仍是安全和可行的[44]。同样，微型单极电刀也是可以使用的[45]（图10.3）。

近年又出现了刨削系统，除了无须用电，还可以同时切割和取出组织。这个系统克服以往宫腔镜电手术可能会出现的情况，比如视野不清晰、非手术区域的电损伤、组织取出困难等问题。第一个开发出的组织切除系统（tissue reonoual system, TRS）是TruClear™ 5.0（美国明尼苏达州明尼阿波利斯美敦力公司）（图3.10a），接着是IBS®集成Bigatti刨削器（德国图特林根市Karl Storz）（图3.10c）和MyoSure®（美国马萨诸塞州马尔伯勒豪洛捷公司）（图3.10b）。

最近，已开发出手动操作系统，无须电驱动。通过反复挤压和释放一个集成的手持式泵来旋转刀片。另外，还出现了一个结合双极射频能量的组织切除系统。这些在第19章中有描述。

一项RCT比较了在全身麻醉下分别使用TruClear™ TRS和单极系统切除肌瘤和息肉，结果显示TRS更容易学习且更易操作[46]。另一项RCT比较了TRS与Versapoint®双极电切在门诊的手术操

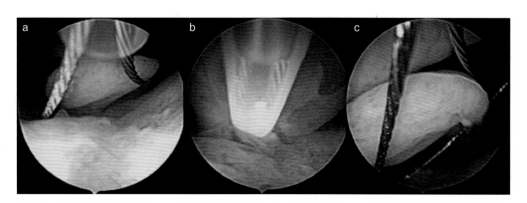

图10.3　子宫内膜息肉套圈。a.息肉周围放置套圈；b.收紧基底部；c.切除后从宫腔内捕获并取出息肉（图片来源：Mary Connor）

作，结果显示TRS更快，也更容易被接受，痛苦更少，完全切除息肉的概率也更高[47]。然而，技术的选择由当地医院的专业水平、设备和子宫内膜息肉的大小、数量以及息肉的位置决定，还需考察患者的综合因素。

10.4 治疗设备

上述技术都是使用小的内镜在直视下切除息肉。这样可避免常规的宫颈扩张，且无须全身麻醉或局部麻醉，手术在门诊部进行。在使用外径小于6mm的宫腔镜或阴道内镜时，可以选择宫颈麻醉或宫颈旁麻醉，无须全身麻醉或区域麻醉。医疗费用比全身麻醉低，更安全，创伤更小[44]。80%的门诊患者更倾向于选择这种方式[48]，因为它更快更方便，特别是作为"一站式"服务，患者可以在检查的同时进行治疗。一项大型多中心RCT（OPT试验）比较由于AUB需要做子宫内膜息肉切除术的门诊和住院患者，手术的有效性没有区别，但门诊患者的医疗费用明显低得多[44]。

用100mm视觉模拟评分量表（visual analogue scale，VAS）对在门诊进行的诊断性宫腔镜和宫腔镜下息肉切除术的患者进行评分，结果显示两组患者的平均疼痛评分相似。使用阴道内镜的诊断性宫腔镜评分为42.7mm，应用阴道窥器时评分为46.4mm[49]。使用双极切除子宫内膜息肉时疼痛评分略高，为52.0mm，刨削系统操作时评分为35.9mm[44]。一项OPT试验评估门诊行器械或电切除子宫内膜息肉的宫腔镜手术，平均疼痛评分为45.0mm，与上述结果一致[44,47]。大多数患者可以接受在门诊没有麻醉的状态下进行诊断性宫腔镜和子宫内膜息肉切除术，虽然有些患者认为手术过程有些不适，甚至难以接受。因此，在门诊宫腔镜之前必须提供给患者可供选择的治疗方案，并充分告知。在提高患者满意度方面还有以下几点非常重要，包括：①建议患者服用镇痛药（如扑热息痛或非甾体抗炎药）；②制备吸入性氧化亚氮用于镇痛和轻度镇静；③选择最佳操作技术尽量减少疼痛，如阴道内镜检查；④使用尽量减少疼痛的子宫内膜切除技术（TRS）；⑤一名工作人员专门和患者交谈，以语言支持患者。

10.5 宫腔镜下子宫内膜息肉切除术

10.5.1 组织切除系统

作用方式

宫腔镜TRS（以前被称为宫腔镜粉碎器）的工作原理都是一样的。一次性组织切除装置包括两个带有远端开口或切割窗口的中空金属圆柱体。当施加负压（抽吸）时，组织进入切割窗口。这个内缸在术者的控制下（脚踏板或整体式手持式泵）旋转以切除组织。然后，这些组织被吸进装置，进入回收袋中，这样可以将所有组织送病理检查。

同时切割和抽吸组织有两个明显的优点。首先，TRS减轻了痛苦，避免了在切除子宫内膜息肉和从相对狭窄的颈管内取出组织时可能造成的损伤。TRS没有必要扩张子宫颈管和用大的抓钳或其他器械取组织，因此手术时间相应减少。其次，TRS整个手术过程中视野清晰，没有漂浮的碎组织影响视野。相比宫腔镜的电操作，机械TRS还有一个很大的优势，它们避免了其他组织的热损伤，因此，周围的内膜和肌层术后粘连的风险也相应降低。此外，TRS操作时没有气泡的产生，这样可以使视野更清晰，也避免了因气泡产生空气栓塞的风险。

使用说明

较小的TRS装置适用于所有子宫内膜息肉尤其适用于基底比较大的组织切除，因为它能更好地进入宫底，即使有多个息肉，仍可以快速切除和取出。TRS还可进行可疑病变或子宫内膜息肉样病变的定位活检。但是，术者应注意最小直径旋转TRS（TruClear™ 软组织小刀）仅用于切除较软的组织（如子宫内膜息肉），无法切割大密度的纤维组织。因此，如果小的黏膜下肌瘤被误判为子宫内膜息肉的话，治疗可能失败，除非使用安装可切割致密组织的往复式刀片的TRS（见第12章）。

使用组织切除系统

TRS用于门诊切除子宫内膜息肉的装置外径通常设置为5～6.25mm。因此，插入装有TRS装置的宫腔镜系统可能需要宫颈麻醉和扩张。但是，如果外径小于或等于5.5mm，那么麻醉可以用最小剂量。如果使用的是TruClear™ TRS，在没有大量出血的情况下可以不使用提供持续灌流的外鞘（由TRS抽吸液体和组织），外径从5.6mm减小到5mm。TruClear 5C型号的镜面是斜的，更容易进入阴道和宫腔。还有，TruClear™系统的自动关闭还可以确保设备未操作时膨宫液不会流出来，这样可以保持更清晰的视野。

如果一开始宫腔内有碎屑，TRS会先清除混浊液体和游离的组织碎片。一旦确定需要去除息肉，TRS即启动切割窗口对准息肉的末端将组织吸出。提高手术操作效率很重要的一点是，术者应确保在手术时看不到切割窗口，窗口应一直埋在息肉组织里，通过精细的旋转调整完成操作。操作时应尽量减少患者不适。如果看到息肉在切割窗口内来回剧烈晃动，这表明TRS处于最佳切割状态。当手术快结束时，需要对手持式TRS施加轻微压力，确保息肉的基底也完全被切除。术者应该尽量避免反复的"停止-启动"操作，因为这样做会延长手术时间。应尽量使TRS保持持续工作状态，血液和组织碎片持续被吸入切割窗口，以保持更清晰的视野。

疑难解决

如果TRS切割和吸除息肉的操作显示无效，则应采取以下步骤：①检查吸取器是否打开；②检查吸管是否堵塞，并确保所有密封通道都是封闭的；③考虑息肉是否纤维化，或者其实

是黏膜下纤维瘤——如果是黏膜下肌瘤的话，使用TruClear系统需更换为往复式切割刀片，如TruClear™致密组织迷你刀片；使用MyoSure系统需更换成更坚固的Lite刀片。

10.5.2　双极电切

作用方式

双极针状电极通过在电极周围气化产生一个高温等离子电弧发挥切割作用。当生理盐水开始通电时，在活性电极附近的电阻会产生电弧。这样电极可以烧灼血管以减少出血。另外，它们可以灵活地通过各种宫腔镜的操作通道（图3.9）。Versapoint®双电极比较细，切割更精确（Twizzle tip电极，图3.9a），或稍宽，便于切割以及烧灼（Spring tip电极，图3.9b）。双极的电极通常可以与各种辅助器械联合使用，包括5Fr抓钳、活检钳和剪刀（图3.8）。

使用说明

双极电切术可用于大多数息肉，虽然较大息肉（超过2cm）的手术可能有些困难。它们需要更长的操作时间，因为：①电极进入宫腔会受到限制；②在息肉基底处操作起来也有困难；③很难保持清晰的视野；④另外宫颈管是狭长的，取出大的息肉时也会受到阻力。大多数术者采用整体切除（en-bloc）技术，在息肉的底部切除，以便一次性取出。但是，比较大的息肉或纤维性息肉，可以使用分割技术（图10.4），但这将延长手术时间，且需要多个器械通过宫颈进行操作。

膨宫液长时间灌流使子宫内膜充血，这会影响视野，另外，破碎的内膜组织被切除后引起的出血也会影响视野，因而要保持清晰的视野可能比较困难。

双极针状电极切除术

5Fr双极针状电极或点状电极可以通过所有30°标准硬镜宫腔镜系统通道。Alphascope™（美国

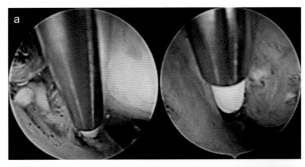

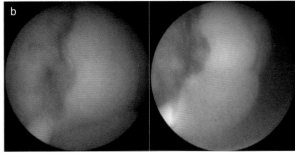

图10.4 双极电极切除子宫内膜息肉。a. 整体切除；b. 宫腔镜下分割切除（图片来源：a. Mary Connor; b. Justin Clark）

萨默维尔市强生公司爱惜康）是有一次性外保护套的微型0°半硬性宫腔镜（图3.6），镜子具有10°镜面，视野更广。这个保护套还装有一个可膨胀的塑料通道，可容纳5Fr或7Fr器械通过。建议先将宫腔镜置入宫腔，然后再把电极插入宫腔镜的操作通道。这是因为宫腔镜外径只有3mm多一点，宫腔镜很容易通过宫颈管，但使用了电极，就需要扩大工作通道，直径就接近5mm。操作通道同时也是膨宫液流出的通道，有助于手术开始时清除混浊的液体。对于特殊的临床情形，如宫底部的息肉，可以把电极弯成切钩调整旋转电极，以便切除。这种情况下，手术前必须先将电极插入工作通道，应该超过宫腔镜的末端弯曲以进入宫腔。

使用Alphascope和电极进行切割时有3种方法。第一种方法是固定电极和镜鞘，然后整体移动宫腔镜与电极。第二种方法是固定电极和宫腔镜但是旋转镜鞘，形成一个弧形，这适合切割侧壁息肉。第三种方法是固定镜鞘和宫腔镜但移动电极。可以多种方法结合使用，切除息肉的方法取决于术者的偏好和息肉的大小、位置。

常规电切术的方法不能完全复制应用于双

极针状电极。这是因为传统的电切环在宫腔镜的最远端操作，无论病灶位于子宫腔何处，电极都有比较好的活动性可以切除病灶。此外，电切镜控制电切环，从病灶底部自内向外逆行切除，以最大限度地降低子宫穿孔和腹部内脏结构的热损伤。然而，双极针状电极不具备这种操作性，因为双极针状电极是直的，且比较小。

尽可能使用上述3种方法，双极针状电极应逆行操作，到了宫底方向应停止，对于宫底部分的息肉电极应该顺向移动，并且应该在高倍镜下仔细操作。宫底的息肉可以用电极从当中切开，这样基底就被分成了两部分而变窄，被切开的息肉会随着膨宫液自由飘动，可以通过间歇使用电极横向切割两侧的基底。还有一种治疗宫底部息肉的方法是在高倍镜下限制其基底部用电极轻轻地破坏中心，露出基底，然后进行切割。这些操作可能需要重复几次。有些术者认为把较大的息肉切开取出更好[50]。如前所述，所有方法都各有利弊。

门诊子宫息肉切除术最困难的部分不是把息肉从蒂部切除，而是要把它从狭窄的宫颈管内取出。可以使用5Fr～7Fr的抓取器、活检钳甚至息肉套圈。一些术者不切除整个息肉，留下部分蒂部，这可以防止息肉被膨宫盐水冲出，使之更容易被抓住。另一些术者把息肉沿蒂完全切除，停止膨宫液流动，用抓钳固定住息肉，一旦息肉被抓住，直视下让息肉慢慢地穿过宫颈，这样可增加息肉被取出的概率。如果宫颈管相对于息肉比较狭窄，应该行宫颈扩张，然后再次尝试在直视下取出息肉。也可以试着把息肉切碎，但一旦息肉被沿蒂完全切除后就十分困难了。应该避免非直视下盲取息肉，除非息肉看起来为可疑病变。一般来说，盲取游离的息肉需要十分谨慎，容易造成子宫创伤。

疑难解决

电极激活时有时会引起刺痛，可能是因为无意中刺激了子宫肌层。一些术者建议减少预设功率输出，以减少疼痛刺激和气泡形成[50]。

10.5.3　剪刀

在持续灌流宫腔镜手术中，5Fr和7Fr冷刀可用于剪除子宫内膜息肉[48]。剪刀可重复使用，且不会产生气泡妨碍视野，尤其是在切除前壁息肉时。但是，剪刀使用时活动度会受到限制，而且它们相对脆弱，因此它们最适合较小的、柔软的、孤立性的和非宫底部的息肉。

10.6　小结

子宫内膜息肉是妇科常见病，常常伴随着AUB和生育率的下降，有些可能是恶性的。子宫内膜息肉高发于老年女性、体重指数（Body Mass Index，BMI）高的女性、使用他莫昔芬或患有心血管疾病的女性患者。子宫内膜息肉也是子宫内膜癌前病变和子宫内膜癌的危险因素。绝经前无AUB的女性发现子宫内膜息肉可以保守治疗，其他女性应选择手术切除息肉。子宫内膜息肉有很多种治疗方法，可根据不同的器械设备基础、患者的选择和息肉的类型决定。许多有力的证据支持将宫腔镜直视下使用组织切除系统切除息肉作为常规的治疗方法。

（刁雯静　翻译　隋　龙　张宏伟　审校）

参考文献

1. Clark TJ, Gupta JK. *Handbook of Outpatient Hysteroscopy: A Complete Guide to Diagnosis and Therapy.* London: Hodder Arnold; 2005.

2. Dreisler E, Stampe Sorensen S, Ibsen PH, Lose G. Prevalence of endometrial polyps and abnormal uterine bleeding in a Danish population aged 20–74 years. *Ultrasound Obstet Gynecol* 2009; 33: 102–8.

3. Fay TN, Khanem N, Hosking D. Out-patient hysteroscopy in asymptomatic postmenopausal women. *Climacteric J Int Menopause Soc* 1999; 2: 263–7.

4. Fatemi HM, Kasius JC, Timmermans A, et al. Prevalence of unsuspected uterine cavity abnormalities diagnosed by office hysteroscopy prior to in vitro fertilization. *Hum Reprod* 2010; 25: 1959–65.

5. de Ziegler D. Contrast ultrasound: a simple-to-use phase-shifting medium offers saline infusion sonography-like images. *Fertil Steril* 2009; 92: 369–73.

6. Bakour SH, Khan KS, Gupta JK The risk of premalignant and malignant pathology in endometrial polyps. *Acta Obstet Gynecol Scand* 2002; 81: 182–3.

7. Clevenger-Hoeft M, Syrop CH, Stovall DW, Van Voorhis BJ. Sonohysterography in premenopausal women with and without abnormal bleeding. *Obstet Gynecol* 1999; 94: 516–20.

8. Elfayomy AK, Habib FA, Alkabalawy MA. Role of hysteroscopy in the detection of endometrial pathologies in women presenting with postmenopausal bleeding and thickened endometrium. *Arch Gynecol Obstet* 2012; 285: 839–43.

9. Reslová T, Tosner J, Resl M, Kugler R, Vávrová I. Endometrial polyps: a clinical study of 245 cases. *Arch Gynecol Obstet* 1999; 262: 133–9.

10. Perrone G, DeAngelis C, Critelli C, et al. Hysteroscopic findings in postmenopausal abnormal uterine bleeding: a comparison between HRT users and nonusers. *Maturitas* 2002; 43: 251–5.

11. Maia H, Maltez A, Studard E, Athayde C, Coutinho EM. Effect of previous hormone replacement therapy on endometrial polyps during menopause. *Gynecol Endocrinol* 2004; 18: 299–304.

12. McGurgan P, Taylor LJ, Duffy SR, O'Donovan PJ. Are endometrial polyps from pre-menopausal women similar to post-menopausal women? An immunohistochemical comparison of endometrial polyps from pre- and post-menopausal women. *Maturitas* 2006; 54: 277–84.

13. Taylor LJ, Jackson TL, Reid JG, Duffy SRG. The differential expression of oestrogen receptors, progesterone receptors, Bcl-2 and Ki67 in endometrial polyps. *BJOG* 2003; 110: 794–8.

14. La Torre R, De Felice C, De Angelis C, et al. Transvaginal sonographic evaluation of endometrial polyps: a comparison with two dimensional and three dimensional contrast sonography. *Clin Exp Obstet*

Gynecol 1999; 26: 171–3.

15. Nieuwenhuis LL, Hermans FJ, Bij de Vaate AJM, et al. Three-dimensional saline infusion sonography compared to two-dimensional saline infusion sonography for the diagnosis of focal intracavitary lesions. *Cochrane Database Syst Rev* 2017; (5): CD011126.

16. Gimpelson RJ, Rappold HO. A comparative study between panoramic hysteroscopy with directed biopsies and dilatation and curettage: a review of 276 cases. *Am J Obstet Gynecol* 1988; 158: 489–92.

17. van Hanegem N, Breijer MC, Slockers SA, et al. Diagnostic workup for postmenopausal bleeding: a randomised controlled trial. *BJOG* 2017; 124: 231–40.

18. Birinyi L, Daragó P, Török P, et al. Predictive value of hysteroscopic examination in intrauterine abnormalities. *Eur J Obstet Gynecol Reprod Biol* 2004; 115: 75–9.

19. Savelli L, De Iaco P, Santini D, et al. Histopathologic features and risk factors for benignity, hyperplasia, and cancer in endometrial polyps. *Am J Obstet Gynecol* 2003; 188: 927–31.

20. Antunes A, Costa-Paiva L, Arthuso M, Costa JV, Pinto-Neto AM. Endometrial polyps in pre- and postmenopausal women: factors associated with malignancy. *Maturitas* 2007; 57: 415–21.

21. Gregoriou O, Konidaris S, Vrachnis N, et al. Clinical parameters linked with malignancy in endometrial polyps. *Climacteric J Int Menopause Soc* 2009; 12: 454–8.

22. Wang JH, Zhao J, Lin J. Opportunities and risk factors for premalignant and malignant transformation of endometrial polyps: management strategies. *J Minim Invasive Gynecol* 2010; 17: 53–8.

23. Ferrazzi E, Zupi E, Leone FP, et al. How often are endometrial polyps malignant in asymptomatic postmenopausal women? A multicenter study. *Am J Obstet Gynecol* 2009; 200: 235.e1–6.

24. Lieng M, Istre O, Qvigstad E. Treatment of endometrial polyps: a systematic review. *Acta Obstet Gynecol Scand* 2010; 89: 992–1002.

25. Timmermans A, Opmeer BC, Veersema S, Mol BWJ. Patients' preferences in the evaluation of postmenopausal bleeding. *BJOG* 2007; 114: 1146–9.

26. DeWaay DJ, Syrop CH, Nygaard IE, Davis WA, Van Voorhis BJ Natural history of uterine polyps and leiomyomata. *Obstet Gynecol* 2002; 100(1): 3–7.

27. Cohen I. Endometrial pathologies associated with postmenopausal tamoxifen treatment. *Gynecol Oncol* 2004; 94: 256–66.

28. Kedar RP, Bourne TH, Powles TJ, et al. Effects of tamoxifen on uterus and ovaries of postmenopausal women in a randomised breast cancer prevention trial. *Lancet* 1994; 343: 1318–21.

29. Dueholm M, Hjorth IMD, Secher P, Jørgensen A, rtoft G. Structured hysteroscopic evaluation of endometrium in women with postmenopausal bleeding. *J Minim Invasive Gynecol* 2015; 22: 1215–24.

30. Munro MG, Critchley HOD, Fraser IS. The FIGO systems for nomenclature and classification of causes of abnormal uterine bleeding in the reproductive years: who needs them? *Am J Obstet Gynecol* 2012; 207:259–65.

31. Mittal K, Schwartz L, Goswami S, Demopoulos R. Estrogen and progesterone receptor expression in endometrial polyps. *Int J Gynecol Pathol* 1996; 15: 345–8.

32. Thijs I, Neven P, Van Hooff I, et al. Oestrogen and progesterone receptor expression in postmenopausal endometrial polyps and their surrounding endometrium. *Eur J Cancer* 2000; 36(Suppl 4): 108–9.

33. Pérez-Medina T, Bajo-Arenas J, Salazar F, et al. Endometrial polyps and their implication in the pregnancy rates of patients undergoing intrauterine insemination: a prospective, randomized study. *Hum Reprod* 2005; 20: 1632–5.

34. Smit JG, Kasius JC, Eijkemans MJC, et al. Hysteroscopy before in-vitro fertilisation (inualiSIGHT): a multicentre, randomised controlled trial. *Lancet* 2016; 387: 2622–9.

35. El-Toukhy T, Campo R, Khalaf Y, et al. Hysteroscopy in recurrent in-vitro fertilisation failure (TROPHY): a multicentre, randomised controlled trial. *Lancet* 2016; 387: 2614–21.

36. Timmermans A, Veersema S, van Kerkvoorde TC, et al. Should endometrial polyps be removed in patients with postmenopausal bleeding? An assessment of

study designs and report of a failed randomised controlled trial (ISRCTN73825127). *BJOG* 2009; 116: 1391–5.

37. Lieng M, Istre O, Sandvik L, Engh V, Qvigstad E. Clinical effectiveness of transcervical polyp resection in women with endometrial polyps: randomized controlled trial. *J Minim Invasive Gynecol* 2010; 17: 351–7.

38. Haimov-Kochman R, Deri-Hasid R, Hamani Y, Voss E. The natural course of endometrial polyps: could they vanish when left untreated? *Fertil Steril* 2009; 92: 828. e11–2.

39. National Institute for Health and Care Excellence. *Heavy Menstrual Bleeding: Assessment and Management.* NICE Guideline NG88. London: NICE; 2018. www.nice.org.uk/guidance/ng88 (accessed November 2019).

40. Gardner FJE, Konje JC, Bell SC, et al. Prevention of tamoxifen induced endometrial polyps using a levonorgestrel releasing intrauterine system long-term follow-up of a randomised control trial. *Gynecol Oncol* 2009; 114: 452–6.

41. Vercellini P, Trespidi L, Bramante T, et al. Gonadotropin releasing hormone agonist treatment before hysteroscopic endometrial resection. *Int J Gynaecol Obstet* 1994; 45: 235–9.

42. Timmermans A, van Dongen H, Mol BW, Veersema S, Jansen FW. Hysteroscopy and removal of endometrial polyps: a Dutch survey. *Eur J Obstet Gynecol Reprod Biol* 2008; 138: 76–9.

43. van Dijk LJEW, Breijer MC, Veersema S, Mol BWJ, Timmermans A. Current practice in the removal of benign endometrial polyps: a Dutch survey. *Gynecol Surg* 2012; 9: 163–8.

44. Cooper NAM, Clark TJ, Middleton L, et al. Outpatient versus inpatient uterine polyp treatment for abnormal uterine bleeding: randomised controlled noninferiority study. *BMJ* 2015; 350: h1398.

45. Timmermans A, Veersema S. Ambulatory transcervical resection of polyps with the Duckbill polyp snare: a modality for treatment of endometrial polyps. *J Minim Invasive Gynecol* 2005; 12: 37–9.

46. Tsuchiya A, Komatsu Y, Matsuyama R, et al. Intraoperative and postoperative clinical evaluation of the hysteroscopic morcellator system for endometrial polypectomy: a prospective, randomized, single-blind, parallel group comparison study. *Gynecol Minim Invasive Ther* 2018; 7: 16–21.

47. Smith PP, Middleton LJ, Connor M, Clark TJ. Hysteroscopic morcellation compared with electrical resection of endometrial polyps: a randomized controlled trial. *Obstet Gynecol* 2014; 123: 745–51.

48. Cooper NAM, Middleton L, Smith P, et al. A patientpreference cohort study of office versus inpatient uterine polyp treatment for abnormal uterine bleeding. *Gynecol Surg* 2016; 13: 313–22.

49. Smith PP, Kolhe S, O'Connor S, Clark TJ. Vaginoscopy Against Standard Treatment (VAST): a randomised controlled trial. *BJOG* 2019; 126: 891–9.

50. Bettocchi S, Ceci O, Di Venere R, et al. Advanced operative office hysteroscopy without anaesthesia: analysis of 501 cases treated with a 5 Fr. bipolar electrode. *Hum Reprod* 2002; 17: 2435–8.

第 11 章
子宫内膜消融术

Helen Stevenson, Justin Clark and Mary Connor

11.1 概述

子宫内膜消融术（endometrial ablation，EA）是一项旨在通过破坏子宫内膜及浅肌层（包括深基底腺体）内具有功能的子宫内膜腺体来治疗HMB的微创外科手术。为了防止子宫内膜再生，达到闭经的目的，这种破坏深度应为5mm。过去子宫内膜的破坏需要宫腔镜手术，即通过电切环切除子宫内膜组织，或通过"滚球"或激光纤维加热诱导内膜坏死。这些第一代技术基本已被第二代技术所取代，后者包括使用各种能源的半自动整体消融系统来热消融子宫内膜。这些消融系统对操作技能要求不高，一般无须全身麻醉，可快速实施且安全性高，同时不降低有效性[1,2]。

EA是一种快速的日间或门诊手术，可让女性保留子宫，减少子宫切除率并降低相关成本。事实上，EA的引入以及有效的药物治疗，如左炔诺孕酮释放宫内节育系统（LNG-IUS），导致子宫切除治疗HMB的比例逐渐下降[1]。随着正在开发的第三代技术的引入，这一趋势可能会持续下去。这些技术使用新型能源系统，提高了治疗效率，宫腔镜设备也进一步小型化、更加便携，从而提高其在门诊或社区环境中治疗的适用性。本章将讨论患者选择和相关技术，并讨论如何优化临床结果、提高治疗的安全性和有效性。

11.2 患者选择

EA适用于希望保留子宫但未来没有生育意愿，以及拒绝接受药物治疗或药物治疗不成功的HMB患者[1]，不适用于未完成家庭生育计划的女性。EA的绝对禁忌证包括可导致子宫肌层弱化的手术，例如传统的剖宫产术或子宫肌瘤切除术。长期大剂量使用皮质类固醇也可能与肌层肌力降低有关，因此对这些患者应谨慎进行，尽可能避免消融治疗。此外，如果在手术时有活动性盆腔感染，或有子宫内膜癌前病变或恶性肿瘤，则不应进行EA（表11.1）。

表11.1 子宫内膜消融术的适应证和禁忌证

一般适应证	生活质量下降的HMB 已完成家庭生育计划 对药物治疗反应差 宫腔大小和形状正常
绝对禁忌证	活动性盆腔炎 子宫内膜恶性肿瘤或癌前病变 子宫体手术史，包括传统的剖宫产术 EA史（如果拟使用第二代技术）
需要注意	年龄小于30岁 曾做过广泛的腹部手术或曾有严重感染，肠道可能黏附在子宫浆膜表面 子宫腺肌病引起的盆腔疼痛 剖宫产瘢痕处的子宫肌层厚度小于8mm 小子宫尺寸：子宫颈至子宫底的测量值小于4cm 大子宫尺寸：子宫颈到子宫底的测量值大于12cm 因黏膜下肌瘤导致宫腔扭曲

11.2.1 治疗年龄

在某些情况下，应谨慎进行EA。例如，年轻患者在手术5年内需要进一步治疗（子宫切除术或重复消融）的可能性更大。在美国北卡罗来纳州，40岁以下女性的子宫切除术比例高达40%，随访8年风险持续存在，而45～49.9岁的女性子宫切除术的比例则低于20%[3]。英国的一项大型研究报告显示，接受第一代技术或第二代技术治疗后，35岁女性在5年内的重复治疗率为27%；45岁或以上女性的重复治疗率仅为10.4%[4]。子宫切除术是最常见的后续手术（77%），特别是在年轻女性中；EA重复率为23%[4]。然而，如果患者希望避免子宫切除术，在其生命的任何年龄段，EA都是一种选择，前提是能够接受可能需要的进一步治疗。

11.2.2 既往腹部手术

如果患者既往做过广泛的腹部手术，或曾有严重的盆腔感染，肠道可能黏附于子宫浆膜表面，则需要谨慎。一般认为，任何消融装置产生的能量都不会加热到子宫浆膜面[5]，然而，肠道损伤可能在没有子宫穿孔的情况下发生，且肠道手术史是唯一的危险因素[6]。非靶向热损伤的潜在机制尚不清楚，可能是由于消融装置嵌入肌层而引起的。子宫壁的部分穿孔可能使消融装置接近浆膜表面，这可使热量在子宫外传递。

11.2.3 慢性盆腔疼痛

慢性盆腔疼痛（周期性或持续性）提示可能存在子宫内膜异位症或子宫腺肌病，这些情况不能通过EA改善，甚至可能在术后加重。2018年NICE关于HMB的指南建议在这种情况下需进行一些辅助检查，首先是超声检查，也可能需要行MRI检查，其结果可能有助于确定最合适的治疗方法[7]。伴有子宫腺肌病或子宫内膜异位症疼痛的HMB患者可使用LNG-IUS治疗。然而，如果没有LNG-IUS，或者不想使用LNG-IUS，EA仍然是一种可行的选择，在60%～70%的情况下有效[8]。

术后需进一步治疗的一个常见原因是新出现的盆腔疼痛症状或盆腔疼痛未缓解，可能同时伴有深部性交痛。新出现的疼痛，通常是周期性的，可能是医源性诱发的子宫腺肌病或者由子宫内膜再生或未破坏的子宫内膜出血形成积血的结果。子宫内膜消融术后绝育综合征，即再生或未治疗的子宫内膜（通常位于子宫角周围）产生的血液无法排出，并且随着时间的推移逐渐增多，可能导致周期性疼痛[9]。使用大剂量全身性孕激素或促性腺激素释放类似物（GnRHa）抑制月经可以暂时缓解症状，而永久缓解症状则需要全子宫切除术。

11.2.4 既往子宫下段剖宫产术

剖宫产术（cesarean section，CS）后瘢痕处的肌层厚度可能减少，应考虑通过经阴道超声（TVS）测量其厚度。当使用第二代设备时，应遵循制造商为用户提供的说明，尤其是关于术前诊断检查的说明。目前，大多数设备没有规定术前必须进行TVS，但是在有一次以上CS或复杂CS之后的女性中，更易出现子宫下段瘢痕的肌层缺损和（或）充满液体的宫颈憩室。在EA前的宫腔镜检查中应检查CS瘢痕，特别是从子宫较高切口处寻找一个确切的宫颈憩室或更远的峡部瘢痕。如存在切口憩室，可能需要考虑其他治疗方法，包括使用第一代切除术或消融术来避开瘢痕区域。在CS后患者中使用第二代设备时应特别小心，避免将更多的近端热能传递到宫颈管。

11.2.5 宫腔大小

一个极小的子宫腔（小于4cm）可能会影响所有第二代消融设备的使用，因为它可能太小，从而使设备根本无法安全使用。此外，由子宫肌瘤或子宫腺肌病引起的子宫腔增大，临床上估计其大小大于妊娠12周子宫，也不能使用第二代消融设备，设备的有效性可能会降低，因为消融设备可能无法与所有的子宫内膜接触。子宫长度小于或等于8cm术后效果会比较理想。当与女性患者进行咨询商谈时，临床医生应该意识到，子宫越大，治疗结果可能越难以估计[10]。

11.2.6 宫内异常

一般来说，第二代EA设备适用于子宫腔大小和形状正常的HMB患者。对于患有结构性或后天性宫内异常的患者，如先天性异常或实质性黏膜下肌瘤（直径大于3cm），由于宫腔变形，可能无法使用第二代EA设备。第一代EA设备与黏膜下子宫肌瘤切除术联合仍然可有效使用[7]。数据表明，如果在子宫内膜息肉或黏膜下肌瘤存在的情况下，EA的满意度会降低[9]。建议在术前切除息肉和（或）肌瘤。

11.3 诊断

HMB患者可以不进行强制性检查而根据经验进行治疗，因为：①HMB很常见；②大多数病理学是良性的；③在初级保健中可以启动有效的医疗干预。然而，对子宫进行检查评估可以确定HMB的潜在病因。这有助于制订患者治疗方案，即通过最合适的治疗方法来改善治疗结果[7]。例如，确定的黏膜下肌瘤可以通过宫腔镜切除，子宫内膜增生可用LNG-IUS治疗，大的肌瘤可以进行子宫切除术。

11.3.1 子宫内膜和子宫评估

建议对子宫和宫腔进行评估，以帮助评价EA的适当性，并排除可能妨碍该手术的子宫病变（表11.1）。子宫明显增大，通常是由于存在子宫肌瘤，在大多数体重指数（BMI）相对正常的女性中，双合诊检查时很容易发现子宫增大。盆腔超声检查可以更准确地识别由肌瘤或子宫腺肌病引起的子宫增大，尤其是肥胖女性。如前所述，这些情况并非一定不能行EA，但亦可考虑

其他治疗方案。此外，超声能准确诊断先天性缺陷、子宫内膜息肉、黏膜下肌瘤等宫腔结构异常。对于没有明显盆腔疼痛且盆腔检查正常的女性，门诊宫腔镜检查（outpatient hysteroscopy，OPH）优于阴道超声，因为可以更准确地发现宫腔内异常。此外，OPH有助于子宫内膜活检，可排除子宫内膜增生和子宫内膜癌。值得注意的是，无论EA之前是否进行了OPH，都建议进行子宫内膜活检。子宫内膜活检（有或没有OPH）也有助于患者决定是否在门诊进行子宫内膜切除术。

在插入盲式整体式第二代消融设备之前，建议对子宫腔进行宫腔镜检查[11]。因此，宫腔镜检查可推迟到实施EA时进行。然而，EA手术当天不可行的可能性会增加，因为进入时可能意外发现子宫腔病变等问题。从方便、安全和健康服务资源的角度来看，当计划全身麻醉下行EA时，未充分检查影响更大。如果子宫内膜活检仅在EA前进行，那么只要患者知晓宫腔镜检查遗漏内膜疾病的可能性很小，则认为可以继续进行。对于有子宫内膜疾病（如肥胖）危险因素的女性，建议取内膜活检。

总之，最佳的术前检查应包括子宫内膜组织取样以及一些经盆腔超声和（或）OPH。

11.4 患者信息

在建议患有子宫内膜异位症的患者进行EA时，需要注意的要点总结如下。也需要给患者提供书面信息，并引导其到网上获得信息，例如RCOG网站[12]。

11.4.1 适应证

EA适用于患有HMB且HMB已对其健康相关的生活质量（health related quality of life，HRQL）产生不利影响，并拒绝接受药物治疗或药物治疗无效的患者。

11.4.2　生育和消融后妊娠

患者必须已经完成了家庭生育计划或者不打算生育。另外，应该在门诊告知患者这不是避孕的一种形式。医生应该确定他们计划在手术后继续使用何种形式的有效避孕措施。应告知患者，EA后妊娠率为0.7%[13]，此类妊娠可能更容易因流产、早产或胎盘问题（包括生长受限和出血）而复杂化。

11.4.3　预后和结果

整体预后

患者应意识到治疗的目的是减少HMB，从而减轻症状和提高HRQL。手术不能保证闭经，在治疗1年后闭经率约为40%。80%～90%的女性会对1年后的治疗结果感到满意；不满意的女性通常是因为持续的HMB、不稳定的出血、阴道分泌物或持续性或新的经期疼痛。手术后5年进一步手术干预（重复消融或子宫切除术）的发生率为16%～25%[3-4,14]，亦可能更高或更低，影响预后的因素包括年龄、子宫大小和病理组织学。

个体预后

虽然不可能精确地对预后进行个体化预测，但应使患者意识到可能影响治疗结果的因素，以帮助她们做出决定。HMB的减少率和闭经的发生率，在年龄较大（>45岁）、无肌瘤和子宫较小（≤8cm）的患者中更高[10]。既往盆腔病变（如盆腔炎、子宫内膜异位症或子宫腺肌病）和周期性或非周期性疼痛对治疗结果的影响尚不清楚。

即时结果

应告知患者在术后几天和几周内的注意事项。术后数天内，阴道会出现水样、血性分泌物，之后分泌物逐渐清澈。然而，随着子宫内膜的愈合，阴道分泌物可能会持续数周。这种情况并不罕见，也无须担心，前提是阴道分泌物无异

味，也无盆腔疼痛。在这个阶段最好避免使用内置卫生棉，以减少感染的风险，建议使用卫生巾。

预期会发生痉挛、周期性疼痛的，建议在术后48小时内进行定期镇痛，如采用扑热息痛或布洛芬；含可待因的药物可能是这些患者的首选。患者应意识到，疼痛加剧伴发热，伴或不伴有持续性污染性分泌物，可能表明子宫感染，应立即就医。

术后第二天进行运动和体力活动不会造成伤害，日常活动包括工作，可以在简单的治疗后几天内恢复。在阴道分泌物恢复正常之前，应避免性生活。

11.4.4　风险

应该让患者意识到手术可能引起的并发症。轻微的并发症包括生殖道感染（子宫内膜炎或尿路感染）、术后出血或阴道分泌物增加。严重的并发症较罕见，包括严重的生殖道创伤（子宫穿孔需要进一步的医疗或外科干预，如子宫切除术）、肠道或泌尿道损伤及子宫内膜炎引起的败血症[6]。

11.5　第一代技术

11.5.1　设备

第一代EA技术是指在宫腔镜直视下破坏子宫内膜和浅肌层的方法。最常见的技术包括经宫颈子宫内膜切除术（transcervical resection of the endometrium，TCRE）和滚球子宫内膜消融术（rollerball endome trial ablation，REA）。如第3章和第5章所述，这些手术是在电切镜下进行的。硬性手术宫腔镜通常直径约4mm，有一个偏移12°～30°前斜的远端镜片，安装在流入和流出鞘内，持续冲洗子宫腔以保持清晰的手术视野。宫腔镜内可容纳一个可移动的电极，如用于切除的切割环、用于消融或气化的滚球。前斜远端镜片

提供了一个广阔的视野，使电极的视觉放大。镜体外径通常为8～9mm，放置在宫腔内时需要扩张宫颈。因此，TCRE和REA通常在手术室全身麻醉或局部麻醉下进行。

电切镜为妇科医生提供了一个高度通用的设备，允许TCRE、REA和切除子宫局部异常，如子宫内膜息肉和黏膜下肌瘤（见第12章）。电极刀有助于切开子宫纵隔（宫腔镜下子宫成形术）（见第14章）。

电切镜通常使用单极电路，需要非导电液体介质，如山梨醇或甘氨酸等低渗溶液。然而，术中过度的液体吸收会导致严重的并发症，引起液体超负荷和低钠血症（见第9章）。技术的进步促进了同样有效的双极电切系统的发展，其安全优势在于可使用等张膨宫液体如生理盐水，降低了液体超负荷的风险，避免了低钠血症。

11.5.2　技术

TCRE是在直视下切除子宫内膜，使用一个小的电热弓形环，直径一般为3～5mm。冲洗液有助于直视下看到整个宫腔。切除应该从输卵管口的子宫腔后壁开始。操作者应该评估切除的深度，在子宫腔周围进行系统操作，从基底部向峡部切除，并始终将电极由远端移向手术者[15]。子宫峡部和子宫角区是肌层最薄的地方，应该保持完整。虽然切割电极可以在整个过程中使用，但一旦子宫体切除完成，大多数术者会使用滚球电极烧灼子宫角、子宫基底和子宫峡部未经治疗的

区域（图11.1）。

切除术后产生的子宫内膜组织剥离物：一种方法是每隔一段时间从宫腔内取出，以保持良好的视野，并送组织学检查，以排除子宫内膜癌或癌前病变。另一种方法是在每次电极切割后去除组织物。虽然这样做的优点是避免了盲式子宫器械取回组织，但缺点是多次插入电切镜可能延长手术时间并有空气栓塞的风险（见第9章）。宫腔镜下子宫肌瘤切除术可在同一手术中进行（见第12章）[15]。

REA包括使用一个由可移动的球或圆筒组成的2mm滚球电极，通过凝固来破坏子宫内膜和浅肌层。组织可被破坏到5mm的深度，因此这种技术在薄肌层区域被认为是安全的，例如在有子宫下段CS史的女性中[16]。子宫内膜如呈淡黄色，表明子宫肌层组织已经凝固，由此可以确定治疗成功的宫腔区域。这种技术不能刮除子宫内膜，因此术前需行子宫内膜活检以排除子宫内膜病变。

还可以使用微型双极电极（如Versapoint®）消融子宫内膜。然而，由于其体积小，更适用于子宫颈狭窄而无法扩张的患者，或在上次EA后子宫腔内因存在少量子宫活性内膜而致出血症状持续存在的患者。

11.5.3　并发症

宫腔镜手术的并发症在第9章已详细讨论。大口径电切镜可引起机械损伤、周围结构热损伤、出血及液体超负荷等全身并发症。通过充分的培

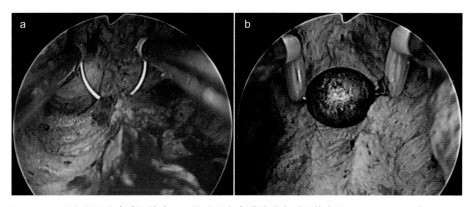

图11.1　a.经宫颈子宫内膜切除术；b.滚球子宫内膜消融术（图片来源：Mary Connor）

训、一定量的病例操作获得良好的技能，可在宫腔镜操作过程中保持宫内清晰视野，从而将宫颈损伤、假道产生和子宫穿孔的可能性降至最低。术中和术后出血可以通过采用温和、无创的止血技术以及避免太靠近宫颈管的切除来减少。

液体超负荷时，细胞内液体吸收和水肿可导致心肺和中枢神经系统受损，甚至死亡。当手术过程中出现大量无法解释的液体不足时，如流入的液体明显多于流出的液体，应怀疑液体吸收过多。用非等渗、非渗透性溶液、山梨糖醇或甘氨酸与单极回路配合使用时，并发症常更严重，可导致电解质失衡以及低渗透性低钠血症。严格监测液体平衡是非常重要的，如果达到1.5L非等渗液体的最大丢失量，则必须终止该手术[17]，但实际的安全液体负荷量可能因患者的合并症而有所差异。当使用此类溶液时，将液体悬挂在输液杆上，并使用输液泵或压力袋控制液体的流速和压力[15]。如果是双极切除术，使用等渗膨宫液如0.9%生理盐水时，液体超负荷风险较小。在这种情况下，推荐最大液体丢失量为2.5L，但如果患者有某些合并症，则可耐受的液体量会减少[18]。

在英格兰和威尔士，对10000名接受第一代消融技术的女性进行MISTLETOE研究，报告了第一代消融技术的并发症[16]。严重并发症包括：紧急子宫切除术率6.6/1000，死亡率0.26/1000。

Lethaby等的系统综述回顾比较了第一代技术和第二代技术的并发症发生率（表11.2）[19]。使用第二代设备，围手术期并发症和术后并发症的发生率较低，但差异无统计学意义[19]。在接受重复消融手术的患者中，围手术期并发症发生率更高[20]。

11.5.4 子宫内膜准备

第一代技术通常需要子宫内膜的准备或安排在月经后实施手术。包括术前给予GnRH类似物5～6周，或孕激素2个月。研究表明，使子宫内膜变薄的唯一好处是

在使用第一代技术时，可为术者提供了更清晰的视野。然而，预处理后副作用增加，且并发症发生率没有显著降低[16,21]。

表11.2 子宫内膜切除和消融相关的并发症

并发症	发生率（%）		风险率
	第一代技术	第二代技术	（95% CI）
出血	3.0	1.2	0.74（0.29～1.91）
子宫积血	2.4	0.7	0.32（0.12～0.85）
子宫内膜炎	1.4	2.0	1.25（0.45～3.49）
子宫穿孔	1.3	0.3	0.32（0.10～1.01）
宫颈裂伤	0.2	1.1	0.22（0.08～0.61）

注：数据引自文献[19]。

11.6 第二代技术

11.6.1 总论

第二代EA技术在整个宫腔镜临床操作中的使用更为普遍，根据NICE HMB指南，在可能的情况下，应优先使用第二代技术，因为第二代技术和第一代技术疗效类似，但安全性更高[7]。第二代技术可进行子宫内膜和浅表肌层的整体消融，无须直接观察子宫腔（图11.2）。此外，消融设备更小，手术更快，这意味着它们通常适合在门诊使用[8,22,23]。与第一代技术相比，这种设备对手术技能的要求较低，也更容易学习，因此得到了更广泛的应用。采用第二代技术，围手术期并发

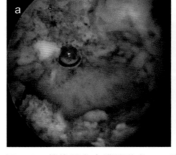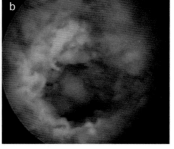

图11.2 整体子宫内膜消融术。a. 消融装置完全覆盖子宫内膜腔；b. 分界线示，保留宫颈管内膜（图片来源：Justin Clark）

症发生率较低。

美国药品和保健品管理局（the medicines and healthcare products regulatory agency，MHRA）在2011年建议，宫颈管扩张后，所有第二代消融术前都应进行宫腔镜检查[11]。包括使用盲式子宫器械后确认无穿孔，分析子宫轴线，并确保宫腔适合消融（即大小合适，形态规则，无大于3cm的黏膜下肌瘤等）。此外，MHRA建议，如果使用气球装置，其在腔内的位置应通过超声波进行确认[7]。虽然MHRA指南现已不是最新，也不再强制执行，但还是应考虑严格遵守该指南。

EA正在使用几种不同的设备，医生应该熟悉他们所使用的设备的具体制造商说明。目前最常用的是阻抗控制双极射频和充液热球装置。9mm的微波棒装置已经停止使用；现在还有第二种微波装置，它的直径小，为4mm。第11.6.4节对此进行了说明。

第11.2节讨论了一般禁忌证；此外，禁止使用任何设备进行重复消融程序。其他禁忌证可在制造商的设备使用说明书中查阅。

11.6.2　双极射频子宫内膜消融术

NovaSure®（美国马萨诸塞州马尔伯勒豪洛捷公司）是最常用的设备，使用阻抗控制的双极射频能量破坏子宫内膜。子宫腔的大小是通过从宫颈口到基底部的距离减去宫颈管的长度来计算的；子宫腔的最长径是6.5cm，最短径是4cm。目前这种装置需要将宫颈扩张到6mm。将该装置插入子宫，直到子宫底，并在电极展开前稍微缩回。扇形电极阵列符合子宫腔的轮廓（图11.3）。插入后进行宫腔完整性测试：使用二氧化碳来检测是否有泄漏或穿孔。一旦宫腔完整性试验成功通过，就可以开始治疗。射频能量被传送到子宫内膜，直到组织阻抗达到50Ω。平均治疗时间为90秒，最长120秒。这种快速的技术通常在门诊患者中耐受性很好[8]。

NovaSure造成闭经的概率在术后12个月时

为43%～56%[24-25]。这比率高于热球装置（OR 2.51；95% CI 1.53～4.12，P<0.001）[25]。但尚无令人信服的证据可以证实术后12个月仍有月经过多的患者的人数存在差异，也无令人信服的证据可以证实NovaSure治疗结果不满意的患者人数更少[25]。然而，与其他技术相比，NovaSure EA术后的后续手术率更低[4,25]。

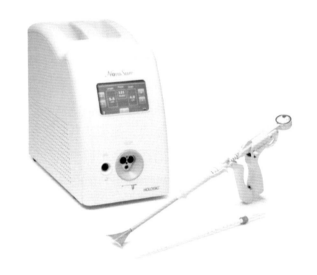

图11.3　先进的NovaSure®子宫内膜消融术装置（图片由美国马萨诸塞州马尔伯勒豪洛捷公司提供）

11.6.3　充液热球

充液热球设备使用一根导管，导管被放置在子宫内，直到子宫底；远端球囊充满了加热的液体，高温和宫内高压的结合导致子宫内膜被破坏。最常用的设备是ThermaChoice™ Ⅲ子宫气球治疗系统（美国新泽西州爱惜康公司）。不过，现在已经停止使用。目前的气球装置包括Cavaterm plus™、热消融EAS™以及最近引入的Librata™（见第19章）。第19章还讨论了其他新的EA设备。

Cavaterm™

Cavaterm™（瑞士维尔纳医疗公司）使用一个硅气球，用加热到78℃的甘氨酸充气，并保持在230～240mmHg，治疗时间为10分钟。它是现存最古老的气球装置之一。重要的是，它可以用于宫颈管长度不超过6cm的4～10cm的大子宫腔（宫颈内口到基底部的距离）。使用条件包括整个宫腔的肌层厚度为12mm。

由于研究中的患者数量较少，而且一些患者使用的是早期版本的设备[5]，因此结果有限。然而，与第一代设备或其他第二代设备相比，其12个月的满意度较高。与TCRE相比，28例（89%）使用早期Cavaterm气球治疗的患者报告其月经消失情况为"极好"或"良好"；12个月时闭经率分别为36%（Cavaterm）和29%（TCRE）[25]。然而，与NovaSure相比，使用早期Cavaterm设备12个月时患者的闭经率显著降低［2/18（11%）vs 16/37（43%）］；尽管如此，两种设备的患者满意度都很高（Cavaterm为83%，NovaSure为92%）[26]。Cavaterm消融术后随访4年，85%的患者对治疗效果满意，也避免了子宫切除术[27]。

热消融EAS™

热消融子宫内膜消融系统（endometrial ablation system，EAS）™（爱尔兰和加拿大艾得曼有限公司）将甘油加热到173℃间歇泵送到硅气球中（图11.4）；治疗压力保持在220～240 mmHg。治疗周期仅需两分多钟，宫腔检查和气球定位需35秒。在插入设备之前，必须将控制单元中的液体加热8分钟，但温度保持30分钟，以便在治疗过程中灵活使用。该装置适用于宫深为8～12cm的患者。禁忌证包括：3次剖宫产史且子宫肌层瘢痕厚度小于8mm；产后6个月内。

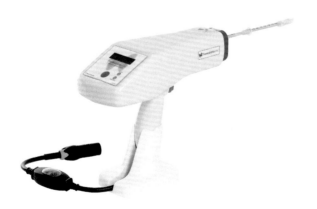

图11.4 热消融子宫内膜消融系统（热消融EAS™）。（图片由多伦多Idoman Teoranta提供）

一项随机对照研究，在104名女性中比较了热消融和NovaSure的有效性[28]。术后12个月热消融闭经率明显低于NovaSure（分别为23%和56%），患者满意度也较低（分别为69%和87%），但需要再次干预率没有明显差异（分别为12%和10%）。而队列研究的结果对热消融更有利，12个月时患者满意度高达93%；失血减少的对比较为困难，因为没有具体的闭经率数据[29]。

11.6.4 微波能源

Minitouch™

Minitouch™子宫内膜消融术设备（美国加利福尼亚州弗里蒙特市MicroCube）利用微波能量破坏子宫内膜，由一个小型宫内节育器传送。虽然它使用微波能源，但它不能直接与以前的微波设备MEA™（Microsulis，英国巴斯，德国拜耳公司）相媲美。MEA™装置已经开发得很成熟，得到了广泛的研究，其有效性得到了证实。Minitouch™看起来完全不同，它由一个覆盖活性元件的窄的（3.6mm）可伸缩套管组成（图11.5a）。确定宫腔大小后，将插管穿过宫颈管插入宫底；鉴于子宫腔的大小，没有必要行宫颈扩张。拔出外插管，露出子宫腔内打开的活性成分（图11.5b）。主动将元件牢固地放置在基底，宫颈保护装置向前推进。治疗周期从微波能量输送前的安全检查开始。单次治疗4～5cm的宫腔（宫颈内口到宫

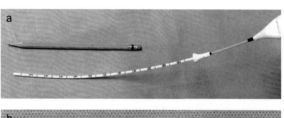

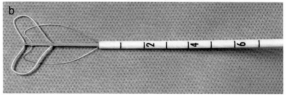

图11.5 Minitouch™子宫内膜消融术装置。a. 插入前；b. 在治疗模式下（图片由美国加利福尼亚州弗里蒙特市MicroCube提供）

腔基底）需要60秒；较长的宫腔在取出器械2cm后，进行第二次更短（30秒）的微波能量照射。治疗完成后，将装置从腔体中取出。建议将治疗后宫腔镜检查推迟至少1分钟，以使所传递的能量充分有效。

尚未发表的临床结果表明，该设备在减少HMB方面是有效的，易于使用，并且可以在门诊环境中使用。717名患者的不良反应仅限于治疗后感染（0.28%）和疼痛（0.14%）。有一些尚未公开的随机研究，回顾了70名患者在5年内接受治疗的结果。在3~60个月的随访中，93%的人"非常满意"，大多数人有闭经。7名（10%）患者需要后续治疗，其中4名患者进行了子宫切除术，2名患者切除了黏膜下肌瘤（1名成功分娩），1名患者接受了REA治疗[30]。

11.6.5 其他消融技术

自由循环盐水

Genesys HydroThermAblator（HTA™）（美国马萨诸塞州马尔伯勒市波士顿科学院）使用自由循环的加热盐水来消融子宫内膜。该系统的独特优点是在直视下进行消融术，宫内压较低，只要有足够的生理盐水流通空间，就可以用于各种形状的宫腔。低压可以提高患者的耐受性，因此它有可能在门诊使用。然而，患者和术者在整个手术过程中都需要保持静止，以防止宫颈和阴道烧伤导致热盐水泄漏；治疗需要15分钟，因此治疗一个清醒的患者可能很困难。据报道，该设备引起的闭经率很高[31]，而且该设备已获得FDA的批准[32]。该设备目前在英国不可用。

新的消融技术

这些将在第19章中讨论，包括热水蒸气（AEGEA蒸汽系统™；美国加利福尼亚州红木城Aegea医疗公司）、冷冻消融（Cerene™冷冻治疗设备；美国旧金山Channel MedSystems®）和电离气体（Minerva EAS™；美国加利福尼亚州红木城

MinervaSurgical）。

11.6.6 门诊镇痛

可在消融术前1小时给予扑热息痛、非甾体抗炎药（如布洛芬）或可待因镇痛。许多医生也在他们的治疗方案中加入了止吐药，因为子宫痉挛和镇痛可能会引起恶心和呕吐。应鼓励患者在手术前进食和饮水，以尽量减少血管迷走神经发作的风险[33]。

在宫颈扩张之前，可使用甲哌卡因进行局部麻醉宫颈阻滞。在手术过程中，包括在局部麻醉期间，通过随时吸入氧化亚氮（Entorox®）控制患者可能对患者有益。Kumar等在一项随机对照试验中，比较了局部麻醉宫角阻滞（intrauterine cornual block，ICOB）和宫颈内阻滞[34]。宫腔镜下进行ICOB，比较有无宫底阻滞的门诊患者的疼痛评分。与安慰剂组相比，治疗过程中积极组的平均VAS得分在统计学上显著降低了1.44（95% CI，-2.65~-0.21）[34]。需要更多更大规模的研究来更好地理解这种程度疼痛减轻的临床意义，并确定哪些患者可能受益最大。

一种特殊设计的针可用于宫底阻滞（爱尔兰和加拿大翼针™）。它通过诊断宫腔镜的5Fr操作通道，插入子宫内膜，深度为5mm。开发这项技术的Skensved主张在距每个输卵管开口内侧1cm处使用1ml 3%的普鲁卡因（Citanest®），并在中线处的宫底两侧各使用1ml[35]。

一般来说，门诊接受第二代消融技术治疗的患者术后疼痛很小，只需要在最初的48小时内进行简单的镇痛。然而，需要更多的证据来优化门诊体验；一些研究显示术后疼痛有所缓解，但治疗过程中的疼痛并没有得到缓解[36]。Munro和Brooks评论说，有证据表明宫颈旁麻醉在治疗过程中是有效的，但其他技术没有效果[37]。他们的结论是，仍然有必要确定宫颈内和宫颈旁麻醉的理想技术，包括注射深度，以及达到最大麻醉效果的最佳药物和时间。除非我们有更可靠的数

据，否则不可能推荐一个特定的术前、术中和术后疼痛管理方案。此外，虽然门诊镇痛进行二代内膜消融的可接受性超过90%，但疼痛评分在10mmVAS上平均为70mm[22]。因此，选择EA的女性必须了解门诊手术的可能经历。应充分对比门诊镇痛与住院全身麻醉/局部麻醉的利弊，以供患者选择。

11.6.7　有效性

许多研究已经比较了不同的第二代消融技术的结果，但是设备和结果的差异使得数据难以比较。术后12个月时患者满意度约为80%[14,15]，闭经率为40%～50%[38,39]。一项随机对照试验的荟萃分析发现，与热球消融术相比，使用阻抗控制射频和先前可用的微波消融装置，12个月时闭经率更高。然而，这3种技术在患者满意度、HRQL或HMB持续性方面没有显著差异[24]。

子宫内膜再生可能发生在EA后，导致HMB持续或复发，可能需要进一步治疗，包括子宫切除术。EA后5年内的总体子宫切除率为14%～20%[3,4,40,41]，尽管根据上述相关的预后临床变量不同，具体的估计值会有所不同。

11.6.8　合并运用LNG-IUS

LNG-IUS是NICE HMB指南中推荐的一线治疗方法[7]。如果这种治疗不成功，那么仍然可以选择EA。相反，如果EA不能充分缓解症状，那么EA导致的瘢痕和闭塞就无法再使LNG-IUS进入，通常唯一可行的治疗方法就是子宫切除术。据估计，15%～20%的女性在EA术后不满意，因为存在持续的异常子宫出血（AUB）和（或）痛经，大多数有症状的女性最终都要接受子宫切除术[3-4]。联合治疗是指在EA后立即安装LNG-IUS，可通过治疗HMB和减轻疼痛的协同效应提供治疗优势。孕酮的局部释放可以潜在地使子宫肌层内未消融或再生的子宫内膜组织以及子宫内膜腺

体失活，从而抑制子宫腺肌病引起的盆腔疼痛。LNG-IUS还可以防止宫腔粘连（IUA）和血肿形成，并可靠避孕，防止因消融后妊娠而引起严重的产科并发症。一项非随机研究显示，使用LNG-IUS联合EA的女性从未进行过子宫切除术，而单独进行EA后子宫切除率为24%[42]。另一组105名接受EA联合LNG-IUS治疗的患者在平均25个月的随访中，只有一名患者行子宫切除术，总体满意率为96%[43]。然而，在缺乏严格的数据支持的情况下，不推荐常规进行联合治疗。目前一项随机对照试验正在进行中，目的是比较EA和EA联合LNG-IUS，以评估后续子宫切除率是否能显著降低。

同时使用LNG-IUS的其他优点包括：降低有子宫内膜疾病危险因素的女性子宫内膜增生的潜在风险，以及提供可靠的避孕措施。潜在的缺点包括：激素副作用，子宫内膜炎，由于LNG-IUS嵌入纤维化瘢痕组织而无法移除。接受联合治疗的女性应意识到这些可能的副作用，并且LNG-IUS在达到5年寿命后可能无法更换新的LNG-IUS。

11.6.9　并发症

在宫颈扩张或宫腔镜检查时可引起子宫小穿孔。如果发生这种情况且没有活动性出血，应终止手术，并观察患者是否有出血或感染的迹象。不应尝试继续手术治疗，而且患者应接受预防性抗生素治疗。

在第二代消融技术中，消融装置是在手术前盲式插入子宫的。因此，如果子宫壁发生部分或完全穿孔，并且设备穿过穿孔并被激活，则有可能严重损害腹腔内器官。大多第二代设备都有内置的安全机制来检测穿孔或设备错位，以防止这种严重的并发症。重要的是，不要忽视任何与设备相关的安全警告。如果怀疑穿孔，可能需要腹腔镜手术，甚至经腹手术，以确认诊断和修补损伤。如果消融装置不能轻易插入和放置，则应在

取出装置后通过宫腔镜进行重新评估；即使没有明显的问题，也应考虑放弃手术。

术后并发症包括：感染、月经量减少不明显或新出现的疼痛以及消融后出血，尤其是绝经后女性。虽然感染是EA的一种已知并发症，但并不常见，也没有证据支持常规使用抗生素[44]。应告知患者术后避免性生活和使用内置卫生棉条，以及何时寻求帮助。

11.7 子宫内膜消融术后的子宫内膜癌

子宫内膜癌在接受EA的女性中的发生受到了关注，尤其是诊断可能被延误甚至遗漏。有一项研究数据发现，将EA后出现子宫内膜癌的女性（$n=3$）与HMB治疗后出现子宫内膜癌的女性（$n=601$）进行比较，未发现延迟诊断的证据[45]。此外，EA治疗后的癌症发生率并没有显著差异（OR 0.45，95% CI 0.05～1.40；$P=0.17$）。然而，绝经后出血仍需引起重视。

（李燕云　张宏伟　翻译　　陈丽梅　隋　龙　审校）

参考文献

1. Lethaby A, Hickey M, Garry R. Endometrial destruction techniques for heavy menstrual bleeding. *Cochrane Database Syst Rev* 2005; (4): CD001501.

2. Middleton LJ, Chapameria R, Daniels JP, et al. Hysterectomy, endometrial destruction, and levonorgestrel releasing intrauterine system (Mirena) for heavy menstrual bleeding: systematic review and meta-analysis of data from individual patients. *BMJ* 2010; 341: c3929.

3. Longinotti MK, Jacobson GF, Hung YY, Learman LA. Probability of hysterectomy after endometrial ablation. *Obstet Gynecol* 2008; 112: 1214–20.

4. Bansi-Matharu L, Gurol-Urganci I, Mahmood TA, et al. Rates of subsequent surgery following endometrial ablation among English women with menorrhagia:

a population-based cohort study. *BJOG* 2013; 120: 1500–7.

5. Munro M. Endometrial ablation with a thermal balloon: the first 10 years. *J Am Assoc Gynecol Laparosc* 2004; 11: 8–22.

6. Badia C, Nyirjesy P, Atogho A. Endometrial ablation devices: review of a manufacturer and user facility device experience database. *J Minim Invasive Gynecol* 2007; 14: 436–44.

7. National Institute for Health and Care Excellence. *Heavy Menstrual Bleeding: Assessment and Management*. NICE Guideline NG88. London: NICE; 2018. www.nice.org.uk/guidance/ng88 (accessed November 2019).

8. Clark TJ, Samuels N, Malick S, et al. Bipolar radiofrequency compared with thermal balloon endometrial ablation in the office: a randomised controlled trial. *Obstet Gynecol* 2011; 117: 1228.

9. McCausland AM, McCausland VM. Long-term complications of endometrial ablation: cause, diagnosis, treatment and prevention. *J Minim Invasive Gynecol* 2007; 14: 399–406.

10. Roberts TE, Tsourapas A, Middleton LJ, et al. Hysterectomy, endometrial ablation, and levonorgestrel releasing intrauterine system (Mirena) for treatment of heavy menstrual bleeding: cost effectiveness analysis. *BMJ* 2011; 342: d2202.

11. Medicines and Healthcare products Regulatory Agency, Royal College of Obstetricians and Gynaecologists, British Society for Gynaecological Endoscopy. Guidance on the responsibilities of manufacturers, the regulator and clinicians with respect to endometrial ablation. 2011. https://webarchive.nationalarchives.gov.uk/20141205222136/http://www.mhra.gov.uk/Publications/Safetyguidance/Otherdevicesafetyguidance/CON108725 (accessed October 2019).

12. Royal College of Obstetricians and Gynaecologists. Endometrial ablation. London: RCOG; 2015. www.rcog.org.uk/en/patients/patient-leaflets/endometrial-ablation (accessed November 2019).

13. Sharp HT. Endometrial ablation: postoperative complications. *Am J Obstet Gynecol* 2012; 207: 242–7.

14. El Nashar SA, Hopkins M, Creedon DJ, et al. Prediction of treatment outcomes after global endometrial ablation. *Obstet Gynecol* 2019; 113: 97–106.

15. Guedj H, Baggish MS, Valle RF. *Operative Hysteroscopy*. Philadelphia, PA: Lippincott Williams & Wilkins; 2003.

16. Overton C, Hargreaves J, Maresh M. A national survey of the complications of endometrial destruction for menstrual disorders: the MISTLETOE study. *BJOG* 1997; 104: 1351–9.

17. Byers G, Pinion S, Parkin D, Chambers W. Fluid absorption during transcervical resection of the endometrium. *Gynaecol Endoscopy* 1993; 2: 21–3.

18. Umranikar S, Clark TJ, Saridogan E, et al. BSGE/ ESGE guideline on management of fluid distension media in operative hysteroscopy. *Gynecol Surg* 2016; 13: 289–303.

19. Lethaby A, Penninx J, Hickey M, Garry R, Marjoribanks J. Endometrial resection and ablation techniques for heavy menstrual bleeding. *Cochrane Database Syst Rev* 2013; (8): CD001501.

20. MacLean-Fraser E, Penava D, Vilos GA. Perioperative complication rates of primary and repeat hysteroscopic endometrial ablations. *J Am Assoc Gyncol Laparosc* 2002; 9: 175–7.

21. Tan YH, Lethaby A. Pre-operative endometrial thinning agents before endometrial destruction for heavy menstrual bleeding. *Cochrane Database Syst Rev* 2012; (11): CD010241.

22. Penninx JP, Herman MC, Kruitwagen RF, et al. Bipolar versus balloon endometrial ablation in the office: a randomized controlled trial. *Eur J Obstet Gynecol Reprod Biol* 2016; 196: 52–6.

23. Jack SA, Cooper KG, Seymour J, et al. A randomised controlled trial of microwave endometrial ablation without endometrial preparation in the outpatient setting: patient acceptability, treatment outcome and costs. *BJOG* 2005; 112: 1109–16.

24. Daniels JP, Middleton LJ, Champaneria R, et al. Second generation endometrial ablation techniques for heavy menstrual bleeding: network meta-analysis. *BMJ* 2012; 344: e2564.

25. Brun JL, Burlet G, Galand B, Quereux C, Bernard P. Cavaterm thermal balloon endometrial ablation versus hysteroscopic endometrial resection to treat menorrhagia: the French, multicenter, randomized study. *J Min Invasive Gynecol* 2006; 13: 424–30.

26. Abbott J, Hawe J, Hunter D, Garry R. A double-blind randomized trial comparing the Cavaterm and the NovaSure endometrial ablation systems for the treatment of dysfunctional uterine bleeding. *Fertil Steril* 2003; 80: 203–8.

27. Friberg B, Ahlgren M. Thermal balloon endometrial destruction: the outcome of treatment of 117 women followed up for a maximum period of 4 years. *Gynaecol Endosc* 2000; 9: 389–95.

28. Penninx JP, Herman MC, Kruitwagen RF, et al. Bipolar versus balloon endometrial ablation in the office: a randomized controlled trial. *Eur J Obstet Gynecol Reprod Biol* 2016; 196: 52–6.

29. Karamanidis D, Nicolaou P, Byros A, Koutsougeras G. Two-year results of a new two-minute hot liquid balloon endometrial ablation system (Thermablate): a pilot study. *Clin Exp Obstet Gynecol* 2009; 36: 256–8.

30. Tas B. Five-year experience of Minitouch endometrial outpatient ablation performed in an office setting without anaesthesia by a solo operator. *J Minim Invasive Gynecol* 2017; 24: S120.

31. Goldrath MH. Evaluation of HydroThermAblator and rollerball endometrial ablation for menorrhagia 3 years after treatment. *J Am Assoc Gynecol Laparosc* 2003; 10: 505–11.

32. Berman JM. Analysis of the safety and reliability of a hydrothermal ablation system: a multicenter, prospective postmarket study. *J Reprod Med* 2014; 59: 5–6.

33. Clark TJ, Gupta JK. *Handbook of Outpatient Hysteroscopy: A Complete Guide to Diagnosis and Therapy*. London: Hodder Arnold; 2005.

34. Kumar V, Tryposkiadis K, Gupta JK. Hysteroscopic local anesthetic intrauterine cornual block in office endometrial ablation: a randomized controlled trial. *Fertil Steril* 2016; 105: 474–80.

35. Skensved H. Global-local anaesthesia: combining paracervical block with intramyometrial prilocaine in the fundus significantly reduces patients' perception

of pain during radio-frequency endometrial ablation (Nova-Sure1) in an office setting. *Gynecol Surg* 2012; 9 (: 207–12.

36. Chapa HO, Antonetti AG., Bakker K. Kctorolac-mepivacaine lower uterine block for in-office endometrial ablation: a randomized, controlled trial. *J Reprod Med* 2010; 55: 464–8.

37. Munro MG, Brooks PG. Use of local anesthesia for office diagnostic and operative hysteroscopy. *J Minim Invasive Gynecol* 2010; 17: 709–18.

38. Lok IH, Leung PL, Ng PS, Yuen PM. Life-table analysis of the success of thermal balloon endometrial ablation in the treatment of menorrhagia. *Fertil Steril* 2003; 80: 1255–9.

39. Bongers MY, Bourdrez P, Mol BW, Heintz AP, Brolmann HA. Randomised controlled trial of bipolar radiofrequency endometrial ablation and balloon endometrial ablation. *BJOG* 2004; 111: 1095–102.

40. Cooper K, Lee A, Chien P, et al. Outcomes following hysterectomy or endometrial ablation for heavy menstrual bleeding: retrospective analysis of hospital episode statistics in Scotland. *BJOG* 2011; 118: 1171–9.

41. Daniels JP. The long-term outcomes of endometrial ablation in the treatment of heavy menstrual bleeding. *Curr Opin Obstet Gynecol* 2013; 25: 320–6.

42. Papadakis EP, El Nashar SA, Laughlin-Tommaso SK, et al. Combined endometrial ablation and levonorgestre; intrauterine system use in women with dysmenorrhoea and heavy menstrual bleeding: novel approach for challenging case. *J Minim Invasive Gynecol* 2015; 22: 1203–37.

43. Vaughan D, Byrne P. An evaluation of the simultaneous use of the levonorgestrel-releasing intrauterine device (LNG-IUS, Mirena®) combined with endometrial ablation in the management of menorrhagia. *J Obstet Gynaecol* 2012; 32: 372–4.

44. Thinkhamrop J, Laopaiboon M, Lumbiganon P. Prophylactic antibiotics for transcervical intrauterine procedures. *Cochrane Database Syst Rev* 2013; (5): CD005637.

45. Dood RL, Gracia CR, Sammel MD, et al. Endometrial cancer after endometrial ablation versus medical management of abnormal uterine bleeding. *J Minim Invasive Gynecol* 2014; 21: 744–52.

12

第12章
子宫肌瘤的宫腔镜治疗

Olav Istre and Justin Clark

12.1 概述

　　子宫肌瘤即子宫平滑肌瘤，是子宫平滑肌和结缔组织的良性实性肿瘤。子宫肌瘤的患病率因人群而异，据估计，一般育龄女性中子宫肌瘤患病率为25%，也有高达70%的报道[1-6]。突入子宫腔的肌瘤称为黏膜下肌瘤（submucosal fibroids，SMF）或腔内肌瘤，约占所有肌瘤的10%[7]。一般认为SMF与异常子宫出血（AUB）和低生育力相关。内镜技术的发展促使了在直视下切除SMF，即宫腔镜下子宫肌瘤切除术的出现，从而避免了经腹手术或盲式宫内手术。

　　宫腔镜下子宫肌瘤切除术是宫腔镜手术的代表术式。SMF很常见，在HMB患者中的发病率为7%~22%，而在生育能力低下[8-11]或反复流产患者中的患病率约为5%。这种类型的肌瘤不需要经腹切除，通过内镜进行切除即可，这种切除术是自然腔道内镜手术（Natural orifice transluminal endoscopic surgery，NOTES）的一种。NOTES因并发症少、恢复快而非常具有吸引力。然而，宫腔镜手术的操作也有困难，且可能导致严重的并发症和不良结果[12]。因此，必须重视手术适应证、术前诊断、术前准备和治疗计划。此外，为了更好地为SMF患者提供医疗服务，必须了解现有设备的属性，掌握多种外科技术，对可实现的临床结果进行评估。

12.2 宫腔镜下子宫肌瘤切除术的适应证

　　一般认为SMF与AUB（主要是HMB）[13-15]和低生育力（包括不孕、反复流产）[16-17]相关。因此，宫腔镜下切除SMF的适应证包括：药物治疗失败的难治性AUB及不明原因的低生育力。从功能角度来看，切除是考虑到肌瘤对子宫内膜有直接或间接影响，但具体机制还未完全阐明。

　　流行病学数据和手术切除结果（见第12.8节）支持SMF可导致HMB[13-15]和低生育力[16-17]的观点。FIGO PALM-COEIN分类显示了SMF在病因学上的重要性[18]。当出现生殖失败的情况时，通常认为胚胎的着床可能受到SMF的影响，后者可导致不孕和流产倾向。

12.3 黏膜下肌瘤的诊断与治疗计划

　　无论采用何种手术方式，宫腔镜下子宫肌瘤切除术的目的都是完全切除SMF，无残留肌瘤组织。诊断是非常重要的，因为它能确保有计划地治疗，向患者提供关于预期结果的咨询，并从安全性和有效性方面优化手术结果。

　　从诊断的角度来看，宫腔镜比二维经阴道超声（TVS）或子宫内膜盲式活检更精准[19]。TVS增加三维成像并不能提高TVS或宫腔镜检查的准确性[20]。磁共振成像（MRI）用作常规检查的成本过高，不太实用。

12.3.1 经阴道超声检查

　　SMF的大小和肌壁内成分是导致手术复杂的主要因素，也是预后最重要的预测因素。因此，经阴道超声成像评估SMF的这些特点非常重要，因为肌瘤在肌层内延伸得越深，宫腔镜手术就越难进行，治疗结果也就越不确定[21]。虽然与宫腔镜检查相比，标准二维TVS对SMF的诊断准确率较低[19]（见第12.3.2节），但它确实可评估肌瘤实际大小、肌瘤与子宫浆膜表面的接近程度，即所谓的"肌层游离缘"。如果这部分厚度仅5~10mm，那么应考虑由经验丰富的医生谨慎地行宫腔镜手术。

一些SMF是"跨壁的"，延伸到子宫内膜和子宫浆膜面（图12.1）[18]。事实上，宫腔镜下子宫肌瘤切除术在肌层游离缘小于5 mm的情况下是有争议的[22]。在这种情况下，腹腔镜或经腹手术可能是首选。未来采用先进的计算机软件进行术前成像，可以将术前的"虚拟宫腔镜"用于规划后续手术。

12.3.2　门诊宫腔镜检查

直视内镜下观察SMF是诊断检查的"金标准"[19,23]。宫腔镜检查可以区分子宫内膜异位症和其他局限性子宫病变。此外，还可以记录SMF的关键特点，包括估计其大小、肌瘤的壁内比例（基于腔内肌瘤和子宫内膜表面之间的角度）、相对于子宫壁和整个腔的表面积、表面血管及其位置（图12.2），这些特征对于分类是有用的（见第12.4节），并且非常重要，因为这有助于制订手术计划，并可为患者提供诊疗咨询（方框12.1）[21]。

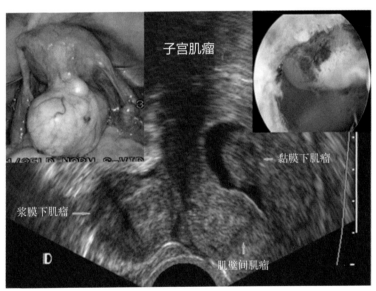

图12.1　浆膜和黏膜下肌瘤的腹腔镜、宫腔镜和超声视图（图片来源：Olav Istre）

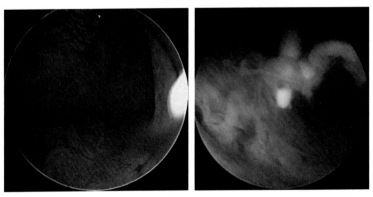

图12.2　子宫内膜下肌瘤的宫腔镜检查显示子宫内膜和子宫肌瘤之间的宽角或钝角，黏膜下肌瘤突出子宫腔。这表明大部分肌瘤位于肌层内。右侧图像中，一个LNG-IUS位于肌瘤旁（图片来源：Mary Connor）

除了盆腔超声和门诊宫腔镜检查提供的信息外，患者的病史和临床检查结果在治疗前也很重要。与未来无生育要求的AUB患者相比，对未来有生育要求的患者应优先采取对子宫内膜的副作用或热损伤较少的干预措施。

宫腔镜评估SMF的一个关键点是评估膨宫压力对子宫腔和子宫肌层之间关系的影响。尤其是在进行大直径宫腔镜手术时，这种"下沉"入子宫肌层的影响随着液体压力的升高而更加明显[24]（图12.3）。在术前使用促性腺激素释放激素类似物（GnRHa）治疗后，更有可能出现"消失的肌瘤"。

12.4　黏膜下肌瘤的宫腔镜分类

12.4.1　FIGO分类

FIGO分类法，改编自Wamsteker等开发的原始分类法，由欧洲妇科内镜学会（the European Society of Gynaecological Endoscopy，ESGE）推广，是目前应用最广泛的分类法（表12.1）[18,25]。子宫肌层受累的相对程度是决定宫腔镜下子宫肌瘤切除术的可行性和预后的主要因素。这种分类方法可与盆腔超声结合来辅助标准化分类和制订治疗计划。这种分类方法简单易记，但也有局限性，包括评估SMF潜在肌层壁内比例的主观性。肌瘤与子宫内膜交界处的角度被认为是客观化评估的一种方法：锐角（<90°）为1型肌瘤，钝角（>90°）为2型肌瘤。此外，0型肌瘤的存在是有争议的，因为所有的子宫肌瘤都来自子宫肌层，因此无论多小，总有一些壁内成分使它们成为有蒂的1型肌瘤。

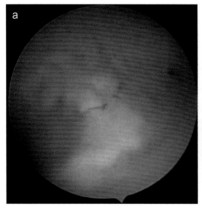
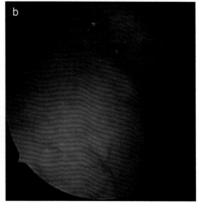

图12.3　a. 在相对较高的子宫内液体压力下，肌瘤被推入子宫肌层，因此几乎看不见；b. 在相同的宫腔镜检查过程中，在较低的液体压力下，肌瘤会显露出来并变得更加突出（图片来源：Mary Connor）

表 12.1 黏膜下肌瘤的FIGO分类

类型	宫腔与子宫肌层关系	宫腔镜[b]
0	100%在宫腔内[a]	有蒂
1	在宫腔内>50%（在子宫肌层中≤50%）	肌瘤与其旁子宫内膜的夹角<90°
2	在宫腔内<50%（在子宫肌层中≥50%）	肌瘤与其旁子宫内膜的夹角>90°

注：①[a] 根据定义，所有SMF均来源于子宫肌层，因此总是存在子宫肌层成分（这让我们质疑0型肌瘤的存在），但这些肌瘤是有蒂的，可以与宫腔表面齐平切除。[b] 经阴道超声可以区分1型和2型肌瘤。生理盐水或凝胶造影剂（子宫超声检查）有助于0型肌瘤的诊断。

②数据引自文献[18, 25]。

12.4.2 STEP-W分类

Lasmar[26]提出的STEP-W（大小、位置、延伸、贯穿、侧壁影响）分类是一种更全面的SMF术前分类，评分结果可表明手术的复杂程度（表12.2）。除了记录FIGO子宫肌层贯穿的程度，这个命名法还考虑其他特点：肌瘤基底相对于子宫壁的延伸，可见腔内肌瘤的大小，肌瘤基底相对于子宫壁的表面积及其位置。与更简单的FIGO分类相比，该分类与手术结果的相关性更强，包括估计肌瘤切除术的完整性、手术时间和液体丢失量[21]。但此分类在推广之前，仍需要更多的研究验证。

12.5 术前准备

12.5.1 药物准备

子宫内膜变薄和肌瘤缩小

通常在手术前2~3个月的时间里，医生会用药使子宫内膜变薄。激素治疗包括使用孕激素、达那唑或GnRHa，使患者闭经。

这种做法有利于患者服用铁剂，在术前建立

表 12.2 STEP-W黏膜下肌瘤的分类[26]

参数	定义	分数
大小	≤2cm	0
	2~5cm	1
	>5cm	2
位置	低	0
	中	1
	上	2
基底部延伸	≤1/3	0
	1/3~2/3	1
	>2/3	2
贯穿	0	0
	≤50%	1
	>50%	2
两侧壁	缺失	0
	显示	1
总分[a]	总和	0（最小）~9（最大）

注：[a] 总分：0~4 = 低复杂度；5~6 = 高复杂度（考虑GnRHa或醋酸乌利司他；分次手术可能性高）；7~9 =考虑其他治疗方法，如放射或手术治疗。

铁储备，由此减少手术的并发症。此外，在没有血液和子宫内膜碎片的情况下，手术视野更为清晰，防止术中子宫内膜因吸收膨宫液体而引起的水肿、充血。

GnRHa是最有效的使子宫内膜变薄的药物，其优点是通过诱导低雌激素状态减少SMF的体积（减少30%~50%）和血供。然而，由于雌激素缺乏可导致其他副作用，其中包括更年期症状和宫颈狭窄，使得宫颈扩张更为困难，易造成生殖道创伤，甚至妨碍器械进入子宫腔。最近，有研究报道选择性孕酮受体调节剂醋酸乌利司他（UPA）在肌瘤切除术前可诱发闭经和收缩肌瘤，而不会导致雌激素缺乏状态[27,28]。

尽管有这些潜在的优势，当使用激素制剂与无术前干预相比较时，手术可行性（如持续时间、完整性）、安全性（如液体吸收、子宫创伤）和预后（临床结果）的数据并不一致[29-32]。一些作者认为，GnRHa给药后复发率更高，因为小的肌瘤可能不再可见，肌瘤由于收缩后更容易"沉入"弹性较小且水肿的子宫肌层。此外，目前缺乏将GnRHa与UPA进行比较以指导临床实践的数据[33]。因此，妇科医生的做法各不相同；有些人坚持常规使用激素；有些人则从不使用激素，而是主张在月经周期的增殖期子宫内膜最薄的时候安排手术；还有一些人在预计手术复杂程度更高的情况下采用激素预处理。

抗生素

在宫腔镜手术，包括宫腔镜下子宫肌瘤切除术前，不应常规使用抗生素，因为没有证据支持抗生素的使用[34,35]。电切术后子宫内膜炎的发病率为1/200[35]。

宫颈准备

缺乏强有力的证据支持使用雌激素（绝经后女性）、前列腺素（如米索前列醇）、渗透性扩张器（如laminaria棒）或血管加压素进行宫颈准备，这种做法在提高宫腔镜下子宫肌瘤切除术的可行性、安全性以及患者经验方面没有显示出总体益处[36-38]。如果预计宫颈扩张需超过Hegar 6（6mm），临床医生可能会根据个人情况决定使用此类措施，但不推荐常规使用[39]。

12.5.2 手术准备

随着诊断性宫腔镜的应用和微型仪器的技术进步，门诊对SMF的治疗越来越受到关注。然而，与子宫内膜息肉不同，SMF是血管性的，起源于神经支配良好的子宫肌层。因此，基于门诊设施，宫腔镜切除通常限于较小的病变（最常见的是可触及的FIGO 0型肌瘤），使用机械或电切手段。然而，一旦肌瘤表面覆盖的子宫内膜被切开，SMF的壁内成分会以不同程度自发突入宫腔中；这一观察结果导致了"两阶段"手术的概念，即在随后的最终切除之前，对FIGO 1型和2型肌瘤进行手术准备[40-41]。手术准备包括在子宫内膜上用5Fr剪刀或5Fr双极电极切开，无须麻醉。切口沿着子宫肌瘤表面最突起处一直切到子宫肌瘤与其假包膜之间。在随后的月经周期中，肌层收缩将部分或全部排出肌瘤的壁内成分，使其更容易切除。有限的数据表明该技术的可行性，但目前还不能就其对后续宫腔镜下子宫肌瘤切除术的完整性和预后的影响得出确切的结论。较小的肌瘤（直径<3cm），以及那些位于前/后壁而非侧壁或宫底部的肌瘤，似乎更容易切除。

12.6 宫腔镜下子宫肌瘤切除术

12.6.1 手术设备

现代宫腔镜手术实践的基本设备在第3章中有详细的说明。图3.9、图3.10、图3.11和图3.12为不同治疗方式的举例。

12.6.2 技术选择

技术的选择将根据方框12.2中详述的几个因素而有所不同。不利因素包括宫颈狭窄、宫腔增大导致光线不足和膨宫受限、多发性大肌瘤（直径>3cm）、肌瘤基底部穿透肌层超过50%（FIGO 2型）或肌瘤距浆膜面小于5mm。孤立、小的FIGO 0～1型、非宫底部的SMF是最容易切除的。如果宫颈狭窄或宫颈有肌瘤，可首选小直径器械（如微型电极、组织切除系统或微型切除镜），以避免损伤生殖道。对于未来有生育需求的女性，需要更高的精确度，以将子宫内膜的热损伤降至最低。虽然患者的特点不一定会影响所选择的技术，但可能会影响治疗设置、麻醉和手术持续时间的选择，以及液体不足设定的阈值[42-43]。

- 操作者
  - 经验
  - 偏好
- 设施
  - 设备——电切镜；微型电极；组织切除系统
  - 液体管理——重力；加压；自动化系统
- 设置
  - 手术室
  - 门诊室
- 子宫特征
  - 宫颈狭窄
  - 宫腔尺寸
  - 肌瘤特征（见FIGO和STEP-W分类）
  - 肌层贯穿——FIGO 0~2型；超声子宫肌瘤假包膜到浆膜层的最短距离
  - 位置——上、中或下腔；侧壁或宫底附着
  - 大小——最大直径；体积；宫底附着的表面积
  - 数量
- 现病史
  - 异常子宫出血——生育年龄；生育后年龄
  - 生殖问题——生育力不足；反复流产；早产

12.6.3 宫腔内肌瘤切除术

使用5Fr器械治疗小肌瘤

这种方法是将一个直的5Fr双极电极（图3.9）

放置在肌瘤的远端，在肌瘤附着于肌层的近端取逆行手术切口。在另一侧重复该方法。在同一条沟内进行（可使用不导电电极轻轻探测，以帮助确定正确的平面）系统性的垂直和水平切割，划出肌瘤包膜边界，直到达到与肌层的附着处[44-46]。可以用这种方法切除整体肌瘤，也可以在最后切除前进行一系列的垂直和水平切割（如切割成四块；"热十字"技术），以帮助其从宫腔中取出。理想情况下，切下的碎片应该足够小，可以用5~7Fr宫腔镜夹持钳或活检钳取出，当然，由于肌瘤组织的致密性，有时也不一定成功。

环形电极切除术

单极或双极切割环（图3.11）被放置在宫底肌瘤附着的远端边缘之外，用切割电流将其激活，然后将其从宫底部向宫颈移动，而不是朝反方向移动。系统重复运动——通过移动宫腔镜或退出切割环，或两种方法联合使用，直到肌瘤完全切除；这被称为经宫颈子宫肌瘤切除术（transcervical resection of fibroids，TCRF）[13-15,38,47]（图12.4）。如果出血持续存在并影响视野，可在手术过程中尝试使用带凝血电流的环路烧灼特定出血点。

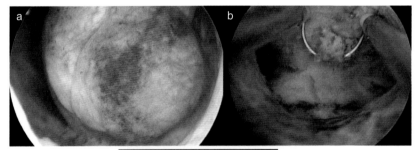

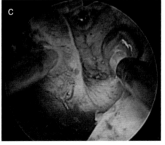

图12.4　FIGO 0型肌瘤。a. 大的后壁0型SMF切除前；b. 环形电极切除后的肌瘤残留（TCRF）；c. 用环形电极对中等大小、前壁附着的0型肌瘤进行电切（图片来源：a, b. Olav Istre; c. Mary Connor）

汽化电极

使用专门设计的球形或圆柱形电极（图3.11b）对肌瘤进行汽化，电极沿肌瘤表面缓慢逆行通过[48]。

这种技术的优点是避免了肌瘤碎片的形成，但不能进行组织学检查。此外，这种技术需要高功率输出，产生的气泡可以进入血管系统，不过这些气泡通常在血液中迅速消散。建议持续监测患者的潮气末二氧化碳浓度，术者需与麻醉师密切合作，以避免严重并发症。有文献报道了用Nd:YAG激光逆行穿过直径小于或等于2cm的SMF的方法。然而，激光的缺点是手术持续时间长、缺少病理组织学标本。此外，激光设备的成本高得让人望而却步，于是机械宫腔镜组织切除系统（hysteroscopic tissue removal systems，HTRS）和当代双极电外科技术几乎取代了这些方法。

组织移除

取出切除的"肌瘤碎片或瘤条"的最常见方法有用盲式息肉钳和（或）通过收回不通电的切割环并取下夹在切除镜末端的组织，这通常需要重复插入仪器。如果是小的病变，切除的组织可以在手术结束时取出，但是对于较大的肌瘤，自由流动的组织碎片会让操作者的视野变模糊，因此在手术过程中需要一次或多次取出切除组织以保持清晰的视野。

一些医生通过立即取出切除镜，然后重新插入来避免组织碎片自由流动。虽然这种方法可以维持清晰的视野，但它比较费力：反复失去膨宫压力而暂时失去视野，且因重复插入，延长手术时间、增加空气栓塞的风险。

目前已开发出一种电切镜，它包括一个高效的泵和集成的脉冲抽吸，在组织碎片产生后，立即通过一个单独的流出通道移除，不影响膨宫效果（图3.12b）。

宫腔镜组织切除系统

HTRS的切割窗口放置在肌瘤的中心部分，形成一个"咬口"（类似于吃苹果），然后横向旋转切割平面（类似于在吐司上涂抹黄油）[49,50]。重复这些操作直到肌瘤的所有可触及部分被移除。HTRS的顺行或逆行运动最少，这只是为了确保切割窗口始终位于肌瘤组织内，以确保有效去除肌瘤。

12.6.4　子宫肌壁内肌瘤切除术

有人提出了几种去除子宫肌层看不见的肌瘤的技术。所有的技术都有一个共同的目标，即试图将壁内部分变成腔内突起部分，以便直接和安全地将其切割和移除。一旦切除，将肌瘤组织用如上所述的方法移除。

浅肌壁内肌瘤切除设备

肌瘤在肌层内越深，越难触及，1型SMF具有浅肌层成分，比其他类型的SMF更容易移除。使用电切镜时把电切环放置到肌瘤的子宫内膜的水平线以下，以切除肌瘤的壁间部分。应保留肌瘤的包膜，以避免切到实际的肌层组织（图12.5）。

肌瘤的壁间部分也可通过一种冷环刀技术来剥离包膜，这在下一节中将更详细地描述。移除腔内部分后，移除装置，无论是不导电的电切环还是HTRS，都可被用来撬出剩余的肌瘤（"spade技术"）。肌瘤的壁内部分沿剥裂面与下面的肌层分离，从而暴露出包膜。虽然通过机械分离不一定能完全分开，但是这样的操作有助于区分肌瘤和肌瘤的包膜，从而确认切割残留的肌瘤组织而安全地继续进行机械切割，并将发生意外子宫穿孔的风险降到最低。

冷环刀子宫肌瘤切除术

这种技术由Mazzon[51]开发，是对传统电环切除术的改进。电切环按常规方式切除到子宫内膜表面的水平，然后确定剥裂面（肌瘤和邻近肌层组织之间），随后进行肌瘤壁内部分的剥离，使用更坚固的、定制的冷环刀进行机械钝性剥离。矩形和单齿环可用于分离连接肌瘤和邻近肌层的细长连接桥。一旦肌瘤的壁内部分完全被分离至子宫腔内，就可以采取常规电切环来完成手术[51]。

诱发肌层收缩

可以通过人工、水压和药物方法来诱导子宫肌层收缩，目的是使肌瘤的壁内成分最大限度地转移到子宫腔中，从而使宫腔镜下安全切除成为可能。水压按摩是通过中止手术、反复灌注膨宫液来形成宫内压力的变化，使肌瘤在压力小的时候向腔内膨出。手法按摩也可以用来压缩和刺激子宫。已报道的药理学辅助技术包括在腹腔镜下经腹注射前列腺素F（PGF）-2a，以及宫颈内注射PGF-2a的甲基类似物卡前列素。这些技术通常不单独使用，而是与前面描述的技术结合使用[47]。

分次手术

首先使用微型5Fr电外科电极，对黏膜下FIGO 2型肌瘤进行电切术，有助于子宫肌瘤肌壁内成分自发部分排出至子宫腔，然后再用HTRS切除[52]。

所有接受宫腔镜下子宫肌瘤切除术的患者都应该意识到子宫肌瘤无法完全切除，需要进一步手术的可能性。如果存在不利特征（方框12.1），

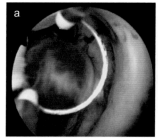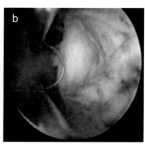

图12.5　经宫颈切除FIGO 1型肌瘤。a. 环形电极切除腔内部分；b.浅肌壁内部分切除术（图片来源：Olav Istre）

即直径大于2cm且肌层穿透率大于50%，则更可能出现这种情况[13-15]。手术医生不应将无法完成手术视为失败，而应视为谨慎和安全，通常是因为出血和（或）子宫内膜充血而导致视野不清楚且无法纠正，或是因为已达到既定的体液丢失阈值。事实上，手术医生应该注意到，在切开肌瘤表面覆盖的包膜，肌瘤伴随子宫肌层收缩后，部分或全部残留的肌瘤肌壁间成分经常突入子宫腔中，因此后续的手术可能更容易。事实上，这一观察结果就是OPPIuM技术[40-41]的理论基础，即将FIGO 1型和2型肌瘤分别转化为FIGO 0型和1型肌瘤，从而简化了随后的宫腔镜切除术[53]。

有时可能会遇到巨大的肌瘤侵犯子宫腔。这些肌瘤可以填充宫腔，使宫腔镜设备的操作出现问题。建议在宫腔镜下切除子宫肌瘤前，使用GnRHa缩小肌瘤体积（图12.6）。在这种情况下，亦可考虑术前栓塞子宫动脉以切断子宫肌瘤血供。

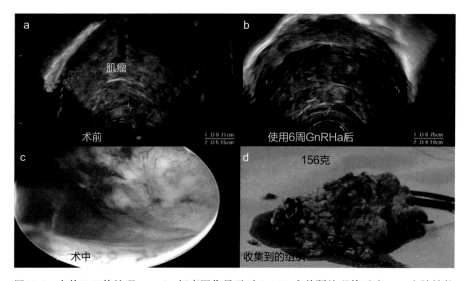

图12.6　大的SMF的处理。a、b. 超声图像显示对GnRHa术前预处理的反应；c. 宫腔镜检查；d. 大量切除组织（图片来源：Olav Istre）

12.6.5　治疗设备

设备的微型化和技术革新促进了门诊宫腔镜切除肌瘤手术的发展。5Fr机械器械，如剪刀、抓钳和螺旋钻，除了很小的、不明显的黏膜下肌瘤外，其他的肌瘤都无法切除。双极电极可用于整体或切片切除FIGO 0型和1型小肌瘤。然而，切除致密的、坚实的肌瘤组织比切除软的、局灶性病变（如子宫内膜息肉）更困难。HTRS已经克服了这个问题。MyoSure设备需要直径为6～7.25mm的宫腔镜，并可用于门诊清醒患者。新型的TruClear致密组织刨削微型设备专为门诊宫腔镜子宫肌瘤切除术而设计，与5mm（TruClear 5C）或6.25mm（TruClear Elite Mini）的宫腔镜兼容。MyoSure Omni scope，直径6mm，也适用于门诊宫腔镜检查，MyoSure XL设备适用于0型肌瘤切除。现有的少量数据表明，除非有必要扩张宫颈，否则不需要局部麻醉，直径小于或等于2cm的FIGO 0/1型肌瘤在这种情况下最容易切除。未来需要更多的研究来指导病例选择，以改善患者体验并优化临床结果。

12.7　手术并发症

12.7.1　液体超负荷

与宫腔镜手术相关的并发症已在第9章讨论。肌瘤切除术和宫腔粘连分解术是宫腔镜手术中并发症发生率最高的两种手术[12]。当子宫腔解剖扭曲改变导致手术更为复杂时，生殖道损伤和液体超负荷较为常见[38,42-43]。当SMF较大时，出血、子宫穿孔和静脉注入过多液体发生的可能性更大，主要发生于肌壁间肌瘤（FIGO 2型）或多发肌瘤。应遵循欧洲妇科内镜学会（ESGE）发布的指南[42]。应由相应资质的高年资医生进行这些疑难手术，以提高手术安全性和手术效果。第9章详细介绍了围手术期严重并发症的预防、识别和处理。

12.7.2　宫腔粘连

宫腔镜下子宫肌瘤切除术的一个特殊术后并发症是宫腔粘连（IUA）的形成。对于未来有生育需要的患者来说，这是一个需要特别关注的问题，因为这可能会对生育力产生不利影响。与所有评估患病率的流行病学研究一样，根据所研究的人群、病例的定义和收集数据的不同，评估宫腔粘连发生率的差别很大。据报道，宫腔粘连发病率为1%～13%，一些作者提倡使用激素和宫内屏障等预防措施，以防止IUA的形成，并通过宫腔镜二探来检查并治疗新形成的IUA，但缺乏良好的疗效证据[47]。此外，膜状粘连可能没有致密粘连伴宫腔变形的意义大。目前的综合数据并未显示宫腔镜下子宫肌瘤切除术对生殖功能的不利影响[54]（见第12.8节）。然而，应该通过仔细、精确和无创伤的手术来减少潜在的IUA形成。应避免对子宫内膜和子宫肌瘤周围的子宫内膜进行操作而引起损伤。如果使用高温超导材料，应避免与电相关的热损伤。然而，尚缺乏数据证明非电切技术与术后IUA的减少和更好的生育效果相关，而且如果在完全切除肌瘤方面不如传统的电切术有效，那么这种方法可能是有害的。目前，迫切需要设计良好的随机对照试验（RCT）对宫腔镜下子宫肌瘤切除术中使用的技术和方法进行比较，以评估对临床结果（如AUB和生育功能）的影响。

12.7.3　子宫破裂

理论上有宫腔镜下子宫肌瘤切除术史的患者在妊娠期间子宫破裂的风险会增加，但是并没有确切的数据来证明。有宫腔镜下子宫肌瘤切除史的患者也可进行阴道分娩，但是如果有FIGO 2型肌瘤切除史或有围手术期子宫穿孔史的患者，可以考虑剖宫产。与所有类型的宫腔镜治疗一样，应该告知患者手术方案。此外，手术记录应提供足够的影响生殖预后的细节，以帮助产科后续进行临床决策[38,47]。

12.8 宫腔镜下子宫肌瘤切除术的临床结果

切除可见的肌瘤的宫腔内部分在技术上更容易，并发症更少。事实上，许多妇科医生认为，正是SMF扭曲子宫腔导致子宫腔的改变，从而导致AUB和生殖相关的不良结果。仅仅通过去除肌瘤的宫腔内部分来"使子宫腔正常化"的概念已过时。当最初刚开始进行宫腔镜手术时，人们认为切除区的子宫内膜会重新聚集，残留的肌瘤会留在肌壁内，表现为无症状的肌壁间肌瘤。而该观点已被后来经常观察到的腔内肌瘤排出驳倒。然而，有一些证据表明，在不完全切除SMF后，大多数患者都能成功地治疗HMB，这使得学者们认为无须进一步手术，只在症状持续的情况下才考虑进一步手术[55]。然而，如果潜在机制与子宫腔变形有关，那么，与SMF相关的不良生殖结果可能持续存在[16]。因此，在缺乏相反证据的情况下，大多数医生认为完全切除肌瘤是宫腔镜下子宫肌瘤切除术的目的，如此才能达到最佳的临床效果。

12.8.1 异常子宫出血

宫腔镜下子宫肌瘤切除术治疗AUB的疗效尚不清楚。经宫颈子宫肌瘤切除术（transcervical resection of fibroids，TCRF）于20世纪90年代开始应用，并有一些评估TCRF治疗HMB的安全性、可行性和有效性的无对照的前瞻性队列研究，这些研究表明该手术是安全可行的，但FIGO 2型肌瘤的不完全切除、需分次手术和症状持续或复发的发生率高于0型和1型子宫肌瘤。一般来说，根据肌瘤的FIGO分型，70%～90%以上的病例可获得短期症状缓解[13-15,38]。长期生存分析显示，随着时间的推移，TCRF成功率有所下降，可能是因为肌瘤切除不完全[55]、进一步生长或突出到宫腔中，以及其他新的或共同存在的HMB致病因素的影响。除了肌壁内受累程度和病变切除不完全

外，SMF的大小和数量是症状复发的独立预测因素[13-15,25,38]。

宫腔镜下子宫肌瘤切除术对其他类型的AUB，即月经间期出血（intermenstrual bleeding，IMB）和绝经后出血（post-menopausal bleeding，PMB）的影响尚不清楚。不建议常规切除SMF，但当无法解释原因的症状持续存在时，可以考虑切除。

12.8.2 低生育力

一个小型的随机对照试验评估了宫腔镜下子宫肌瘤切除术治疗原因不明不孕症的有效性[17,56]。由于强度不够，研究结果无法得出确定结论，宫腔镜下子宫肌瘤切除术尚未体现潜在的巨大益处。一项系统综述包括了荟萃分析，对一个随机对照试验和几个观察系列研究进行分析，结果表明，SMF与较差的生殖结局有关，包括低生育力和反复流产，手术切除后的临床妊娠率增加了一倍[16]，然而，流产率没有下降。对这些数据的解释应谨慎，因为可以进行荟萃分析的研究数量较少，选择性偏倚普遍存在，且考虑到非随机研究设计，更重要的结果如活产率并没有改善。许多潜在的混杂因素阻碍了对低生育力和反复流产的研究，这些因素包括SMF特性、是否存在其他FIGO类型的肌瘤、手术切除的完整性、低生育力的其他潜在因素，以及是否需要长期随访以更全面地评估结果。

12.9 宫腔镜下子宫肌瘤切除术的未来研究

研究必须着眼于更好地理解SMF发生背后的基础机制，以及它们在一些患者中导致月经异常和影响生育的原因。需要足够强度和随访时间的随机对照试验，以正确评估手术切除SMF治疗AUB、低生育力和反复流产的有效性。鉴于新技术的不断推出，通过队列研究和随机研究，有必

要对新技术与现有技术的安全性、可行性和有效性进行严格评估。然而，尽管新技术可能使SMF的移除更安全、更方便和更有效，但关于宫腔镜下子宫肌瘤切除术对患者的益处的基本问题迫切需要解决。

12.10　小结

SMF很常见，宫腔镜切除术是可行的，手术医生应具有相应手术级别的资质，以减少风险，获得快速恢复和良好的临床结果。自从TCRF问世以来，新的技术被引入，包括更安全的双极电能源、微型电环路和电极以及HTR，使得非热机械切割和肌瘤组织抽吸可同时进行。对于宫腔镜下子宫肌瘤切除术在减轻AUB和改善生殖结局方面的总体有效性，以及不同手术技术和术前术后处理策略的相对安全性和有效性方面，还需要更多的随机对照试验数据来说明。熟练的手术技巧需要有效的培训（见第18章）和经验，而维持手术技能则需要足够量的临床病例。

（李燕云　汪　清　翻译　　陈丽梅　隋　龙　审校）

参考文献

1. Baird DD, Dunson DB, Hill MC, Cousins D, Schectman JM. High cumulative incidence of uterine leiomyoma in black and white women: ultrasound evidence. *Am J Obstet Gynecol* 2003; 188: 100–7.

2. Cramer SF, Patel A. The Frequency of uterine leiomyomas. *Am J Clin Pathol* 1990; 94: 435–8.

3. Myers SL, Baird DD, Olshan AF, et al. Self-report versus ultrasound measurement of uterine fibroid status. *J Womens Health (Larchmt)* 2012; 21: 285–93.

4. Ryan GL, Syrop CH, Van Voorhis BJ. Role, epidemiology, and natural history of benign uterine mass lesions. *Clin Obstet Gynecol* 2005; 48: 312–24.

5. Zimmermann A, Bernuit D, Gerlinger C, Schaefers M, Geppert K. Prevalence, symptoms and management of uterine fibroids: an international internet-based survey of 21,746 women. *BMC Womens Health* 2012; 12: 6.

6. Marshall LM, Spiegelman D, Barbieri RL, et al. Variation in the incidence of uterine leiomyoma among premenopausal women by age and race. *Obstet Gynecol* 1997; 90: 967–73.

7. Ubaldi F, Tournaye H, Camus M, et al. Fertility after hysteroscopic myomectomy. *Hum Reprod Update* 1995; 1: 81–90.

8. Practice Committee of American Society for Reproductive Medicine in collaboration with Society of Reproductive Surgeons. Myomas and reproductive function. *Fertil Steril* 2008; 90(5 Suppl): S125–30.

9. Russo M, Suen M, Bedaiwy M, Chen I. Prevalence of uterine myomas among women with 2 or more recurrent pregnancy losses: a systematic review. *J Minim Invasive Gynecol* 2016; 23: 7026.

10. Emanuel MH, Verdel MJC, Stas H, Wamsteker K, Lammes FB. An audit of true prevalence of intrauterine pathology: the hysteroscopical findings controlled for patient selection in 1202 patients with abnormal uterine bleeding. *Gynaecol Endosc* 1995; 4: 237–41.

11. Lasmar RB, Dias R, Barrozo PR, et al. Prevalence of hysteroscopic findings and histologic diagnoses in patients with abnormal uterine bleeding. *Fertil Steril* 2008; 89: 1803–7.

12. Jansen FW, Vredevoogd CB, van Ulzen K, et al. Complications of hysteroscopy: a prospective, multicenter study. *Obstet Gynecol* 2000; 96: 266–70.

13. Emanuel MH, Wamsteker K, Hart AA, Metz G, Lammes FB. Long-term results of hysteroscopic myomectomy for abnormal uterine bleeding. *Obstet Gynecol* 1999; 93: 743–8.

14. Hart R, Molnar BG, Magos A. Long term follow up of hysteroscopic myomectomy assessed by survival analysis. *BJOG* 1999; 106: 700–5.

15. Vercellini P, Zaina B, Yaylayan L, et al. Hysteroscopic myomectomy: long-term effects on menstrual pattern and fertility. *Obstet Gynecol* 1999; 94: 341–7.

16. Pritts EA, Parker WH, Olive DL. Fibroids and infertility: an upda*ted systematic review of the evidence.* Fertil Steril 2009; 91: 1215–23.

17. Bosteels J, Kasius J, Weyers S, et al. Hysteroscopy for

treating subfertility associated with suspected major uterine cavity abnormalities. *Cochrane Database Syst Rev* 2015; (2): CD009461.

18. Munro MG, Critchley HO, Broder MS, et al. The FIGO classification system ('PALM-COEIN') for causes of abnormal uterine bleeding in non-gravid women in the reproductive years, including guidelines for clinical investigation. *Int J Gynaecol Obstet* 2011; 113: 3–13.

19. Farquhar C, Ekeroma A, Furness S, Arroll B. A systematic review of transvaginal ultrasonography, sonohysterography and hysteroscopy for the investigation of abnormal uterine bleeding in premenopausal women. *Acta Obstet Gynecol Scand* 2003; 82: 493–504.

20. Nieuwenhuis LL, Hermans FJ, Leeflang MM, et al. Three-dimensional saline infusion sonography compared to two-dimensional saline infusion sonography for the diagnosis of focal intracavitary lesions. *Cochrane Database Syst Rev* 2017; (5): CD011126.

21. Lasmar RB, Xinmei Z, Indman PD, Celeste RK, Di Spiezio Sardo A. Feasibility of a new system of classification of submucous myomas: a multicenter study. *Fertil Steril* 2011; 95: 2073–7.

22. Yang JH, Lin L. Changes in myometrial thickness during hysteroscopic resection of deeply invasive submucous myomas. *J Am Assoc Gynecol Laparosc* 2001; 8: 501–5.

23. van Dongen H, de Kroon CD, Jacobi CE, Trimbos JB, Jansen FW. Diagnostic hysteroscopy in abnormal uterine bleeding: a systematic review and metaanalysis. *BJOG* 2007; 114: 664–75.

24. Lin B, Akiba Y, Iwata Y. One-step hysteroscopic removal of sinking submucous fibroid in two infertile patients. *Fertil Steril* 2000; 74: 1035–8.

25. Wamsteker K, Emanuel MH, de Kruif JH. Transcervical hysteroscopic resection of submucous fibroids for abnormal uterine bleeding: results regarding the degree of intramural extension. *Obstet Gynecol* 1993; 82: 736–40.

26. Lasmar RB, Barrozo PR, Dias R, Oliveira MA. Submucous fibroids: a new presurgical classification to evaluate the viability of hysteroscopic surgical treatment – preliminary report. *J Minim Invasive Gynecol* 2005; 12: 308–11.

27. Donnez J, Tatarchuk TF, Bouchard P, et al. Ulipristal acetate versus placebo for fibroid treatment before surgery. *N Engl J Med* 2012; 366: 409–20.

28. Donnez J, Tomaszewski J, Vazquez F, et al. Ulipristal acetate versus leuprolide acetate for uterine fibroids. *N Engl J Med* 2012; 366: 421–32.

29. Gutmann JN, Corson SL. GnRH agonist therapy before myomectomy or hysterectomy. *J Minim Invasive Gynecol* 2005; 12: 529–37.

30. Campo S, Campo V, Gambadauro P. Short-term and long-term result of resectoscopic myomectomy with and without pretreatment with GnRH analogs in premenopausal women. *Acta Obstet Gynecol Scand* 2005; 84: 756–60.

31. Mavrelos D, Ben-Nagi J, Davies A, et al. The value of pre-operative treatment with GnRH analogues in women with submucous fibroids: a double-blind, placebo-controlled randomized trial. *Hum Reprod* 2010; 25: 2264–9.

32. Muzii L, Boni T, Bellati F, et al. GnRH analogue treatment before hysteroscopic resection of submucous myomas: a prospective, randomized, multicenter study. *Fertil Steril* 2010; 94: 1496–9.

33. Bizzarri N, Ghirardi V, Remorgida V, Venturini PL, Ferrero S. Three-month treatment with triptorelin, letrozole and ulipristal acetate before hysteroscopic resection of uterine myomas: prospective comparative pilot study. *Eur J Obstet Gynecol Reprod Biol* 2015; 192: 22–6.

34. Bhattacharya S, Parkin DE, Reid TMS, et al. A prospective randomised study of the effects of prophylactic antibiotics on the incidence of bacteraemia following hysteroscopic surgery. *Eur J Obstet Gynecol Reprod Biol* 1995; 63: 37–40.

35. Agostini A, Cravello L, Shojai R, et al. Postoperative infection and surgical hysteroscopy. *Fertil Steril* 2002; 77: 766–8.

36. Al-Fozan H, Firwana B, Al Kadri H, Hassan S, Tulandi T. Preoperative ripening of the cervix before operative hysteroscopy. *Cochrane Database Syst Rev* 2015; (4): CD005998.

37. Phillips DR, Nathanson HG, Milim SJ, Haselkorn

JS. The effect of dilute vasopressin solution on the force needed for cervical dilatation: a randomized controlled trial. *Obstet Gynecol* 1997; 89: 507–11.

38. AAGL Advancing Minimally Invasive Gynecology Worldwide. AAGL practice report: practice guidelines for the diagnosis and management of submucous leiomyomas. *J Minim Invasive Gynecol* 2012; 19: 152–71.

39. Royal College of Obstetricians and Gynaecologists. *Best Practice in Outpatient Hysteroscopy*. Green-top Guideline No. 59. London: RCOG; 2011. www.rcog. org.uk/en/guidelines-research-services/guidelines/ gtg59 (accessed November 2019).

40. Bettocchi S, Di Spiezio Sardo A, Ceci O, et al. A new hysteroscopic technique for the preparation of partially intramural myomas in office setting (OPPIuM technique): a pilot study. *J Minim Invasive Gynecol* 2009; 16: 748–54.

41. Haimovich S, Mancebo G, Alameda F, et al. Feasibility of a new two-step procedure for office hysteroscopic resection of submucous myomas: results of a pilot study. *Eur J Obstet Gynecol Reprod Biol* 2013; 168: 191–4.

42. Umranikar S, Clark TJ, Saridogan E. BSGE/ESGE guideline on management of fluid distension media in operative hysteroscopy. *Gynecol Surg* 2016; 13: 289–303.

43. AAGL Advancing Minimally Invasive Gynecology Worldwide. AAGL Practice Report. Practice guidelines for the management of hysteroscopic distending media. *J Minim Invasive Gynecol* 2013; 20: 137–48.

44. Clark TJ, Mahajan D, Sunder P, Gupta JK. Hysteroscopic treatment of symptomatic submucous fibroids using a bipolar intrauterine system: a feasibility study. *Eur J Obstet Gynecol Reprod Biol* 2002; 100: 237–42.

45. Varma R, Soneja H, Clark TJ, Gupta JK. Hysteroscopic myomectomy for menorrhagia using Versascope bipolar system: efficacy and prognostic factors at a minimum of one year follow up. *Eur J Obstet Gynecol Reprod Biol* 2009; 142: 154–9.

46. Bettocchi S, Nappi L, Ceci O, et al. Treatment of submucosal and partially intramural myomas using the bipolar Versapoint system. *J Am Assoc Gynecol Laparosc* 2004; 11: S17–18.

47. Di Spiezio Sardo A, Mazzon I, Bramante S, et al. Hysteroscopic myomectomy: a comprehensive review of surgical techniques. *Human Reprod Update* 2008; 14: 101–19.

48. Brooks PG. Resectoscopic myoma vaporizer. *J Reprod Med* 1995, 40: 791–5.

49. Emanuel MH, Wamsteker K. The intra uterine morcellator: a new hysteroscopic operating technique to remove intrauterine polyps and myomas. *J Minim Invasive Gynecol* 2005; 12: 62–6.

50. van Dongen H, Emanuel MH, Wolterbeek R, Trimbos JB, Jansen FW. Hysteroscopic morcellator for removal of intrauterine polyps and myomas: a randomized controlled pilot study among residents in training. *J Minim Invasive Gynecol* 2008; 15: 466–71.

51. Mazzon I, Favilli A, Grasso M, et al. Is cold loop hysteroscopic myomectomy a safe and effective technique for the treatment of submucous myomas with intramural development? A series of 1434 surgical procedures. *J Minim Invasive Gynecol* 2015; 22: 792–8.

52. Munro MG. Hysteroscopic myomectomy of FIGO type 2 leiomyomas under local anesthesia: bipolar radiofrequency needle–based release followed by electromechanical morcellation. *J Minim Invasive Gynecol* 2016; 23: 12–13.

53. Hysteroscopy. Oppium Technique. www.youtube.com/ watch?v=XIp6-5rASpM (accessed October 2019).

54. Yang JH, Chen MJ, Wu MY, et al. Office hysteroscopic early lysis of intrauterine adhesion after transcervical resection of multiple apposing submucous myomas. *Fertil Steril* 2008; 89: 1254–9.

55. Van Dongen H, Emanuel MH, Smeets MJ, Trimbos B, Jansen FW. Follow-up after incomplete hysteroscopic removal of uterine fibroids. *Acta Obstet Gynecol Scand* 2006; 85: 1463–7.

56. Casini ML, Rossi F, Agostini R, Unfer V. Effect of the position of fibroids on fertility. *Gynecol Endocrinol* 2006; 22: 106–9.

第13章
宫腔镜绝育术

Vinod Kumar, Janesh Kumar Gupta and Michael Gannon

13.1 概述

宫腔镜绝育术（hysteroscopic sterilization，HS）是一种永久性避孕措施，仅适用于无生育需求的女性。此方法通过宫腔镜在双侧输卵管近端放置微型置入物进行闭塞，从而永久性阻止精子通过输卵管，进而达到避孕的目的。

长期以来，人们一直在寻求一种安全、简单、高效的经宫颈进行绝育的方法。1878年，Kocks尝试经宫颈置入电极阻塞输卵管近端；1927年，Mickulicz-Radecki和Freund提出使用宫腔镜进行绝育；1934年，Schroeder通过宫腔镜下电凝进行绝育。之后又陆续探索出其他技术，包括输卵管内注射奎纳克林等硬化剂或组织黏合剂，冷冻手术，以及在输卵管口放置塞子等机械性阻塞输卵管[1]。然而，这些技术都因为存在相关副作用，如异常子宫出血、阴道分泌物异常、感染、盆腔疼痛，以及高失败率等而未在临床上推广。

随着微型宫腔镜的发展，现已设计出新的装置来阻塞输卵管。迄今为止，美国食品药品监督管理局（food and drug administration，FDA）只批准了两种宫腔镜绝育方法：2002年批准的Essure®微型置入物（STOP device）和2009年批准的Adiana®永久避孕法。

宫腔镜绝育术通常在门诊进行，直接经阴道或放置窥阴器后将宫腔镜置入宫颈，通过宫腔镜将避孕装置插到双侧输卵管的近端，从而阻塞输卵管。Essure微型置入物可引起良性组织炎症和纤维化反应，使输卵管在3个月左右永久闭塞[2]。

Adiana手术是通过双极消融使双侧输卵管近端发生热损伤，然后置入不可吸收、生物相容性好的硅胶基质，以促进输卵管腔内瘢痕形成。由于Adiana®的生产、销售于2012年4月停止，故Essure®避孕装置（拜耳，Bayer）成为英国数年来唯一获准的商业化的宫腔镜绝育方法。然而，该产品由于商业原因于2017年8月退出英国市场，其他许多国家也相继停用。Essure®避孕装置退出市场的主要原因是文献报道其存在长期并发症，从而使其受欢迎程度逐渐下降。一项比较Essure宫腔镜绝育术和腹腔镜绝育手术的安全性及有效性的研究发现，尽管两者1年后意外妊娠的风险相似（OR=0.84，95% CI 0.63～1.12），但Essure宫腔镜绝育术再次手术的风险明显更高（OR 10.67，95% CI 7.47～13.81）[3]。相对于腹腔镜手术的患者，宫腔镜绝育术的患者有更高的盆腔炎发病率（10.3% vs 7.2%，$P<0.01$）、腹部大手术率（9.4% vs 7.9%，$P<0.01$）和剖宫产率（23.2% vs 15.4%，$P<0.01$）。此外，尽管宫腔镜绝育术可在门诊进行，但一半的患者（50.6%）为全身麻醉。

目前，医疗界仍在寻求一种安全有效的宫腔镜绝育方法，原因在于宫腔镜比腹腔镜具有更多优势，特别是对于那些无法耐受全身麻醉或腹部手术的患者。AltaScience有限公司正在开发一种操作便捷的宫腔镜绝育装置AltaSeal®[4-5]。

本章描述了宫腔镜绝育术相关的技术方法和临床应用。参考Essure绝育装置的使用经验，讨论门诊宫腔镜绝育术的风险、并发症和禁忌证。

13.2 术前评估

13.2.1 患者选择和咨询

宫腔镜绝育术适用于无生育需求、需要永久节育的女性。手术前应对所有要求行宫腔镜绝育术的女性详细告知相关事宜。向患者解释作用机制、疗效和相关风险后，需签署知情同意书，还应提供说明书，比较理想的情况是夫妻双方均知情。

要求行宫腔镜绝育术的女性必须了解该方法的永久性、不可逆性以及相对于其他避孕方式的利弊。谈话需重点告知男性绝育术（输精管切除术）和长效可逆避孕方法（宫内节育器、避孕针和皮下埋植剂）的相关情况，以确保患者在充分了解其他避孕方法后，仍自愿坚持选择宫腔镜绝育术。

医生应事先告知患者手术失败后的其他替代方案，如在手术过程中安置宫内节育器，或后续行腹腔镜输卵管绝育术等。

13.2.2 病史及评估

术前应仔细询问患者病史，从而评估其是否适合宫腔镜绝育术，禁忌证如下。

- 患者不确定是否仍有生育需求。
- 目前已怀孕或疑似怀孕。
- 产后6周内。
- 急性盆腔炎或宫颈炎。
- 疑似或已确诊妇科相关肿瘤或不明原因阴道出血。
- 子宫解剖异常。
- 既往有输卵管相关手术史。
- 既往有子宫内膜切除术手术史。

应向患者强调术后后悔的可能性，并评估患者后悔的预测因素，如年龄小于30岁、未婚、单身或存在心理问题、非自愿等。可以向患者提出"一旦后续你不能生育，你会有什么感受？"等

相关问题让其慎重考虑。

应向患者强调绝育的永久性和不可逆性。应告知患者如果以后改变主意，是无法逆转或重建输卵管的，只能通过体外受精（in vitro fertilisation，IVF）来解决。

术前应进行双合诊，以避免手术当天出现意外情况。

针对月经过多行子宫内膜诊刮治疗的患者，不建议诊刮与宫腔镜绝育术同天进行。

应了解宫腔镜绝育术与传统全身麻醉下腹腔镜绝育术（laparoscopic sterilization，LS）的优缺点。其优点如下。

- 避免全身麻醉风险。
- 对于存在严重疾病或相关手术风险的患者更为安全（如严重心脏病、既往有腹部手术史或肥胖）[6]。
- 手术更快。
- 腹部无瘢痕。
- 住院时间缩短。
- 术后恢复快。

与传统的腹腔镜绝育术相比，缺点如下。

- 术中子宫痉挛。
- 术后3个月内需要随访和避孕。
- 因技术原因，1%～19%的患者手术失败（相比之下，腹腔镜绝育术失败率为1%～2%）。

13.2.3 手术效果

现有长期数据证实了宫腔镜绝育术中Essure装置的效果。这是一种非常有效的永久避孕方法，术后随访5年，妊娠率约为1/500[7-8]。意外妊娠大多数发生于不遵医嘱，后续不进行影像学随访的患者[9-10]。

临床试验表明，手术成功后的5年内避孕有效率为99.74%[11]。一项回顾性研究分析了1997年至2005年间约5万例Essure绝育术的术后妊娠率（仅报告给器械制造商），结果显示妊娠率极低，为

1.2/1000，且大多数妊娠是由于患者或临床医生未遵守相关指征及禁忌证所致[9,11]。Essure装置上市后的临床研究显示，随访时间为1～10年，失败率为0～1.7%[12-16]。笔者自2001年前瞻性收集了1085例行Essure绝育术的患者，绝育失败率极低，为0.3%，妊娠结局随访的中位时间为5年[17]。

13.2.4　安全性

在门诊行Essure绝育术较为安全，并发症发生率低。术中或术后的并发症包括轻度至中度痉挛（65%～80%）[18-20]、血管迷走神经反应（1%～4%）、出血和恶心呕吐[13,19,21-23]。这些并发症为自限性，大多数并发症术后很快消失。

使用第三代导管放置双侧Essure微型置入物的失败率为1%～19%，手术最多进行两次试插[10,15,19,21-22]。手术失败可能受多种因素影响，如操作者的技术和经验，患者的疼痛耐受性，由于月经过多或子宫息肉/肌瘤而导致的输卵管口显示不清，子宫大，近端输卵管堵塞，输卵管迂曲，或输卵管痉挛等[19,24-26]。如果视野不清导致双侧装置放置不满意，可在数周内尝试重新放置。

部分患者术后可能会出现一些轻微症状，如腹部绞痛（30%）、恶心（9%）和少量阴道出血（19%～57%）等，可于术后持续1周[19,22]。

严重的不良并发症较少见，如输卵管穿孔（1%～3%）、微型置入物置入腹腔（0.01%～3%）和置入物排出（0.4%～3%）等，多在影像学随访检查[13,15,22-24]时发现。对于输卵管穿孔可通过腹腔镜手术取出微型置入物。其他术后并发症如慢性盆腔疼痛、置入物移位、术后性交困难、异常阴道分泌物和异位妊娠等都很少见[9]。有研究显示，既往有慢性盆腔疼痛的女性，术后发生盆腔疼痛的风险可能增加[27]。

部分患者取出Essure装置可解决术后慢性盆腔疼痛的问题[23,28-29]，但对于存在其他疼痛病因的患者，移除该装置并不能缓解疼痛[23]。Essure装置的手术取出时机取决于置入时间以及位于输卵管的位置[30]。对于Essure绝育术后3个月内的患者，以及装置已滑脱至宫腔内的患者可通过宫腔镜取出Essure装置。但对于已形成纤维增生的患者，则需要进行腹腔镜或经腹手术取出Essure装置。手术时必须仔细探查，尤其对于装置断裂的患者，需完整取出所有部件或碎片[30]。

13.3　手术操作

13.3.1　最佳时机

针对不常规避孕的患者，要排除妊娠的可能，术前应询问患者的末次月经和最后一次无保护性行为的日期，并且HCG检测应为阴性。尽管宫腔镜绝育术可以在月经周期的任何一天进行，但最佳手术时期为增生期（月经第7～14天），可减少未确诊的早孕可能。此外，子宫内膜在增生期较薄，有助于更好地观察输卵管开口。若手术当日患者月经量较大或者怀疑妊娠，应重新安排手术时间。

进行常规避孕或末次月经后无性行为的患者，可随时行宫腔镜绝育术。

13.3.2　术前用药

在门诊行宫腔镜绝育术的大多数患者，在术中和术后会出现子宫痉挛疼痛症状。因此，术前1～2小时建议使用非甾体抗炎药以减轻痉挛疼痛，如予以双氯芬酸100mg口服或纳肛，或氨酚双氢可待因片2片口服（含20mg双氢可待因和1g对乙酰氨基酚）[15]。除非临床上有其他指征，否则不建议常规使用抗生素。

13.3.3　术前准备

宫腔镜绝育术主要在门诊进行，术前需要准备的手术设备见方框13.1。

建议所有行门诊宫腔镜绝育术的患者在术前

进食，防止低血糖和脱水，并减少血管迷走神经反应的发生。

患者的体位对于提升手术的成功率至关重要。应采取膀胱截石位，臀部位于手术台边缘，双腿髋关节充分外展，以满足宫腔镜检查所需的活动范围。

理想情况下，手术过程中应有一名保健助手在场，安抚患者情绪，向患者解释相关情况并在适当的时候提供帮助和支持。这种与患者的交流方式被称为"心理疏导"，有助于减轻患者焦虑和转移患者注意力，从而最大限度地减少患者的尴尬和痛苦。还应有一名专业护士在场协助临床医生手术。在手术过程中，尽力为患者提供一个轻松舒适的手术环境。

方框13.1 门诊宫腔镜绝育术的基本手术设备

- 手术床、手术椅和手推车
- 无菌托盘和洞巾
- 敷料包、纱布和润滑凝胶
- 皮肤清洁剂或无菌水
- 阴道窥器
- 宫颈钳
- 用于宫颈麻醉的注射器、针头和局部麻醉药物
- 宫颈扩张棒
- 持续灌流式30°宫腔镜，器械通道≥5 Fr
- 仪器的无菌密封盖
- 内镜视频系统
- 预热的生理盐水，用于扩张宫腔和流入/流出管道
- 用于盐水灌注的加压输液袋
- 宫腔镜绝育术手术包
- 紧急复苏抢救设备

13.3.4 宫腔镜绝育术流程

术前应进行双合诊以评估子宫的大小、位置以及双附件情况。可以使用阴道内镜或阴道窥器进行操作。

多次经阴道分娩患者可能不需要进行宫颈阻滞。然而，对于未生育或宫颈狭窄的患者，如

需扩张宫颈以协助宫腔镜通过宫颈口时，仍建议使用速效局部麻醉药（如1%利多卡因或3%普鲁卡因）进行直接宫颈阻滞或宫旁阻滞[31]。笔者使用6.6ml 3%盐酸甲哌卡因（赛特多有限公司Scandonest）进行直接宫颈阻滞，使用35mm、27号（外径0.41mm）针头（Solosupra）在宫颈12点、3点、5点、6点、7点和9点钟位置注射，深度达宫颈峡部水平。

清晰的手术视野对手术至关重要，无须常规扩张宫颈管。如需扩张宫颈，应尽量减少对脆弱的宫颈管黏膜和子宫内膜的损伤。

宫颈前唇可能需要用宫颈钳固定，以拉直宫颈和子宫之间的夹角，进而有助于在直视下插入大于或等于5mm的30°的硬性宫腔镜。生理盐水通常用于宫颈扩张和膨宫。生理盐水应预热至体温，并在加压下注入，以尽量减少输卵管痉挛。虽然手术用量一般不超过1L，但手术医生需准备大于2500ml的生理盐水。

应使用宫腔镜充分检查宫腔以确保手术的可行性，检查要干净利落，为后续的手术操作节省时间。明确有无肌瘤或息肉等结构性病变，因为这些病变可能会影响双侧微型置入物的成功置入。将宫腔镜在宫腔内旋转45°～90°，无须横向移动，即可看到输卵管开口，虽然会增加患者不适感，但可节省宫腔镜检查时间。

务必要探清输卵管开口，并拉近宫腔镜镜体与输卵管口的距离。保持宫腔镜的方位不变，使输卵管开口保持在中心视野。旋转宫腔镜，以帮助引导微型置入物横向置入输卵管口，然后使宫腔镜在非常接近开口的位置保持稳定，并使输送系统朝向输卵管开口。

13.3.5 术后护理

手术记录应描述术中探查情况、手术过程和并发症。

术后应将患者转送到指定的观察区，必要时予以简单的镇痛药，如非甾体抗炎药等。患者至

少需要观察1~2小时，可正常进食和饮水后方能离院。出院时给予患者联系方式以便随时联系，并给予其镇痛药口服。在出院前，应预约后续检查，并嘱患者持续避孕3个月。大多数患者能够在术后1~2天内恢复日常活动[32]。

13.3.6 术后影像学检查

术后影像学检查的结果取决于装置的情况，也会受位置、评估经验的影响。Essure装置的术后影像学的符合率并不高，因此有时需向患者强调此点。已行Essure绝育术的患者中，术后妊娠往往见于未按时随访的患者。

13.4 新进展

13.4.1 AltaSeal®技术

AltaSeal®通过机械阻断输卵管管腔发挥作用，其作用机制类似于腹腔镜下输卵管结扎术中使用的Filshie和Hulka夹。AltaSeal®由医用级316LVM不锈钢制成。该置入装置与Celt ACD®是基于相同的技术平台，Celt ACD®是一种用于股动脉穿刺的血管闭合设备，于2016年获得FDA的批准，并在欧洲已被用于超过20000名的患者[33]。不锈钢被认为是一种安全的可植入性生物材料，多年来已被广泛用于骨科和心脏血管外科[34-36]。

AltaSeal®由激光切割、抛光的不锈钢微管组成，并在其远端与柔性导向头焊接在一起（图13.1a，b）[37]。当装置到达输卵管内，纵向压缩的不锈钢微管沿着预切开线展开，并形成两个环绕的机翼将装置固定到位，进而立刻阻塞输卵管。机翼的直径为3.7mm，在末端激光切割的微倒钩协助下稳定置入装置，防止其从输卵管腔滑入到子宫腔或从输卵管进入腹腔。输卵管壁被夹在两对机翼之间以完成阻塞。两机翼之间的空隙（3mm）及总展开长度（12mm）较小，对于无麻醉的患者可减轻不适感（图13.1c）。

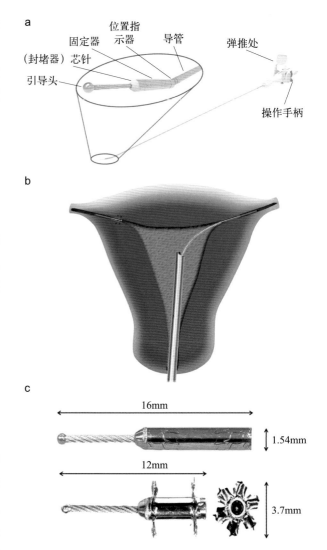

图13.1 AltaSeal®。a. 传送系统和置入装置；b. 将置入装置送到输卵管；c. 部署和卸载置入装置（由AltaScience 有限公司提供）

置入装置的直径是1.54mm，与宫腔镜5Fr的器械通道相匹配。在可视状态下，导丝和装置一起穿过子宫插入输卵管开口。外表面上的标记提示最佳插入距离。在输卵管内定位后，通过顺时针转动输送系统的手柄来打开近端机翼，逆时针转动手柄将远端机翼进一步在输卵管内部展开，按下手柄上的操纵杆来分离导丝，然后取出输送系统，只将置入装置固定在输卵管内，以达到永久性阻塞输卵管的目的。

AltaSeal®置入装置全都位于输卵管内，不突出到子宫腔中。装置的近端机翼在宫腔镜下仍然可见，可在直视下确定正确的位置（图13.2）。

术后3个月可通过超声或子宫输卵管造影进行确认（图13.3），这是笔者在撰写本文时所做的临床研究的一部分。患者在术后至复查的期间里，应继续采取严格的避孕措施。

13.4.2 AltaSeal® 技术的临床经验

AltaSeal®的发展需进一步的临床研究以评估其放置位置、妊娠率和装置相关并发症。目前正在爱尔兰和荷兰开展相关的临床研究，以期在完成后申请欧盟批准。在撰写本文时，该设备只能作为临床试验研究使用，本文所述都为初步研究结果。

对于无麻醉或宫颈阻滞的患者，可口服1g对乙酰氨基酚后再进行手术。5mm诊断性宫腔镜通过阴道进入子宫腔，在对输卵管通畅性进行简单检查和确认后，将AltaSeal®置入双侧输卵管，插入长度为16mm，与表面的标记相对应。通过顺时针和逆时针旋转手柄来打开机翼，同时压缩输卵管腔内的置入装置并将其固定到位。按下手柄上的操纵杆，松开导丝，使置入装置保持原位。通过观察输卵管口内展开的近端机翼判断位置是否正确。另一侧输卵管以同样方式操作、阻塞。平均总手术时间为5分5秒，而实际的双侧输卵管置入装置放置时间平均为1分50秒。手术普遍耐受性良好，患者术后观察15～20分钟后可离院，必要时口服镇痛药。

患者术后通常会有几天轻微的痉挛性疼痛，但根据目前现有数据来看总体预后较好，尚需完整可靠的随访数据进一步证实。根据现有的临床经验推测，AltaSeal®装置有可能成为一种高效的绝育方法。

为了使手术更加简单便利，一种新的AltaSeal®输送系统正在研究中，该产品具有更灵活的头端，更细的输送柄，同样需要进一步的临床研究验证。

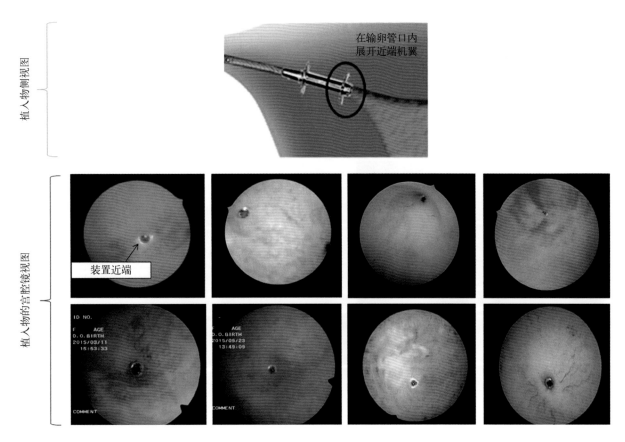

图13.2 如图在8个不同的输卵管中采用传送系统正确地放置AltaSeal®（由AltaScience 有限公司提供）

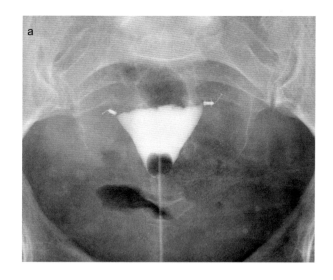

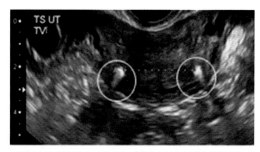

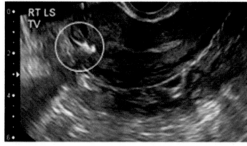

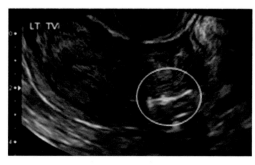

图13.3 a. 全区子宫输卵管造影显示AltaSeal®植入物水平的宫腔填充和输卵管堵塞情况；b. 经阴道B超显示的AltaSeal®植入物与肌层的关系（横切面、纵切面）（由阿尔塔科技有限公司提供）

13.5 小结

宫腔镜绝育术的主要优点是通常不需要全身麻醉，这对于有重大疾病史或高手术风险的女性更为合适，它可以在门诊进行，且通常耐受性很好，无切口，患者可以很快恢复日常活动。随着最初广受欢迎的Essure置入装置退出市场，新型的宫腔镜绝育术置入装置仍需进一步研究探索。

AltaSeal®的初步临床研究表明其具有一定的优势，包括无须麻醉、可立即阻塞输卵管、手术过程中可直视下确认放置位置以及可通过超声清晰显示置入装置等。目前临床试验正在评估其术后随访中行子宫输卵管造影的必要性。此手术所需异物材料少且为安全的不锈钢材料，有助于最大限度地减少后续副作用的发生。

（丛 青 汪 清 翻译 隋 龙 审校）

参考文献

1. Abbott J. Transcervical sterilization. *Best Pract Res Clin Obstet Gynaecol* 2005; 19: 743–56.

2. Valle RF, Carignan CS, Wright TC. Tissue response to the STOP microcoil transcervical permanent contraceptive device: results from a prehysterectomy study. *Fertil Steril* 2001; 76: 974–80.

3. Mao J, Pfeifer S, Schlegel P, Art Sedrakyan A. Safety and efficacy of hysteroscopic sterilization compared with laparoscopic sterilization: an observational cohort study. *BMJ* 2015; 351: h5162.

4. Thurkow A. AltaSeal hysteroscopic sterilization: the new challenger to Essure? *J Minim Invasive Gynecol* 2011; 18(6): S38.

5. Gannon MJ. First clinical results of new hysteroscopic sterilisation device: Altaseal. *Int J Gynecol Obstet* 2012; 119: S190.

6. Famuyide AO, Hopkins MR, El-Nashar SA, et al. Hysteroscopic sterilization in women with severe cardiac disease: experience at a tertiary center. *Mayo Clin Proc* 2008; 83: 431–8.

7. McMartin K. Hysteroscopic tubal sterilization: an

evidence-based analysis. *Ont Health Technol Assess Ser* 2013; 13: 1–35.

8. Rios-Castillo JE, Velasco E, Arjona-Berral JE, et al. Efficacy of Essure hysteroscopic sterilization: 5 years follow up of 1200 women. *Gynecol Endocrinol* 2013; 29: 580–2.

9. Munro MG, Nichols JE, Levy B, Vleugels MP, Veersema S. Hysteroscopic sterilization: ten-year retrospective analysis of worldwide pregnancy reports. *J Minim Invasive Gynecol* 2013; 21: 11.

10. Jost S, Huchon C, Legendre G, et al. Essure® permanent birth control effectiveness: a seven-year survey. *Eur J Obstet Gynecol Reprod Biol* 2013; 168: 134–7.

11. Levy B, Levie MD, Childers ME. A summary of reported pregnancies after hysteroscopic sterilization. *J Minim Invasive Gynecol* 2007; 14: 271–4.

12. Arjona JE, Mino M, Cordon J, et al. Satisfaction and tolerance with office hysteroscopic tubal sterilization. *Fertil Steril* 2008; 90: 1182–6.

13. Duffy S, Marsh F, Rogerson L, et al. Female sterilisation: a cohort controlled comparative study of ESSURE versus laparoscopic sterilisation. *BJOG* 2005; 112: 1522–8.

14. Hurskainen R, Hovi SL, Gissler M, et al. Hysteroscopic tubal sterilization: a systematic review of the Essure system. *Fertil Steril* 2010; 94: 16–19.

15. Gariepy AM, Creinin MD, Smith KJ, Xu X. Probability of pregnancy after sterilization: a comparison of hysteroscopic versus laparoscopic sterilization. *Contraception* 2014; 90: 174–81.

16. Fernandez H, Legendre G, Blein C, Lamarsalle L, Panel P. Tubal sterilization: pregnancy rates after hysteroscopic versus laparoscopic sterilization in France, 2006–2010. *Eur J Obstet Gynecol Reprod Biol* 2014; 180: 133–7.

17. Antoun L, Smith P, Gupta JK, Clark TJ. The feasibility, safety, and effectiveness of hysteroscopic sterilization ompared with laparoscopic sterilization. *Am J Obstet Gynecol* 2017; 217: 570.e1–6.

18. Levie M, Weiss G, Kaiser B, Daif J, Chudnoff SG. Analysis of pain and satisfaction with office-based hysteroscopic sterilization. *Fertil Steril* 2010; 94: 1189–94.

19. Sinha D, Kalathy V, Gupta JK, Clark TJ. The feasibility, success and patient satisfaction associated with outpatient hysteroscopic sterilisation. *BJOG* 2007; 114: 676–83.

20. Thiel J, Suchet I, Tyson N, Price P. Outcomes in the ultrasound follow-up of the Essure micro-insert: complications and proper placement. *J Obstet Gynaecol Can* 2011; 33: 134–8.

21. Cooper JM. Hysteroscopic sterilization. *Clin Obstet Gynecol* 1992; 35: 282–98.

22. Kerin JF, Munday DN, Ritossa MG, Pesce A, Rosen D. Essure hysteroscopic sterilization: results based on utilizing a new coil catheter delivery system. *J Am Assoc Gynecol Laparosc* 2004; 11: 388–93.

23. Povedano B, Arjona JE, Velasco E, et al. Complications of hysteroscopic Essure(®) sterilisation: report on 4306 procedures performed in a single centre. *BJOG* 2012; 119: 795–9.

24. Cooper JM, Carignan CS, Cher D, Kerin JF. Microinsert nonincisional hysteroscopic sterilization. Obstet Gynecol 2003; 102: 59–67.

25. Panel P, Grosdemouge I. Predictive factors of Essure implant placement failure: prospective, multicenter study of 495 patients. *Fertil Steril* 2010; 93: 29–34.

26. Readman E, Maher PJ. Pain relief and outpatient hysteroscopy: a literature review. *J Am Assoc Gynecol Laparosc* 2004; 11: 315–19.

27. Yunker AC, Ritch JM, Robinson EF, Golish CT. Incidence and risk factors for chronic pelvic pain after hysteroscopic sterilization. *J Minim Invasive Gynecol* 2015; 22: 390–4.

28. Jain P, Clark TJ. Removal of Essure device 4 years post-procedure: a rare case. *J Obstet Gynaecol* 2011; 31: 271–2.

29. Alcantara IL, SRezai, S, Kirby C, et al. Essure surgical removal and subsequent resolution of chronic pelvic pain: a case report and review of the literature. *Case Rep Obstet and Gyn* 2016; 2016: 6961202.

30. Albright CM, Frishman GN, Bhagavath B. Surgical aspects of removal of Essure microinsert. *Contraception* 2013; 88: 334–6.

31. Chudnoff S, Einstein M, Levie M. Paracervical

block efficacy in office hysteroscopic sterilization: a randomized controlled trial. *Obstet Gynecol* 2010; 115: 26–34.

32. Scarabin C, Dhainaut C. The ESTHYME study. Women's satisfaction after hysteroscopic sterilization (Essure micro-insert). A retrospective multicenter survey. *Gynecol Obstet Fertil* 2007; 35: 1123–8.

33. Jan A, Crean P, Bullesfeld L, et al. First clinical experience with Celt ACD®: a femoral arterial puncture closure device. *J Interv Cardiol* 2013; 26: 417–24.

34. Santonen T, Stockmann-Juvala H, Zitting A. *Review on Toxicity of Stainless Steel*. Helsinki: Finnish Institute of Occupational Health; 2010.

35. Erdmann N, Bondarenko A, Hewicker-Trautwein M. Evaluation of the soft tissue biocompatibility of MgCa0.8 and surgical steel 316L in vivo: a comparative study in rabbits. *Biomed Eng Online* 2010; 9: 63.

36. Raval A, Choubey A, Engineer C, Kothwala D. Development and assessment of 316LVM cardiovascular stents. *Mater Sci Eng A* 2004; 386: 331–43.

37. Coleman JE, Bongers M, Veersema S, Thurkow A, Gannon MJ. Development and initial clinical experience with AltaSeal®: a novel hysteroscopically placed permanent contraception system. *Curr Obstet Gynecol Rep* 2017; 6: 74–81.

第 14 章
先天性子宫和阴道异常的管理

Attilio Di Spiezio Sardo, Gloria Calagna, Stefano Angioni and Luigi Nappi

14.1 定义及分类

女性生殖道先天性异常是由于生殖道器官或部分器官个体发育中断或偏离而导致的胚胎发育改变。这些异常的病因尚不清楚。目前已有多种假说，与遗传学改变、遗传因素和暴露于外源性有害物质（包括环境中的病原体）有关。

用于描述女性生殖道异常的术语多种多样：诸如"子宫异常""女性生殖道先天畸形"和"米勒管异常"等术语通常被认为是同义词，但它们实际上是不同的概念。"女性生殖道先天畸形"一词包括影响输卵管、子宫、阴道和外阴的发育和形态的畸形，伴或不伴卵巢、泌尿系统、骨骼或其他器官的畸形。相比之下，"米勒管异常"包括那些影响胚胎副中肾管（也称米勒管）发育的畸形，因此只是女性生殖道异常的一部分。此外，"子宫异常"仅为米勒管异常的一个子范畴。由于大多数"女性生殖道畸形"影响到子宫，故通常被报告为"子宫畸形"或"米勒管（副中肾管）畸形"，这也是为何术语中存在混乱的原因。

在一般人群和生育结局较差的女性中，生殖道先天性异常的发病率并不确切。既往报道提示发病率为0.16%～10%，最新观点[1-3]认为：一般人群中该病的发病率为5.5%～6%，不孕女性中该病的发病率为8%，复发性流产和不良孕产史女性中该病的发病率为16%，流产和不孕女性中该病的发病率为24.5%。总体来讲，有不良孕产史的女性生殖道先天性异常的患病率至少是一般人群的3倍。

鉴于其患病率和临床重要性，可靠的分类系统对疾病的管理极为有用；事实上，有效的分类可以实现更有效的诊断和治疗。1988年由美国生育协会（American Fertility Society，AFS）修订的国际分类系统是当今子宫先天性异常最著名的分类系统[4]（图14.1）。这个系统根据子宫的异常程度分为七型，并根据生殖预后和治疗选择进行分组。

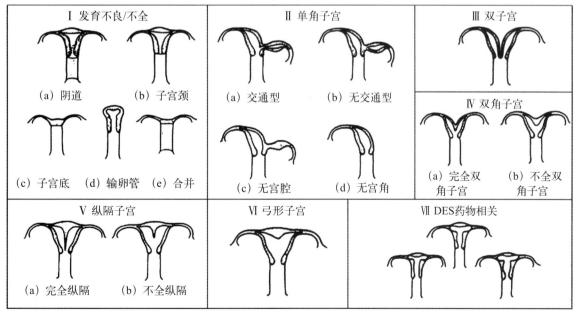

图14.1　美国生殖医学学会（ASRM）/美国生育协会（AFS）修订的"女性生殖道先天性异常的分类"

AFS系统的缺点是它没有明确的诊断模式或者说没有应用于分类的特定标准。此外，该系统未囊括迄今为止已诊断出的所有女性生殖道异常。因此，AFS系统可作为描述下生殖道异常的首选工具，但仍无法罗列所有可能存在的下生殖道异常。

基于女性生殖道异常的临床重要性，近期欧洲人类生殖与胚胎学学会（European Society of Human Reproduction and Embryology，ESHRE）和ESGE以"CONUTA（先天性子宫异常）"为名，成立了一个共同工作组，旨在发展一个更新的分类系统[5]。该系统以女性生殖道解剖学为基础，主要是从临床角度来设计（图14.2）。

本章应用女性生殖器异常的ESHRE/ESGE分类系统，探讨子宫和阴道异常的诊疗。

14.2 诊断

由于各种诊断技术存在侵袭性、可行性低、需培训、诊断准确性低等局限，对妇科医生来说，女性生殖道异常的诊断仍然面临巨大挑战。

尽管超声和新的盆腔成像技术取得了一定的进展，但在原发性不孕症病因中，不能及时诊断女性生殖道异常仍占10%[6]。

14.2.1 妇科检查

对先天性子宫、宫颈或阴道异常的患者，应特别注意查体。然而，单纯的查体无法让医生对异常的确切性质进行鉴别诊断。在诊断过程中，需要记住，子宫颈的先天性异常可同时伴有正常发育的第二性征和正常的阴道口、阴道。在这种情况下，通过阴道窥器检查时可能发现宫颈缺失，或者因没有宫颈外口而没有典型的宫颈外观。此外，如有阴道横隔，阴道窥器检查可能提示盲端阴道。

14.2.2 辅助检查

子宫输卵管造影术

根据世界卫生组织、美国生殖医学学会

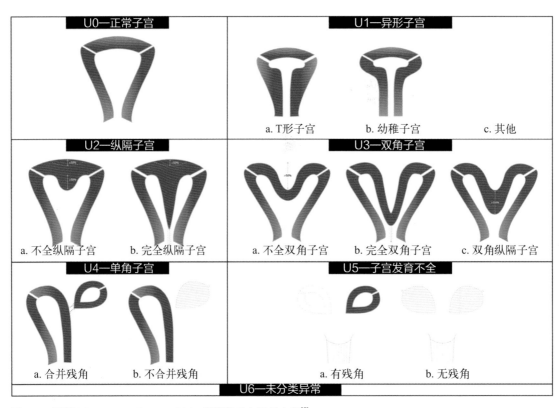

图14.2　根据CONUTA、ESHRE、ESGE提出的子宫异常分类[5]

（American Society for Reproductive Medicine，ASRM）和ESHRE发布的指南，子宫输卵管造影术（HSG）是诊断女性不孕症的重要方法，被指定为子宫和输卵管因素初步评估的首选辅助诊断方法[7]。HSG可有效诊断单角子宫，可确认是否存在单侧输卵管，如果有未发育的子宫，可判断其有无宫腔。然而，HSG无法评估子宫的外轮廓。在这种情况下，HSG只能初步诊断双宫腔，显示中间分开的、呈典型Y形的两个宫腔。

经阴道超声

有学者认为，经阴道超声（TVS）是评估子宫形态和功能的首选方法，也可用于术中监护[8-9]。此外，当不能使用其他诊断方法时，TVS可用于妊娠期检查。与HSG类似，TVS可以诊断一型和二型子宫异常。此外，在双子宫的情况下，TVS可提供更多信息，可检查宫底和附件形态。横截面TVS还可以显示横截面由子宫底分隔出两条高回声的子宫内膜线，可能表现为正常、平坦、部分凹陷甚至分裂，从而为操作者提供了一个关于

ESHRE/ESGE系统确切诊断的线索。此外，超声技术还可以识别阴道纵隔，及时诊断阴道积血。

近年来，三维超声（3D-US）由于其高灵敏度和可重复性，已被证明可提高子宫异常的诊断率。它可以对子宫外轮廓和宫腔与宫底之间的关系进行详细检查，精确度可与腹腔镜检查媲美。此外，因为它可以测量子宫纵隔的长度和厚度（图14.3）以及子宫腔的体积（图14.4），因此可以识别二维超声无法区分的异常。

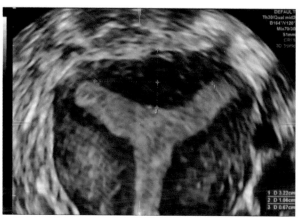

图14.3 3D-US：冠状位可评估宫底轮廓、厚度，测量纵隔的长度。这些测量在子宫纵隔患者的术前评估、诊断中至关重要

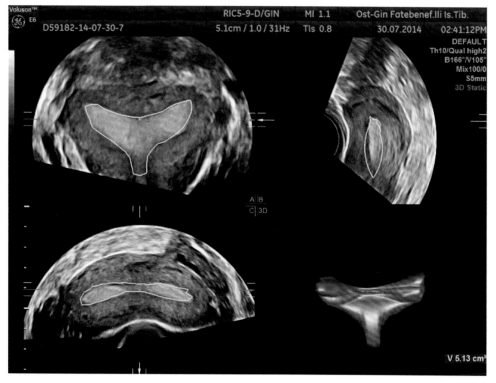

图14.4 T形子宫的三维重建（由C. Exacoustous提供）

多普勒技术的使用可作为一种筛查方法，为评估子宫异常患者的预期生殖结局和预后提供可靠依据[10-11]。

子宫超声造影

子宫超声造影术（sonohysterography，SHG）可以很好地观察子宫腔，并且成本适中[12]。由于3D-US的使用取得了良好效果，这种诊断模式近期被广泛接受[13]。

磁共振成像

在所有三级检查中，磁共振成像（MRI）不仅可以明确生殖道异常分类，而且可以识别所有可能伴随的妇科和生殖器外病变。MRI对于复杂性畸形的诊断尤其有效，特别是作为术前评估，可提供完整的骨盆检查，以及可评估阴道纵隔的大小、形态和厚度。然而，由于MRI成本高，不具有临床应用普遍性，仍然不能作为常规的诊断方式。

宫腔镜

宫腔镜检查仅限于分析腔内的形态和结构，因此需要辅助诊断检查来评估器官的外部形状。长期以来，腹腔镜检查一直是用于辅助宫腔镜检查的"金标准"。然而，3D-US作为一种高精度微创的替代选择逐渐被认可。当怀疑有异常时，宫腔镜检查必须在月经周期的增生早期进行，因为子宫内膜增厚会使整个子宫腔难以观察。

宫腔镜技术

第一步：阴道内镜

对怀疑有先天性生殖道异常的病例来说，阴道内镜检查是必不可少的，因为传统的宫腔镜检查方法（使用窥镜和宫颈钳）可能无法识别某些类型的阴道异常[14]。阴道内镜检查可以明确阴道管腔的形态和大小，以确认有无阴道纵隔（图14.5）。

如果是盲端阴道，无法看到宫颈，需要鉴

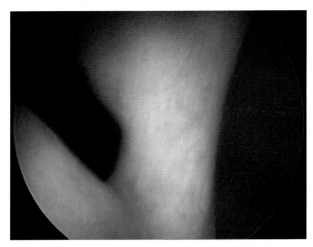

图14.5 使用宫腔镜膨宫液后显示的阴道部分纵隔（由Attilio Di Spiezio Sardo提供）

别：①完全性阴道横隔合并正常的子宫；②盲端阴道伴子宫发育不全和节段性阴道闭锁。如有疑问，超声成像和患者的病史可提供重要线索。对于节段性阴道闭锁，MRI可辅助诊断：如果阴道上下段之间的距离至少为1cm，这是诊断节段性阴道闭锁的证据；如果测量到的距离较小，则应假定存在阴道横隔的可能。

第二步：检查子宫颈

包括对宫颈的位置、形态和大小的详细评估。以分步方式进行，通过观察宫颈全貌确认阴道的4个穹隆。当看到两个清晰可辨的宫颈管时，应鉴别是伴宫颈纵隔的单宫颈还是双宫颈。如为双宫颈，通常可以看到两个宫颈彼此分开，且每个宫颈有独立完整轮廓。在这种情况下，宫腔镜检查应辅以精确的超声检查。为了区分这两种解剖变异，应考虑如下解剖学标准。

- 双宫颈：两个宫颈发育正常，且通常会发生分化。
- 单宫颈：两边的半宫颈均向身体同侧偏斜，其整体轮廓可能无法辨认。

当有阴道横隔时，可并发宫颈闭锁或宫颈发育不全。在这种情况下，阴道内镜检查无法看到宫颈。当然，宫腔镜检查只能为这些病例提供一个初步的诊断，应建议患者进行MRI检查。

宫颈纵隔通常很容易与明显的双宫颈区分开来；事实上，单宫颈的体积和形态通常是规则的，边缘清晰，有一个或宽或窄的中央分隔。

合并阴道纵隔会使单宫颈和双宫颈的鉴别更加困难。可用剪刀或5Fr双极电极做一微小切口"标记"宫颈表面。随后，从阴道纵隔两侧检查有标记的部位：如果阴道纵隔两侧有一侧看不到标记，则诊断为双宫颈。相反，如果阴道纵隔两侧均看到标记，则可以诊断为单宫颈伴宫颈纵隔。

第三步：检查宫腔

在宫腔内，宫腔镜检查的重点是评估宫底的形态和大小，以及输卵管开口特征。输卵管间距离缩短提示宫腔呈管状或宫腔发育不全；相反，纵轴上的输卵管间距离延长可能提示T形子宫，而宫底有或多或少的突出应考虑不全纵隔子宫或弓形子宫。

未能看到一侧输卵管开口提示初步诊断为单角子宫：在这种情况下，操作者应在子宫峡部水平寻找与主腔相通的残角子宫。此外，宫腔镜检查应辅助以详细的宫腔超声检查。

如果为广泛的子宫纵隔，则宫腔镜图像表现为双侧指状宫腔，每侧宫腔顶部都有输卵管开

口。如为单宫颈管的不全纵隔子宫，则宫腔镜图像表现为双侧宫腔，中央部位突出部分覆有厚度不等的正常子宫内膜。在两个管腔中均看到输卵管开口。在该情况下，应充分评估纵隔的尺寸，并将其长度与子宫的纵向长径进行比较，例如较宫腔长径小0.5cm，或约为宫腔长径的1/3、2/3或全部（图14.6）。

14.3 异常子宫的治疗

宫腔镜手术是子宫和阴道异常手术矫正的"金标准"。与腹腔镜手术相比，它在术中和术后以及生殖结局等方面具有众多优势。

14.3.1 纵隔子宫

手术治疗

到目前为止，纵隔子宫手术治疗的适应证范围一直是文献中争论不休的话题。大多数学者认为复发性流产是子宫成形术的主要适应证。然而，对于仅一次妊娠失败史、原发性不孕，甚至

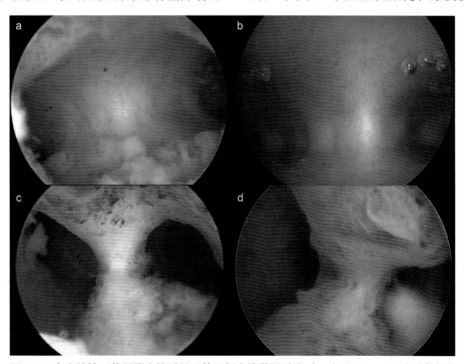

图14.6 在宫腔镜下使用膨宫液后显示的双侧宫腔纵隔延线（a. 小于0.5cm；b. 宫腔长径的1/3；c. 宫腔长径的2/3；d. 宫腔长径的3/3）。d. 图中的宫颈管黏膜提示宫颈管黏膜参与纵隔形成。在这些病例中，三维重建提示不全纵隔子宫（a～c）以及完全纵隔子宫（累及宫颈管）（d）（图片来源：Attilio Di Spiezio Sardo）

没有成功怀孕经历的女性，如同时诊断为纵隔子宫，目前仍不清楚应采取哪种治疗措施。我们认为，考虑到手术的简单性以及其可能显著改善生殖结果，最好是对这些女性进行子宫成形术可行性的评估[15-17]。

随着时间推移，各种宫腔镜手术迅速发展。目前，有两种宫腔镜治疗方法可供选择，即电切镜手术和微型宫腔镜手术。这些手术的基本原理是宫腔镜下观察子宫纵隔并切除。手术旨在矫正和恢复宫腔的生理形态和功能，同时保持足够的宫底厚度[15,18]。

大多数学者选择在子宫内膜增生早期进行手术，不需要对子宫内膜进行药物干预[19]，然而，对于很广泛的子宫纵隔，部分术者选择在术前使用促性腺激素释放激素类似物（GnRHa）或雌激素-孕激素对患者进行干预，以使子宫内膜厚度变薄和术中失血量显著减少[19,20]。手术方法是沿着正中平面切开纵隔，从游离缘开始，逐渐向宫底推进。如果纵隔很厚，底部很宽，手术需要在纵隔两侧交替切割，同时保持在同一横截面上。当纵隔逐渐缩小，直到只剩下一小部分，从一侧输卵管角向另一侧切开。

手术中的难点是何时停止切开纵隔，以避免术中穿孔或远期并发症，如术后粘连或后续妊娠时子宫破裂。一般来说，一旦两个输卵管口在宫腔镜下清晰可见，并且宫腔镜镜头可以从一侧腔自由移动到另一侧，子宫成形术就停止了。另一个建议是当切口到达肌层时终止手术，到达肌层的标志为看到宫底肌层的小静脉出血。

电切术治疗

电切术包括使用环状电极或Collins电极垂直切割（图14.7）。这项技术的特点是运用切割环从纵隔中央开始，沿着顺行方向（即从纵隔顶端到纵隔底部）进行定向平滑的切割，逐步切开纵隔。

对于完全性子宫宫颈纵隔，传统的手术方法均不建议切除宫颈纵隔，以降低继发性宫颈机能不全的风险。切除纵隔从峡部开始。根据该方法，逐

渐扩张较大侧子宫腔的宫颈，以置入一个经典的直环式电切镜。同时，在对侧宫腔插入弯曲的扩宫棒作为引导，使第一个盲切口对正位置。从宫颈内口上方，使用有角度的切割环进行切割操作。接下来，切开纵隔形成一个窗口，通过该窗口可以看到对侧宫腔中的扩宫棒。然后使用上述经典技术逐渐切开纵隔至宫底部[21]。

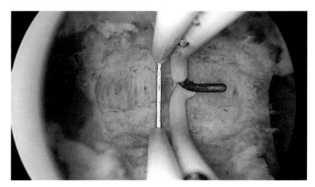

图14.7　使用26Fr的双极电切镜（德国KARL STORZ）与Collins电极进行子宫成形术。纵隔切除术中，电极在纵隔正中平面上顺行，钩的方向为横向（垂直于纵隔）（图片来源：Attilio Di Spiezio Sardo）

既往子宫成形术通常需要腹腔镜监护，但随着3D-US的应用，腹腔镜在子宫纵隔诊断和治疗中的作用有所降低。然而，在需要检查相关盆腔病变或评估输卵管的情况时，腹腔镜仍然是首选[22,23]。

微型宫腔镜的应用

与电切手术原则相同，微型宫腔镜可在全身麻醉下或日间门诊治疗子宫纵隔。门诊宫腔镜下子宫成形术所用器械为针状电极、钩状电极或微型剪刀[14]。根据笔者经验，纵隔的切除应该从其游离缘开始。通常应用双极电极，在脉冲模式下从纵隔的一侧到另一侧交替切割，将纵隔逐渐均匀切开[24]。在切开大约3/4的纵隔后，建议用微型剪刀代替双极电极，因为前者可使切面更整洁，并有助于修整剩余宫底组织的厚度（图14.8）。

该技术由于使用的器械口径较小，避免了扩张宫颈所引起的创伤。这对于子宫异常的患者尤其重要，因为该类患者的宫颈常常不易扩张，所以只要有条件就应使用。该技术也适用于既往全身麻醉子宫纵隔手术后的再次"整复"。

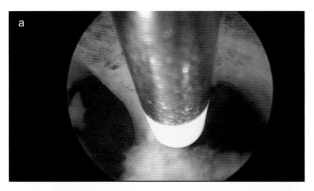

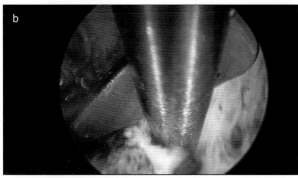

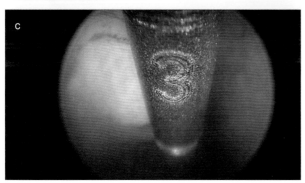

图14.8　使用微型器械进行宫腔镜下子宫成形术。a. 使用5Fr双极电极（德国KARL STORZ）切除浅表2.5cm的纵隔；b. 使用微型剪切开最后5mm的纵隔；c. 通过宫腔镜操作孔道使用宫内刻度测量仪（德国KARL STORZ），测量子宫成形术的实际深度（图片来源：Attilio Di Spiezio Sardo）

14.3.2　单角子宫

对单角子宫进行手术矫正的指征主要是出现梗阻症状。临床表现为残角子宫与宫颈管不相通。传统的手术方式是在腹腔镜或开腹手术中完全切除残角。然而该手术已被发现对患者的生殖预后产生不利影响，这是因为残留宫腔体积小，在随后的妊娠期间子宫破裂的风险增加[25]。一些术者将宫腔镜治疗作为微创性替代方案[26]。

在超声或腹腔镜引导下进行宫腔镜检查，用5Fr钩状电极切开单角宫腔内侧壁，使单角宫腔与残角宫腔相通。这样，便可排出积聚的经血，使子宫腔容积显著增加。

14.3.3　子宫畸形

有些子宫畸形（如管状宫腔、宫壁平滑肌增厚的T形子宫、子宫峡部有纤维性或纤维肌性缩窄环）会造成宫腔狭小。针对上述子宫畸形，有文献报道了成功增加子宫腔容积、改善宫腔形态的手术技术[27-29]。

该技术应用一个钩状环，在手术医生的精细引导下，沿着子宫腔的主轴做一平行的纵向切口，目的是降低肌纤维和任何可能导致狭窄的纤维肌环的向心力，以促进宫腔容积不断增加。

最近，笔者团队开发了一种新的门诊技术，使T形子宫腔和管状子宫腔的体积增大，形态也得到改善（扩大畸形子宫的门诊宫腔镜子宫成形术：HOME-DU技术）[30]。该技术使用5Fr双极电极沿着子宫峡部的宫腔侧壁切开两个3~4mm深的切口，然后在宫底部的前壁和后壁直至峡部再做切口（图14.9）。手术结束时涂上一种防粘凝胶。一项包含30例患者的队列研究，初步数据显示宫腔容积显著增加、子宫形态显著改善（图14.10）。

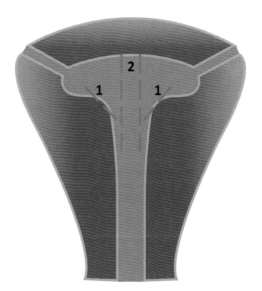

图14.9　HOME-DU技术在T形子宫冠状面应用示意图。1—沿子宫峡部的宫腔侧壁做切口；2—沿宫底前壁和后壁至峡部再做切口

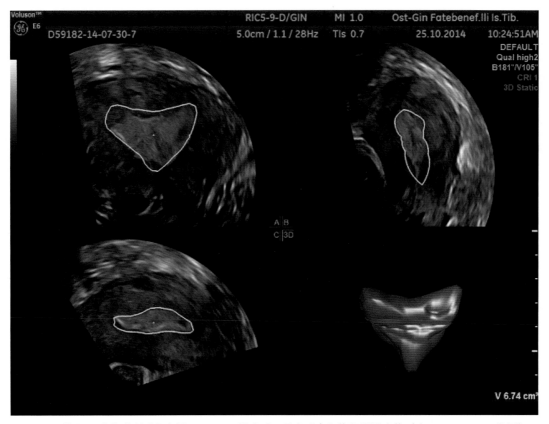

图14.10 对图14.4中的畸形子宫应用HOME-DU技术后，子宫形态和体积明显改善（由C. Exacoustous供图）

14.3.4 子宫畸形和生殖结局

先天性子宫畸形与不孕、妊娠失败的临床相关性引起了生殖专家的广泛关注。一般人群中子宫畸形率为4.3%~6.7%，不孕人群中子宫畸形率为3.4%~8.0%，而在反复流产的女性中，子宫畸形率达到12.6%~18.2%[3,31,32]。

虽然胚胎质量和植入宫腔是受精卵成功着床的基本要求，但最近人们关注的是宫腔的解剖完整性，这是子宫内膜容受性的先决条件[3,32-34]。

在自然妊娠和辅助生殖中，不同类型的子宫异常与妊娠成功率相关；某些子宫异常可增加妊娠早期或中期的自然流产率[35-38]，对妊娠的发展产生负面影响，而有些子宫异常则与不良的产科结局有关[35,38,39]。然而，治疗先天性子宫异常的有效性仍然值得商榷。即使是微创手术，如宫腔镜下的纵隔切除术，也不是逆转不良生殖影响的有效治疗方案。为了支持该方案，近年来

的一些研究表明，该手术可以提高不孕症患者的妊娠率[16,40-42]。此外，子宫纵隔矫正与流产率和早产率的降低密切相关[31,43-44]。

Vanetis等进行了系统回顾和荟萃分析，以便更好地了解先天性子宫异常的临床意义及其治疗的潜在益处[45]。这篇综述纳入了所有对比接受子宫纵隔治疗和未接受子宫纵隔治疗的研究。虽然不包含随机试验，因为只有4项前瞻性研究和21项回顾性研究，但数据显示，子宫畸形对女性维持妊娠能力有严重不良影响。妊娠早期自然流产概率增大，尤其是合并纵隔子宫或双角子宫的女性。

在妊娠中期，当发育中的胎儿对空间的需求增加时，子宫畸形的存在对维持妊娠的不利影响似乎也更为明显。同样，导致子宫腔更严重畸形的子宫异常（如纵隔子宫和双角子宫）与妊娠中期发生更高概率的自然流产有关。此外，子宫畸形女性的早产率、产时畸形率、低出生体重儿和

围产儿死亡率显著高于对照组。

子宫畸形与生殖能力受损之间关联的生物学机制尚不明确。有学者提出几个假说来解释这些现象。子宫异常患者的不孕和妊娠失败可能与胚胎着床后期的血管异常有关[46]。当存在子宫纵隔或子宫壁缺损，或两者兼有时，子宫内膜血管发生改变，血管床受损，造成对滋养细胞的容受性异常。此外，在某些类型的畸形（如纵隔子宫和双角子宫）中，子宫平滑肌组织结构的异常可能会改变正常的子宫收缩力，而其他异常（如单角子宫和双子宫）引起的子宫内膜腔容积减少可能是另一个重要因素[41]。

众多学者发现宫腔镜下纵隔切开术与自然流产率降低存在关联。一项综合研究的荟萃分析表明，与未经治疗的女性相比，宫腔镜下纵隔切开术与自然流产率降低相关（相对风险为0.37；95% CI 0.25～0.55）[45]。虽然宫腔镜下纵隔切开术的手术适应证需要更多的循证证据，但该报道为子宫畸形患者的最佳治疗提供了重要的参考。

子宫成形术对无症状或未产妇的预防作用仍有争议。鉴于随后的妊娠中子宫破裂风险增加、需要剖宫产等局限，一些术者仅建议有症状的女性切开纵隔[47-48]。然而，考虑到可行性、子宫畸形发病率较低及宫腔镜下子宫成形术的成本效益，尤其是可在门诊使用5Fr双极电极或机械器械进行子宫成形术，根据众多学者观点[49]，可向所有有子宫纵隔的女性提供这种手术，即使她们没有症状[41]。事实上，在这些患者中，子宫成形术可以预防流产、早产或出生异常。

子宫轮廓正常但子宫腔侧壁形状异常（即T形和管状/始基子宫）被纳入子宫异常新分类系统的Ⅰ类[5]。一些研究表明，这些异常可导致生殖力较差；宫腔的体积和形状的改变可致子宫内膜容受缺陷[34]。宫腔镜手术的发展使这些畸形得以治疗，避免了开腹手术，降低了术后发病率[27-29]。

最近，Di Spiezio Sardo等[30]描述了使用HOME-DU技术扩大畸形子宫宫腔体积和改善其形态的方法。在第一组30例平均随访15个月

的女性中，子宫成形术后临床妊娠率为17/30（57%），足月分娩率为11/17（65%），活产率为12/17（71%）。在原发性不孕症患者中，临床妊娠率为12/22（55%），足月分娩率为9/12（75%）；在早期反复发生自然流产的患者中，临床妊娠率为5/7（71%），足月分娩率和活产率分别从0增加到2/5（40%）和3/5（60%）。这些研究结果初步证明了宫腔镜治疗的安全性和有效性，并为改善生育结局提供了一种新的方法，且无明显的产科并发症。事实上，这些结果与先前发表的使用传统电切方法进行子宫成形术的研究结果非常一致[27-29]。

14.4　阴道异常的治疗

大多数阴道异常都是通过传统方法用剪刀或电刀进行手术矫正的。该方法可能会给患者带来困扰，因为相对来说，使用的器械是有创的，可能会导致阴道壁的糜烂或撕裂。然而，研究表明，通过使用宫腔镜技术，某些阴道异常可以得到安全有效的治疗[50-55]。最新的研究表明，宫腔镜下电切术或门诊微型宫腔镜手术可对典型的阴道纵隔（部分纵隔或完全纵隔）进行治疗[50,52]。

与宫腔镜下子宫纵隔切开术类似，宫腔镜下电切术使用垂直环状电极或Collins电极沿顺行方向连续地切开阴道纵隔。放大的视频图像以及膨宫液扩张后的阴道增加了纵隔切开术的安全性，避免了医源性的直肠和膀胱损伤。门诊微型宫腔镜是一个有效和创新的选择，尤其是对从未有过性生活的女性和麻醉禁忌者。生理盐水充分扩张阴道后，可用双极电极向头侧切开阴道纵隔。

14.5　小结

宫腔镜检查可评估先天性子宫和阴道异常，为选择最佳的治疗方案提供参考。然而，有必要将超声检查和宫腔镜检查的结果进行整合，以综合评估个体情况，从而制订满足个体需求的治疗策略。

14.6 治疗要点

- CONUTA工作组建立的分类系统是目前对女性生殖道异常进行分类的最佳系统。
- TVS是评估子宫形态和功能的首选诊断方法；3D-US的使用提高了子宫异常诊断的灵敏度和可重复性。
- 宫腔镜检查是研究阴道形态、分析宫颈和宫腔结构以及腔内形态的重要工具。
- 宫腔镜手术是治疗子宫和阴道异常的"金标准"。

14.7 研究方向

- 治疗生殖道异常的宫腔镜手术的新技术。
- 宫腔镜下子宫成形术后的生育结局。
- 宫腔镜治疗先天性子宫异常前后激素治疗的作用。

（李　清　翻译　　陈丽梅　张宏伟　审校）

参考文献

1. Chan YY, Jayaprakasan K, Zamora J, et al. The prevalence of congenital uterine anomalies in unselected and high-risk populations: a systematic review. *Hum Reprod Update* 2011; 17: 761–71.

2. Chan YY, Jayarpakasan K, Tan A, et al. Reproductive outcomes in women with congenital uterine anomalies: a systematic review. *Ultrasound Obstet Gynecol* 2011; 38: 371–82.

3. Saravelos SH, Cocksedge KA, Li TC Prevalence and diagnosis of congenital uterine anomalies in women with reproductive failure: a critical appraisal. *Hum Reprod Update* 2008; 14: 415–29.

4. American Fertility Society. The American Fertility Society classifications of adnexal adhesions, distal tubal occlusion, tubal occlusion secondary to tubal ligation, tubal pregnancies, Müllerian anomalies and intrauterine adhesions. *Fertil Steril* 1988; 49: 944–55.

5. Grimbizis GF, Campo R, Gordts S, et al. Scientific Committee of the Congenital Uterine malformations (CONUTA) common ESHRE/ESGE working group. Clinical approach for the classification of congenital uterine malformations. Gynecol Surg 2012; 9: 119–29.

6. Mazouni C, Girard G, Deter R, et al. Diagnosis of Mullerian anomalies in adults: evaluation of practice. *Fertil Steril* 2008; 89: 219–22.

7. Simpson WL, Beitia LG, Mester J. Hysterosalpingography: a reemerging study. *Radiographics* 2006; 26: 419–31.

8. Pellerito JS, McCarthy SM, Doyle MB, et al. Diagnosis of uterine anomalies: relative accuracy of MR imaging, endovaginal sonography, and hysterosalpingography. *Radiology* 1992; 183: 795–800.

9. Pui MH. Imaging diagnosis of congenital uterine malformation. *Comput Med Imaging Graph* 2004; 28: 425–33.

10. Kupesic S. Clinical implications of sonographic detection of uterine anomalies for reproductive outcome. *Ultrasound Obstet Gynecol* 2001; 18:387–400.

11. Woelfer B, Salim R, Banerjee SE, et al. Reproductive outcomes in women with congenital uterine anomalies detected by three-dimensional ultrasound screening. *Obstet Gynecol* 2001; 98: 1099–103.

12. Hamilton JA, Larson AJ, Lower AM, Hasnain S, Grudzinskas JG. Routine use of saline hysterosonography in 500 consecutive, unselected, infertile women. *Hum Reprod* 1998; 13: 2463–73.

13. Sherbiny AS. Value of 3-dimensional sonohysterography in infertility workup. *J Minim Invasive Gynecol* 2011; 18: 54–8.

14. Bettocchi S, Ceci O, Di Venere R, et al. Advanced operative office hysteroscopy without anaesthesia: analysis of 501 cases treated with a 5 Fr. bipolar electrode. *Hum Reprod* 2002; 17: 2435–8.

15. Homer H, Li T, Cooke I. The septate uterus: a review of management and reproductive outcome. *Fertil Steril* 2000; 73: 1–14.

16. Pabuccu R, Gomel V. Reproductive outcome after hysteroscopic metroplasty in women with septate uterus and otherwise unexplained infertility. *Fertil Steril* 2004; 81: 1675–8.

17. Paradisi R, Barzanti R, Natali F, Cesare B, Sefano V. Metroplasty in a large population of women with septate uterus. *J Minim Invasive Gynecol* 2011; 8: 449–54.

18. Colacurci N, De Franciscis P, Mollo A, et al. Small diameter hysteroscope with versapoint vs resectoscope with unipolar knife for the treatment of septate uterus: a prospective randomized study. *J Minim Invasive Gynecol* 2007; 14: 622–7.

19. Bifulco G, Di Spiezio Sardo A, De Rosa N, et al. The use of an oral contraceptive containing estradiol valerate and dienogest before office operative hysteroscopy: a feasibility study. *Gynecol Endocrinol* 2012; 28: 949–55.

20. Perino A, Forlani F, Lo Casto A, et al. Septate uterus: nosographic overview and endoscopic treatment. *Gynecol Surg* 2014; 11: 129–38.

21. Parsanezhad ME, Alborzi S, Zarei A, et al. Hysteroscopic metroplasty of the complete uterine septum, duplicate cervix, and vaginal septum. *Fertil Steril* 2006; 85: 1473–7.

22. Faivre E, Fernandez H, Deffieux X, et al. Accuracy of three-dimensional ultrasonography in differential diagnosis of septate and bicornuate uterus compared with office hysteroscopy and pelvic magnetic resonance imaging. *J Minim Invasive Gynecol* 2012; 19: 101–6.

23. Ghi T, Casadio P, Kuleva M, et al. Accuracy of threedimensional ultrasound in diagnosis and classification of congenital uterine anomalies. *Fertil Steril* 2009; 92 (2): 808–13.

24. Di Spiezio Sardo A, Bettocchi S, Spinelli M, et al. Review of new office-based hysteroscopic procedures 2003–2009. *J Minim Invasive Gynecol* 2010; 17: 436–48.

25. Pados G, Tsolakidis D, Athanatos D, et al. Reproductive and obstetric outcome after laparoscopic excision of functional, non-communicating broadly attached rudimentary horn: a case series. *Eur J Obstet Gynecol Reprod Biol* 2014; 182: 33–7.

26. Dalkalitsis N, Korkontzelos I, Tsanadis G, Stefos T, Lolis D. Unicornuate uterus and uterus didelphys. Indications and techniques for surgical reconstruction: a review. *Clin Exp Obstet Gynecol* 2003; 30: 137–43.

27. Fernandez H, Garbin O, Castaigne V, Gervaise A, Levaillant JM. Surgical approach to and reproductive outcome after surgical correction of a T-shaped uterus. *Hum Reprod* 2011; 26: 1730–4.

28. Garbin O, Ohl J, Bettahar-Lebugle K, Dellenbach P. Hysteroscopic metroplasty in diethylstilboestrolexposed and hypoplastic uterus: a report on 24 cases. *Hum Reprod* 1998; 13: 2751–5.

29. Katz Z, Ben-Arie A, Lurie S, Manor M, Insler V. Beneficial effect of hysteroscopic metroplasty on the reproductive outcome in a 'T-shaped' uterus. *Gynecol Obstet Invest* 1996; 41: 41–3.

30. Di Spiezio Sardo A, Florio P, Nazzaro G, et al. Hysteroscopic outpatient metroplasty to expand dysmorphic uteri (HOME-DU technique): a pilot study. *Reprod Biomed Online* 2015; 30: 166–74.

31. Grimbizis GF, Camus M, Tarlatzis BC, Bontis JN, Devroey P. Clinical implications of uterine malformations and hysteroscopic treatment results. *Hum Reprod Update* 2001; 7: 161–74.

32. Lin PC, Bhatnagar KP, Nettleton GS, Nakajima ST. Female genital anomalies affecting reproduction. *Fertil Steril* 2002; 78: 899–915.

33. Rackow BW, Arici A. Reproductive performance of women with Mullerian anomalies. *Curr Opin Obstet Gynecol* 2007; 19: 229–37.

34. Revel A. Defective endometrial receptivity. *Fertil Steril* 2012; 97: 1028–32.

35. Acien P. Reproductive performance of women with uterine malformations. *Hum Reprod* 1993; 8: 122–6.

36. Jayaprakasan K, Chan YY, Sur S, et al. Prevalence of uterine anomalies and their impact on early pregnancy in women conceiving after assisted reproduction treatment. *Ultrasound Obstet Gynecol* 2011; 37: 727–32.

37. Saravelos SH, Cocksedge KA, Li TC. The pattern of pregnancy loss in women with congenital uterine anomalies and recurrent miscarriage. *Reprod Biomed Online* 2010; 20: 416–22.

38. Zlopasa G, Skrablin S, Kalafatic D, Banovic V, Lesin J. Uterine anomalies and pregnancy outcome following resectoscope metroplasty. *Int J Gynecol Obstet* 2007; 98: 129–33.

39. Zhang Y, Zhao YY, Qiao J. Obstetric outcome of women with uterine anomalies in China. *Chin Med J* 2010; 123: 418–22.

40. Colacurci N, De Placido G, Mollo A, Carravetta C, De Franciscis P. Reproductive outcome after hysteroscopic metroplasty. *Eur J Obstet Gynecol Reprod Biol* 1996; 66: 147–50.

41. Mollo A, De Franciscis P, Colacurci N, et al. Hysteroscopic resection of the septum improves the pregnancy rate of women with unexplained infertility: a prospective controlled trial. *Fertil Steril* 2009; 91: 2628–31.

42. Pabuccu R, Atay V, Urman B, Ergun A, Orhon E. Hysteroscopic treatment of septate uterus. *Gynaecol Endosc* 1995; 4: 213–5.

43. Tomazevic T, Ban-Frangez H, Ribic-Pucelj M, Premru-Srsen T, Verdenik I. Small uterine septum is an important risk variable for preterm birth. *Eur J Obstet Gynecol Reprod Biol* 2007; 135: 154–7.

44. Grimbizis G, Camus M, Clasen K, et al. Hysteroscopic septum resection in patients with recurrent abortions and infertility. *Hum Reprod* 1998; 13: 1188–93.

45. Venetis CA, Papadopoulos SP, Campo R, et al. Clinical implications of congenital uterine anomalies: a metaanalysis of comparative studies. *Reprod Biomed Online* 2014; 29: 665–83.

46. Crocker IP, Wareing M, Ferris GR, et al. The effect of vascular origin, oxygen, and tumour necrosis factor alpha on trophoblast invasion of maternal arteries in vitro. *J Pathol* 2005; 206: 476–85.

47. Lourdel E, Cabry-Goubet R, Merviel P, et al. Septate uterus: role of hysteroscopic metroplasty. *Gynécol Obstét Fertil* 2007; 35: 811–18.

48. Patton PE, Novy MJ, Lee DM, Hickok LR. The diagnosis and reproductive outcome after surgical treatment of the complete septate uterus, duplicated cervix and vaginal septum. *Am J Obstet Gynecol* 2004; 190: 1669–75.

49. Nappi C, Atillo DSS. Congenital anomalies of the genital tract. In *State-of-the-Art Hysteroscopic Approaches to Pathologies of the Genital Tract*. Tuttlingen: Endo-Press; 2014: 116–38.

50. Cicinelli E, Romano F, Didonna T, et al. Resectoscopic treatment of uterus didelphys with unilateral imperforate vagina complicated by hematocolpos and hematometra: case report. *Fertil Steril* 1999; 72: 553–5.

51. Long CY, Juan YS, Liu CM, Wu CH, Tsai EM. Concomitant resection of congenital vaginal septum during the tension-free vaginal tape procedure. *Int Urogynecol J* 2005; 16: 311–12.

52. Di Spiezio Sardo A, Bettocchi S, Bramante S, et al. Office vaginoscopic treatment of an isolated longitudinal vaginal septum: a case report. *J Minim Invasive Gynecol* 2007; 14: 512–15.

53. Cetinkaya SE, Kahraman K, Sonmezer M, Atabekoglu C. Hysteroscopic management of vaginal septum in a virginal patient with uterus didelphys and obstructed hemivagina. *Fertil Steril* 2011; 96: e16–18.

54. Nassif J, Chami AA, Musa AA, et al. Vaginoscopic resection of vaginal septum. *Surg Technol Int* 2012; 22: 173–6.

55. Melcer Y, Smorgick N, Fuchs N, et al. Vaginal Mullerian cyst: an unusual cause of vaginal bleeding in a 16-month-old girl. *J Pediatr Adolesc Gynecol* 2014; 27: e21–2.

第 15 章
15 宫腔粘连的管理

Tin Chiu Li, Xuebing Peng and Justin Clark

15.1 概述

Heinrich Fritsch在19世纪末报道了第一例宫腔粘连（intrauterine adhesion，IUA）。自1948年以来，Joseph G. Asherman发表了一系列关于该病的论文，详细描述了宫腔粘连的发病率、病因和症状[1,2]。

15.1.1 术语和定义

尽管IUA仅是指子宫腔内存在粘连，而未涉及任何症状，但IUA和Asherman综合征这两个术语经常混淆使用。事实上，IUA患者通常无任何症状。但Asherman综合征的定义是存在宫腔粘连并由此而引起的一种或多种症状，如闭经、月经过少、不孕、流产或痛经等[1-3]。

15.1.2 病因

子宫内膜基底层损伤是IUA的主要原因。这种情况可发生在妊娠子宫或非妊娠子宫，但在妊娠子宫更为常见。子宫内膜损伤可由流产（可有或无刮宫）、产后刮宫、流产后或分娩后子宫内膜炎、产后出血后的缺血、剖宫产和子宫动脉栓塞引起。非妊娠子宫较少发生严重IUA，但宫腔镜治疗（包括子宫肌瘤、息肉、子宫纵隔和子宫内膜切除术等）也可能引起IUA。IUA也可能继发于感染（如生殖器结核、子宫内膜炎或既往的流产感染等）。IUA的形成可能与个体因素有关，如年龄、种族、营养状况以及伴发其他疾病或传染性疾病[3-5]。

15.1.3 发病率

IUA的发病率很难确定。它因人群的不同、IUA的诊断方法不同而异。近年来IUA的发病率可能在增加，这可能是多种因素综合作用的结果，包括患者和临床医生的意识提高、更敏感的诊断方法的运用［如宫腔镜检查而不是子宫输卵管造影术（HSG）］、逐渐增多的人工流产术和宫腔镜手术如子宫内膜切除术和黏膜下肌瘤切除术[3-5]。

15.2 治疗

15.2.1 处理注意事项

IUA无症状不需要治疗。但当宫腔粘连影响生育能力或引起症状如下腹疼痛和异常出血时，应考虑治疗（图15.1）。对于重度IUA而言，宫腔完全闭塞时进行手术是最具挑战性的，需要精湛的操作技术，同时并发症发生率高，且术后粘连复发率高。

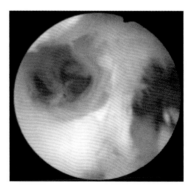

图15.1　子宫前后壁之间的致密粘连带（图片来源：复兴医院）

在宫腔镜手术出现之前，治疗IUA的技术包括宫颈探查术、宫颈扩张术（可联合或不联合子宫内膜诊刮术）、子宫切除术和手指钝性分解术[6]。在宫腔完全闭塞的情况下，有报道称，在一小部分病例中使用宫颈扩张棒从宫颈管延伸至双侧输卵管开口[7]，这便产生了两个侧面缺损和一个中央型纤维隔，然后在腹腔镜监护下经宫腔镜切开，但比较容易出现并发症。

宫腔镜下IUA的处理有几个重要的手术原则，包括：①注意手术技巧，谨慎分解粘连，注意安全，以免造成并发症；②保护子宫内膜，以防止进一步的损伤；③使用辅助疗法防止IUA复发。尽管美国妇科腹腔镜学会（American Association of Gynecological Laparoscopists，AAGL）和欧洲妇科内镜学会（European Society for Gynaecological Endoscopy，ESGE）最近发布了一些临床实践指南[6,8]，但目前仍缺乏可靠的证据来指导临床实践。

15.2.2 宫腔镜下宫腔粘连分解术的目标

随着内镜的微型化以及成像和辅助仪器的不断进步完善，宫腔镜下IUA分解术也逐渐向更安全、更精确的方向发展。手术的目标是：①分解所有粘连；②恢复子宫腔的形状和大小；③确定两个

输卵管开口。这样，宫腔体积恢复正常，使得宫颈管和输卵管之间的通道得以复原，恢复正常的月经流出通道，为精子运输以及后续的受精和着床提供条件。手术后进一步的目标是：①刺激子宫内膜的修复和再生；②防止IUA的复发；③恢复正常的生殖功能，最终确保输卵管通畅。这些目标不可能一蹴而就，有时需要多次手术。如果宫腔可以恢复，宫腔内子宫内膜上皮化成功，体外受精（in vitro fertilisation，IVF）可成为不孕的治疗选择。要充分告知患者手术的风险、分次手术的必要性、术后的干预计划以及可能的临床生育预后。

15.2.3 手术技巧

根据粘连的性质和程度的不同，表15.1中总结了IUA的几种分类系统，目前哪种分类系统更优尚无共识。最简单的病例是在门诊宫腔镜检查时用宫腔镜镜鞘即可分解的膜状粘连；甚至用膨宫液膨宫时就可直接分解粘连。相比之下，重度的致密粘连会使宫腔结构无法辨认，治疗难度极大。在这种情况下，宫腔可能完全闭塞或太窄使得宫腔镜鞘无法进入宫颈管内。IUA的治疗有各种手术技巧，一般方法如下：粘连分解应从子宫腔的下段逐渐分解到上段宫底，先分解中央性粘连和膜状粘连有利于宫腔视野的观察，侧壁的致密粘连应最后处理，且需时刻警惕风险较高的

表15.1 宫腔粘连的分类系统

分类系统	标准	评估	临床症状
March et al. [9]	根据粘连程度，可分为轻度粘连、中度粘连或重度粘连	宫腔镜	未涉及
Hamou et al. [10]	峡部粘连、边缘粘连、中央粘连或严重粘连	宫腔镜	未涉及
Valle and Sciarra [11]	轻度粘连、中度粘连或重度粘连，根据闭塞程度（部分闭塞或全部闭塞）	宫腔镜和子宫输卵管造影	未涉及
European Society for Hysteroscopy [12]	Ⅰ~Ⅴ级（内含亚型） Ⅰ薄膜状粘连 Ⅱ单发致密粘连 Ⅲ多发致密粘连 Ⅳ广泛密集粘连伴子宫腔阻塞（部分） Ⅴ广泛的子宫内膜瘢痕和纤维化	宫腔镜、子宫输卵管造影和临床	月经情况

续表

分类系统	标准	评估	临床症状
American Fertility Society [13]	基于宫腔情况和粘连状态分为轻度粘连、中度粘连、重度粘连	宫腔镜、子宫输卵管造影和临床	月经情况
Donnez and Nisolle [14]	根据粘连位置，分为Ⅰ~Ⅲ级（内含亚型） Ⅰ 中央粘连 Ⅱ 边缘粘连 Ⅲ 子宫腔缺如	宫腔镜和子宫输卵管造影	未涉及
Nasr et al. [15]	预后评分包括临床和宫腔镜检查 • 峡部纤维变性 • 薄膜状粘连 • 致密粘连 • 输卵管口 • 管腔（探测长度<6 cm）	宫腔镜和临床	月经情况和孕产史

子宫穿孔和出血[3,16]。没有证据支持宫腔镜手术中常规使用抗生素治疗[17]。然而，一般认为感染与IUA的发生有关，而抗生素在宫腔镜下IUA分解术中的作用尚不明确。基于上述情况，一些外科医生在手术中使用抗生素，但缺乏循证医学证据。

冷刀还是能量器械？

一些研究者提倡使用抓钳和剪刀（冷），而另一些人则喜欢使用激光或电能量（热丝）将粘连分开（图15.2）。虽然已证明能量器械是宫腔镜下IUA分解术的有效方法[18]，但"冷机械"方法可防止残余子宫内膜受到热损伤[3,19]，并可减少手术过程中子宫穿孔的发生率。表15.2总结了这两种方式的优缺点。高年资的宫腔镜手术医生应该能够根据具体粘连的部位而灵活地运用这两种方式。在任何情况下，都需要去考虑如何安全有效地进行手术，且不会进一步损伤子宫内膜。Cararach

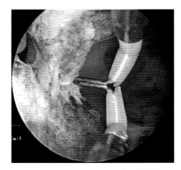

图15.2 用透热针将子宫腔右侧壁上的宫腔粘连分开（图片来源：复兴医院）

等发现在使用剪刀和电能进行IUA分解的手术结局没有差异[20]。

有报道"肌层评分"——一种特殊的宫腔镜电外科技术，用于当存在重度内聚性IUA时创造一个子宫腔，取代了传统的宫腔镜下IUA分解术。这项技术通过在超声引导下扩张子宫颈，然后使用电外科电极从宫底部到子宫峡部逆行切开，形成6~8个4mm深的纵向子宫肌层切口，有手术后解剖恢复并成功妊娠的报道[21]。

表15.2 宫腔粘连分解的2种方法的优缺点

	剪刀（冷刀）	电能量（热环）
扩张	不需要	需要
宫腔镜器械直径	≤5.5 mm	≤5.5 mm[b] 或 >7 mm[a]
并发症	盆腔结构损伤风险较低	因为热损伤，直接或间接引起的损伤风险增加
效能	既可以分离也可以切开，但剪刀有时较钝易被损坏	又快又好切
适用性	特别适用于宫颈管或峡部粘连。避免子宫内膜的热损伤	适用于周围型粘连

注：[a]—与电切镜一起使用的单极/双极针/钩。[b]—微型双极电极（美国萨默维尔市强生公司爱惜康Versapoint®旋转电极）。

实时影像学检查

当存在中度至重度IUA时，宫腔镜手术子宫穿孔风险增加，尤其是在扩张宫颈管和宫腔镜置入时。子宫穿孔可导致感染、出血和腹腔内创伤。如果子宫穿孔及时发现，则不至于造成严重后果，但因穿孔造成膨宫不充分，如继续手术则会出现子宫创伤、出血等并发症，必须停止手术。因此，在宫腔镜下IUA分解术中，特别是在使用扩张器和宫腔镜进入的过程中，使用荧光透视、超声或腹腔镜进行引导监护，可提高手术效率和手术的安全性。

透视引导

术中荧光透视有助于宫腔镜下IUA分解术[22-23]。这项技术包括将宫腔镜置入宫颈管内，然后将其推进直到到达阻塞处，或者到达一个通道不明显，继续推进会不安全的部位，此时将造影剂通过宫腔镜的流入通道注入，以显示子宫内膜和部分子宫的轮廓，从而勾画出进入宫腔的方向。在重度IUA病例中，如果宫颈管和子宫腔下段阻塞，注射的造影剂就会反流回阴道，这时可用5Fr或7Fr宫腔镜钳于阻塞处轻轻"打孔"或扩大可见的部分开口。再次注射造影剂，如果膨宫介质可自由流动到部分宫腔，则可使用5Fr或7Fr剪刀来剪开粘连，使正常的子宫内膜保持原样，同时宫腔镜镜体可逐渐进入。每次遇到进一步的障碍物时，或不确定宫腔镜该朝哪个方向前进时，都可重复这些步骤。其目的是打开粘连以外的子宫腔模糊部分，恢复正常的子宫腔大小和形状。值得注意的是，也可运用阴道内镜，通过使用小（3mm）内镜、持续灌流外鞘（4.5～6.5mm）和5～7Fr抓钳和剪刀来避免盲目扩张。应使用生理盐水作为膨宫介质，通过自动泵调节压力，以降低液体超负荷的风险。这项技术的另外一种演变做法是把造影剂通过一个16～18规格、80mm Tuohy针（英国肯特郡海斯Portex有限公司）与5mm宫腔镜一起引入。在宫腔闭塞的情况下，用

TVS来确定含有子宫内膜的囊腔，并在直视下将针插入该方向的粘连处。如果操作中形成了假道并进入到子宫肌层下，造影剂会迅速地渗入子宫静脉丛，这时操作医生应该换一个方向再进行。一旦宫腔镜钳/针尖通过粘连进入子宫内膜腔，注射的造影剂将自由流动到腔隙中。因此，该技术可以早期发现假道或穿孔，并评估输卵管通畅情况，后者是衡量宫腔解剖形态是否完全修复的指标。

超声监护

超声可用于监护宫腔镜手术。膀胱灌注300～400ml的生理盐水，可使用经腹探头观察子宫颈管和子宫内膜。当子宫颈管或子宫下段有粘连导致宫腔镜难以进入宫腔时，超声监护尤其适用，在分解粘连的过程中，超声可用来持续监测子宫壁的厚度，以免分解粘连过深而进入子宫肌壁。当子宫壁的某一部分的厚度与邻近区域相比明显减少时，可以向手术医生发出预警。超声监护在宫腔镜手术中发现和处理假道也很有用（见第15.2.4节）。

腹腔镜监护

腹腔镜检查可评估盆腔解剖结构，排除子宫内膜异位症或其他病理改变，并检验输卵管是否通畅。当腹腔镜用于监护宫腔镜下IUA分解术时，透光试验可用于确定子宫壁的某一部分是否变得过薄。当所涉及的操作区域在宫底时，尤其适用。在子宫肌壁严重薄弱和穿孔即将发生的情况下，覆盖在薄弱部位的浆膜可向外凸出，此时必须立即停止操作。当宫腔上段（包括子宫角）完全闭塞时，腹腔镜监护也有助于子宫角的鉴别。腹腔镜器械可用于触碰和（或）透照子宫角，这有助于宫腔镜手术医生定位子宫角，并有助于分解输卵管口周围的粘连。

15.2.4 假道或穿孔的识别和处理

在严重Asherman综合征的治疗中，当宫腔

结构被彻底破坏时，可能会在进入子宫腔的过程中形成假道。假道的早期诊断对于防止子宫进一步损伤很重要。假道的特征包括一个狭窄的圆形腔，周围有环状肌纤维，无可辨认的子宫内膜组织或输卵管开口。荧光透视和超声监护都有助于早期发现假道。假道的典型超声特征是位于子宫内偏离中心的充满液体的空间，与子宫内膜回声不同，子宫内膜回声几乎总是位于中央（除非由于黏膜下肌瘤的存在而异位）。一旦确认为假道，应该慎重考虑是继续还是停止宫腔镜手术，此时手术医生的经验以及在超声引导下子宫腔的可视程度和进入宫腔的难易程度是决定因素。子宫壁全层穿孔通常在宫腔镜下很容易识别，应按第9章所述进行处理。如果使用自动泵，压力的突然下降和流量的增加提示子宫破裂；如果使用荧光透视检查，可明显见到造影剂勾勒出的小肠环；如果采用腹腔镜监护，则可直接看到腹腔内的器械。

15.3　保护子宫内膜免受进一步损伤

15.3.1　手术注意事项

无论用何种能量形式来分解粘连，都应非常小心地保护子宫内膜，以免子宫内膜受到进一步的损伤。这就需要在直视下进行精确的手术，避免损伤内膜下的肌层。当使用电能时，必须将能量源的功率设置为有效分解粘连所需的最小值。功率过高有可能会进一步损伤子宫内膜基底层的再生。若子宫内膜基底层被破坏，即使完美地恢复解剖结构至正常，子宫内膜功能也会永久受损，导致预后很差。另一个重要因素是电极针或切割环的选择。当使用针时，在相同的功率输出下，功率密度必然会更大。因此，有必要进一步降低功率输出。一般应使用电极针来分解粘连，但有时可能需要使用电切环小心地去除覆盖在子宫内膜表面大面积的粘连带。双极电极普遍运用

在现代宫腔镜手术中，可与生理盐水一起使用；有些学者认为双极电极可以减少意外的电流量，使电外科手术更安全，并减少对健康子宫肌层的损伤[5]。

15.3.2　辅助治疗预防粘连复发

防止IUA的复发是宫腔镜下IUA分解术最具困难的挑战之一。人们采取了各种预防粘连复发的干预措施，这些措施可单独使用，也可联合使用。近期的一些系统性综述，包括网络荟萃分析，都详细总结了现有的证据。这些干预措施详述如下。

术后激素治疗

术后应用雌激素或孕酮可促进子宫内膜的再生，刺激瘢痕表面的再上皮化，防止粘连复发。在雌激素治疗期间的最后1～2周口服孕酮，以产生撤退性出血[24]。一般认为受损的子宫内膜对激素刺激反应较低。因此，大剂量雌激素可被用于刺激子宫内膜的快速再生，并延长使用时间以促进子宫内膜的持续再生。对于提倡术后使用类固醇激素治疗的妇科医生来说，性激素的最佳持续时间、模式（单疗程或周期性疗程）、剂量尚未达成共识。因此存在许多治疗方案。作者的首选方案是在术后6周内使用单疗程戊酸雌二醇6mg/d，并在雌激素治疗的最后2周内加用孕酮10mg/d或其他孕激素。各种激素的运用反映出缺乏明确的证据。在一项由Farhi等报道的随机研究中，早孕流产刮宫术后给予雌激素-孕激素治疗的女性（$n=30$）的子宫内膜厚度（0.84cm vs 0.67cm；$P<0.05$）和子宫内膜体积（3.85cm^3 vs 1.97cm^3；$P<0.05$）明显大于未接受激素治疗的女性（$n=30$）[25]。然而，这项研究主要关注子宫腔内手术后子宫内膜的再生，并没有提供证据来证实宫腔镜手术后应用激素治疗减少IUA复发的有效性。Johary等对雌激素治疗IUA的价值进行了系统的回顾，他们分析了26项研究，但仍然未能得

出结论，因为这些研究在设计和使用各种辅助疗法时存在显著的异质性[26]。因此，术后激素治疗的价值仍不确定。

宫内屏障

宫内屏障包括机械屏障（如宫内节育器、Foley球囊导管、Cook医用子宫球囊支架和羊膜移植）和生化屏障［如透明质酸（HA）］。宫内屏障使用的基本原理是在最初的愈合阶段保持分离的创面分开，以防止子宫腔对面的再粘连。同时常规使用激素以促进暴露表面的上皮化。

宫内节育器

许多作者主张宫腔镜下IUA分解术后放置宫内节育器（IUD），一般放置1～3个月[27-30]。放置宫内节育器可以使子宫腔机械分离，以减少IUA术后粘连的复发，许多研究者对宫内节育器进行了研究。圆形宫内节育器因其表面积大而被认为是最适合的宫内节育器，但许多国家已不再提供这种节育器[27]。March等认为T形和含铜宫内节育器都不适用于术后粘连复发的预防，因为T形宫内节育器的表面积很小，而含铜宫内节育器可能会引起过度的宫内炎症反应[27]。后者可以通过人工从宫内节育器中取出铜来解决。左炔诺孕酮宫内释放系统也不适合使用，因为持续释放孕酮可阻止子宫内膜增生。宫内节育器在防止IUA的复发方面的有效性是有争议的，因为评估这一结果的研究规模较小，而且是观察性的，人群不一致，且经常采用联合干预措施，使得数据的解释有问题[5]。一项针对宫腔镜下子宫纵隔成形术后进行的随机研究发现，宫内节育器不管是否联合激素治疗，与未处理或单独使用激素治疗相比，都没有任何益处[30]。

球囊导管

一些作者主张在宫腔镜下IUA分解术后将Foley球囊导管插入宫腔数天，以保持子宫壁的分离[31]。Amer等进行了一项前瞻性对照研究，以确定Foley球囊导管预防宫腔镜手术后IUA的价值[32]。

32例宫腔镜手术包括5例黏膜下子宫肌瘤切除术、5例纵隔切开术和12例IUA分解术，将小儿Foley导管插入子宫腔，气囊内注入生理盐水3.5ml。球囊放置1周，术后6～8周进行第二次宫腔镜检查。在第二次宫腔镜检查中，研究组有7名患者（7/32；21.9%）出现IUA，而无气囊组有9名患者（9/18；50%）出现IUA（P=0.04）。他们的结论是宫腔镜手术后使用宫内球囊对预防IUA有价值。在一项非随机研究中，Orhue等比较宫腔镜下IUA分解术后使用宫内节育器和Foley球囊导管预防IUA复发的效果[33]。在最初的4年中，在粘连分解后使用宫内节育器3个月（n=51）。在接下来的4年里，在粘连分解术后使用了儿科Foley球囊导管10天（n=59）。Foley导管组月经恢复正常率为81.4%，宫内节育器组为62.7%（P<0.05）。与宫内节育器组相比，Foley导管组重复治疗的需要也显著减少。他们的结论是，Foley导管比宫内节育器更有效。北京复兴医院采用的方案是在宫腔镜手术后在子宫腔内放置一个12～14Fr的Foley导管，在插入球囊导管之前，将球囊附着处以外的导管尖端切断，使其更符合子宫腔的形态。然后在气囊中注入3～5ml生理盐水，以分离两边相对的子宫壁。避免高容量（大于5ml），以降低施加在子宫壁上的压力，过高的压力不仅会使患者不舒服，还可能产生缺血，不利于子宫内膜再生。Foley导管通常放置5天到2周，同时运用广谱抗生素以降低感染风险。

子宫球囊支架

一些妇科医生提倡使用子宫球囊支架（库克医疗），这个产品是三角形的而不是圆形的，故更符合子宫腔的正常形态，并使对侧壁分开，特别是子宫腔的边缘（图15.3）[34-35]。Myers和Hurst对12名女性进行了一个小型回顾性病例系列研究，以探讨重度IUA的患者联合使用子宫球囊支架和宫内节育器的情况[34]。宫腔镜下IUA分解术后，将球囊支架置入子宫腔内，放置3～7天。然后将一个含铜宫内节育器放入宫腔，4～6周后取出。这种联合治疗在恢复月经、妊娠和分娩方面取得了

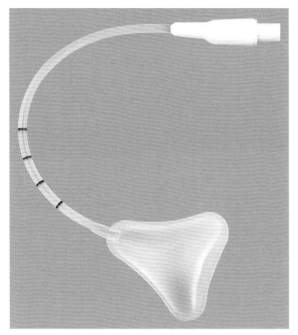

图15.3 扁平Cook医用子宫球囊支架用于IUA，以减少子宫出血和防止粘连复发（印第安Bloomington库克医疗公司授予使用许可）

良好的效果。Lin等对107名女性进行了一项回顾性队列研究，比较子宫球囊支架、宫内节育器、透明质酸凝胶和无干预措施预防IUA分解术后粘连复发的有效性[35]。使用美国生育协会分类评分系统进行的宫腔镜检查，他们发现子宫球囊支架在减少IUA复发方面最有效，其次是宫内节育器、透明质酸凝胶和无干预措施。

羊膜移植

人羊膜在妇科被用作生物敷料，用于人工阴道的形成，在腹部手术中也可作为防止术后粘连形成的屏障[36-37]。羊膜具有抗炎、抗菌以及保护伤口的作用[38]。它还通过促进上皮细胞的迁移、增殖或分化，加强基底细胞的黏附和防止上皮细胞的凋亡来促进上皮化[38]。羊膜移植通过减少感染、纤维化和血管化的程度来减少术后粘连的修复[39]。人对羊膜几乎没有免疫反应，不需要任何全身免疫抑制剂。因此，一些作者认为应用羊膜是宫腔镜下IUA分解术后理想的辅助治疗方法。2006年，Amer和Abd-EI-Maeboud首次倡导在宫腔镜下IUA分解术后于宫腔内使用羊膜移植来预防IUA复发，并发现了令人欣喜的结果[40]。他们进

行了一项试点研究，纳入25名中度或重度IUA患者，在分解术后，他们将一个表面移植有羊膜的儿科10Fr-Foley导管放入子宫腔。用3.5～5ml生理盐水使球囊膨胀。在靠近球囊末端的一个结的下方，将导管的柄部剪断，这样，表面有移植羊膜的球囊被保留在子宫内。术后口服抗生素，14天后取出球囊。宫腔镜复查发现中度或重度IUA患者的宫腔深度和粘连评分都有显著改善。12名（12/25，48%）患者IUA复发，均为重度粘连患者。4年后，同一个研究小组报道了一项前瞻性随机试验，以评估羊膜移植预防IUA复发的有效性[41]。45名严重IUA患者被随机分为3组，分别接受以下处理：①仅植入宫腔球囊；②植入带有新鲜羊膜的宫腔球囊；③植入带有干羊膜的宫腔球囊。宫腔镜复查时发现羊膜移植组较单纯宫腔球囊组的粘连程度有显著改善。在所有的10名妊娠患者中，8名来自新鲜或干羊膜移植组，2名为无羊膜组。因此，作者认为宫腔镜下IUA分解术后宫内运用羊膜移植是减少粘连复发的一种有前景的辅助方法。Peng等在一项回顾性配对队列研究中[42]，对40名严重IUA女性应用新鲜羊膜移植，新鲜羊膜切取后放置于14Fr Foley导管表面，绒毛膜侧朝外。术后将表面覆盖有羊膜的Foley导管放入宫腔，并向气囊内注入3～5ml生理盐水。口服抗生素后，球囊在宫腔内放置了7天。周期性激素治疗3个月。接受羊膜移植组的患者月经和粘连评分都有所改善。尽管这些研究显示了较好的结果，但仍需长期随访数据的大型前瞻性研究来证实羊膜移植的临床应用。

可吸收屏障

透明质酸（HA）是一种水溶性多糖，广泛分布于关节的细胞外基质、玻璃体液和关节滑液中。宫腔镜手术后，可吸收的粘连屏障如HA已被用于防止IUA的复发。HA经过化学改性后可产生更高的黏附性能，在体内停留时间也更长[43]。它也被用作一种屏障以减少腹部和盆腔手术后粘连的形成[44]，宫腔内手术也同样适用[45]。

用于减少宫腔内术后粘连形成的改良HA包括固体Seprafilm®黏附屏障（美国马萨诸塞州坎布里奇健赞公司）、凝胶如自动交联HA（ACP）gel Hyalobarrier®（英国雷丁北欧制药公司gel Endo）和Intercoat®（强生公司）。Seprafilm®是一种由化学改性HA（透明质酸钠）和羧甲基纤维素制成的生物可吸收膜，已广泛应用于临床实践。放置后，这种膜在24小时内变成亲水凝胶，并在组织表面提供长达7天的保护涂层。ACP凝胶是HA的完全生物相容的交联衍生物[46]。它的黏度可以通过调节交联度来调节，交联度取决于它的分子量和浓度[47]，增加黏度后可在宫腔至少保持72小时。Intercoat®是一种聚氧化乙烯-羧甲基纤维素钠（POC）凝胶。

目前关于Seprafilm预防IUA的研究只有一个[45]。在这项随机对照研究中，为研究Seprafilm预防粘连复发的安全性和有效性，将Seprafilm膜切成两块，每一块卷成一个薄圆筒，一个薄圆筒放在宫腔内，另一个放在宫颈管内。8个月后行HSG检查以评估宫腔。与对照组（7/14；50%）相比，Seprafilm组出现IUA的患者较少（1/10；10%）。在宫腔镜手术后使用ACP凝胶预防IUA的研究已经有很多。DeIaco等进行了一项前瞻性随机试验，以评估ACP凝胶（Hyalobarrier®凝胶）在预防宫腔镜术后IUA的有效性[47]。宫腔镜操作结束后，用导管（长20cm，宽5mm）注入凝胶（5~20ml），覆盖整个子宫腔。首次手术后9周进行宫腔镜二探。ACP凝胶组5名（5/18，27.8%）和对照组7名（7/22，31.8%）出现IUA。在IUA方面，两组之间似乎没有差异。

同年，Acunzo等报道了使用ACP凝胶的前瞻性随机对照研究的结果[44]。在分解术后，他们将凝胶通过宫腔镜的流出道注入子宫腔，在宫腔镜下监测凝胶注入情况，从输卵管口到子宫内口都充满凝胶。3个月后进行了宫腔镜二探。随访时发现ACP凝胶组粘连复发率（6/43，13.95%）明显低于对照组（13/41，31.70%）。此外，ACP凝胶组的粘连程度明显低于对照组。2004年，同一研

究小组报告了使用ACP凝胶预防宫腔镜手术（切除子宫肌瘤、息肉和纵隔）后的宫腔粘连。宫腔镜二探显示使用ACP凝胶的患者中有7名（7/67，10.44%）出现IUA，而未使用ACP凝胶的17名（17/65，26.15%）出现IUA（P<0.05）。他们的结论是，ACP凝胶是一种安全有效的宫腔屏障，可以防止宫腔镜手术后IUA的形成[48]。

Ducarme等进行了一项病例对照研究，以检验ACP凝胶预防宫腔镜术后粘连形成的有效性，但结论与Acunzo等相反[49]。在使用和不使用凝胶的两组之间，IUA复发的发生率或严重程度没有差异。Lin等观察到，与对照组相比，在宫腔镜下IUA分解术后，ACP凝胶并没有减少粘连的复发[35]。

2011年，一项随机对照试验（RCT）评估了Intercoat®POC凝胶在绝经前女性进行宫腔镜下息肉切除术、肌瘤切除术或子宫内膜切除术后预防IUA的作用[50]。在门诊宫腔镜的随访中，与未使用POC凝胶的女性相比，使用POC凝胶的女性发生IUA的概率显著降低（6% vs 22%）。此外，使用凝胶似乎可以减轻IUA的严重程度，中度和重度IUA少于未使用POC凝胶治疗的女性（分别为33%和92%）。

宫腔镜评估

鉴于宫腔镜术后预防宫腔粘连的策略的有效性有限，一些文献报道了术后门诊随访宫腔镜的作用，目的是在复发的粘连达到更大的张力之前，可以对其进行机械分解。一项随机对照研究纳入了71名行宫腔镜下IUA分解术的患者，术中置入宫内节育器，术后给予2个月的激素治疗[51]。患者被随机分为两组，一组在术后1周进行早期宫腔镜二探（必要时进行进一步的粘连分解），另一组则未进行术后1周的二探。激素治疗2个月后，两组均取出宫内节育器，并行进一步宫腔镜检查。发现术后早期二探组的粘连复发率明显低于未早期二探组（89% vs 17%，P<0.05），但自然妊娠率（47% vs 30%）和活产率（28%

vs 20%）无明显差异。Robinson等建议在宫腔镜下IUA分解术后每隔1～2周进行一次门诊宫腔镜检查，以防止复发性粘连形成[52]。每次宫腔镜检查后都进行激素治疗［口服结合雌激素25天（2.5mg），结合雌激素和醋酸甲羟孕酮（2.5/10mg）联合治疗5天］。

Yang等报告了4组患者术后发生IUA的情况，这些患者因单个或多个肌瘤（无论是否为对称分布）行宫腔镜子宫肌瘤切除术，然后接受不同的预防宫腔粘连的策略[53]。在术后1～3个月的宫腔镜随访中，接受过对侧子宫肌瘤手术（尽管宫内节育器的位置不同）的女性术后粘连发生率显著增高，而早期宫腔镜二探组术后IUA发生率最低。在进一步的研究中[54]，Yang等报道在首次宫腔镜术后IUA复发的可能性增加。在这项研究中，最多需要7次手术。在另一组报道宫腔镜下IUA分解术的小型回顾性系列报道中，手术最多达9次[52]。

辅助治疗预防宫腔粘连复发的研究综述

2017年更新的系统综述评论仅纳入了随机对照试验，评估宫腔镜手术后的防粘连治疗措施[55]。共有包括924名患者在内的11项研究，研究内容包括宫内节育器、激素治疗、屏障凝胶和人羊膜移植。综述发现，与没有防粘连措施和安慰剂相比，防粘连治疗与宫腔镜检查时IUA减少成正相关（OR 0.36；95% CI 0.20～0.64）。然而，防粘连措施与没有防粘连或安慰剂在活产率方面却无差异。作者的结论是，证据的质量很低或非常低，因此防粘连治疗对于改善生殖结局或降低宫腔镜手术后IUA的发生率方面临床效果仍不确定。

最近另一项系统综述纳入了12项仅限于IUA复发的随机对照研究，也得出了类似的结论，即现有文献的异质性大，具有很高的偏倚，因此，仍然缺乏确凿的证据来支持任何治疗在宫腔镜操作后预防IUA的有效性[56]。最近的一项网络荟萃分析也评估了辅助治疗对预防IUA复发

的效果[57]。然而，可用于分析的数据只能从3个随机对照试验中获得，包括4种干预措施：ACP（Hyalobarrier）加球囊、单独球囊、宫内节育器和冻干羊膜移植加球囊。间接分析发现，ACP加球囊和冻干羊膜移植加球囊更有可能减少宫腔镜下IUA分解术后粘连的复发和评分。如果要改善这种难度极大的手术的结局，就需要设计合理的前瞻性规划和随机研究，明确目标人群和干预措施，评估重要的形态学和生殖终点。

15.4 小结

宫腔镜下重度IUA分解术是宫腔镜手术中最具挑战性的手术之一，并发症的发生率高[58]。手术医生应积累足够的病例以提升和保持手术技能，且要有监测预后的随访系统。临床医生应具备一定水平的宫腔镜手术能力以保障手术能安全顺利的进行。同时，辅助设备和基础设施，以及腹腔镜和（或）影像学的运用，可以指导处理更加复杂的病例。临床医生应制订方案，防止IUA在初始治疗后复发，包括门诊宫腔镜二探，必要时再次行门诊宫腔镜下IUA分解术，以及使用宫内节育器、球囊和固体或半固体（凝胶）防粘连屏障。未来需要进一步研究宫腔镜技术的有效性，以及预防和治疗复发性IUA的干预措施，包括新的治疗方法如人羊膜移植、使用干细胞重建子宫内膜，以指导最佳的临床实践并改善患者的预后。

（陈丽梅 翻译 张宏伟 隋 龙 审阅）

参考文献

1. Asherman JG. Traumatic intrauterine adhesions. *J Obstet Gynaecol Br Emp* 1950; 57: 892–6.

2. Asherman JG. Traumatic intrauter*ine adhesions and their effects on fertility.* Int J Fertil 1957; 2: 49–54.

3. Yu D, Wong YM, Cheong Y, Xia E, Li TC. Asherman's syndrome – one century later. *Fertil Steril* 2008; 89:

759–79.

4. Conforti A, Alviggi C, Mollo A, De Placido G, Magos A. The management of Asherman syndrome: a review of literature. *Reprod Biol Endocrinol* 2013; 11: 118.

5. Di Spiezio Sardo A, Calagna G, Scognamiglio M, et al. Prevention of intrauterine post-surgical adhesions in hysteroscopy: a systematic review. *Eur J Obstet Gynecol Reprod Biol* 2016; 203: 182–92.

6. AAGL Advancing Minimally Invasive Gynecology Worldwide. Practice guidelines for management of intrauterine synechiae. *J Minim Invasive Gynecol* 2010; 17(1): 1–7.

7. McComb PF, Wagner BL. Simplified therapy for Asherman's syndrome. *Fertil Steril* 1997; 68: 1047–50.

8. AAGL Elevating Gynecologic Surgery. AAGL practice report: practice guidelines on intrauterine adhesions developed in collaboration with the European Society of Gynaecological Endoscopy. *Gynecol Surg* 2017; 14: 6.

9. March C, Israel R, March A. Hysteroscopic managment of intrauterine adhesions. *Am J Obstet Gynecol* 1978; 130: 653–7.

10. Hamou J, Salat-Baroux J, Siegler A. Diagnosis and treatment of intrauterine adhesions by microhysteroscopy. *Fertil Steril* 1983; 39: 321–6.

11. Valle RF, Sciarra JJ. Intrauterine adhesions: hysteroscopic diagnosis, classification, treatment, and reproductive outcome. *Am J Obstet Gynecol* 1988; 158: 1459–70.

12. Wamsteker K. European Society for Hysteroscopy (ESH) classification of IUA. 1989.

13. American Fertility Society. The American Fertility Society classifications of adnexal adhesions, distal tubal occlusion, tubal occlusion secondary to tubal ligation, tubal pregnancies, Müllerian anomalies and intrauterine adhesions. *Fertil Steril* 1988; 49: 944–55.

14. Donnez J, Nisolle M. Hysteroscopic adhesiolysis of intrauterine adhesions (Asherman syndrome). In Donnez J, ed., *Atlas of Laser Operative Laparoscopy and Hysteroscopy*. London: Parthenon; 1994: 305–322.

15. Nasr A, Al-Inany H, Thabet S, Aboulghar M. A clinicohysteroscopic scoring system of intrauterine adhesions. *Gynecol Obstet Invest* 2000; 50: 178–81.

16. Deans R, Abbott J. Review of intrauterine adhesions. *J Minim Invasive Gynecol* 2010; 17: 555–69.

17. American College of Obstetricians and Gynecologists. ACOG Practice Bulletin No. 74. Antibiotic prophylaxis for gynecologic procedures. *Obstet Gynecol* 2006; 108: 225–34.

18. Capella-Allouc S, Morsad F, Rongieres-Bertrand C, Taylor S, Fernandez H. Hysteroscopic treatment of severe Asherman's syndrome and subsequent fertility. *Hum Reprod* 1999; 14: 1230–3.

19. Al-Inany H. Intrauterine adhesions: an update. *Acta Obstet Gynecol Scand* 2001; 80: 986–93.

20. Cararach M, Penella J, Ubeda A, Labastida R. Hysteroscopic incision of the septate uterus: scissors versus resectoscope. *Hum Reprod* 1994; 9: 87–9.

21. Protopapas A, Shushan A, Magos A. Myometrial scoring: a new technique for the management of severe Asherman's syndrome. *Fertil Steril* 1998; 69: 860–4.

22. Thomson AJ, Abbott JA, Kingston A, Lenart M, Vancaillie TG. Fluoroscopically guided synechiolysis for patients with Asherman's syndrome: menstrual and fertility outcomes. *Fertil Steril* 2007; 87: 405–10.

23. Hanstede MM, van der Meij E, Goedemans L, Emanuel MH. Results of centralized Asherman surgery, 2003–2013. *Fertil Steril* 2015; 104: 1561–8.

24. March CM. Management of Asherman's syndrome. *Reprod Biomed Online* 2011; 23: 63–76.

25. Farhi J, Bar-Hava I, Homburg R, Dicker D, Ben-Rafael Z. Induced regeneration of endometrium following curettage for abortion: a comparative study. *Hum Reprod* 1993; 8: 1143–4.

26. Johary J, Xue M, Zhu X, Xu D, Velu PP. Efficacy of estrogen therapy in patients with intrauterine adhesions: systematic review. *J Minim Invasive Gynecol* 2014; 21: 44–54.

27. March CM. Intrauterine adhesions. *Obstet Gynecol Clin North Am* 1995; 22: 491–505.

28. Polishuk WZ, Weinstein D. The Soichet intrauterine device in the treatment of intrauterine adhesions. *Acta Eur Fertil* 1976; 7: 215–18.

29. Vesce F, Jorizzo G, Bianciotto A, Gotti G. Use of the copper intrauterine device in the management of secondary amenorrhoea. *Fertil Steril* 2000; 73: 162–5.

30. Tonguc EA, Var T, Yilmaz N, Batioglu S. Intrauterine

device or estrogen treatment after hysteroscopic uterine septum resection. *Int J Gynaecol Obstet* 2010; 109: 226–9.

31. Dawood A, Al-Talib A, Tulandi T. Predisposing factors and treatment outcome of different stages of intrauterine adhesions. *J Obstet Gynaecol Can* 2010; 32: 767–70.

32. Amer MI, El Nadim A, Hassanein K. The role of intrauterine balloon after operative hysteroscopy in the prevention of intrauterine adhesion: a prospective controlled study. *Middle East Fertil Soc J* 2005; 10: 125–9.

33. Orhue AA, Aziken ME, Igbefoh JO. A comparison of two adjunctive treatments for intrauterine adhesions following lysis. *Int J Gynaecol Obstet* 2003; 82: 49–56.

34. Myers EM, Hurst BS. Comprehensive management of severe Asherman syndrome and amenorrhea. *Fertil Steril* 2012; 97: 160–4.

35. Lin X, Wei M, Li TC, et al. A comparison of intrauterine contraceptive device and hyaluronic acid gel in the prevention of adhesion reformation following hysteroscopic surgery for Asherman syndrome: *a cohort study.* Eur J Obstet Gynecol Reprod Biol 2013; 170: 512–16.

36. Dhall K. Amnion graft for treatment of congenital absence of the vagina. *Br J Obstet Gynaecol* 1984; 91: 279–82.

37. Trelford JD, Trelford-Sauder M. The amnion in surgery, past and present. *Am J Obstet Gynecol* 1979; 134: 844–5.

38. Azuara-Blanco A, Pillai CT, Dua HS. Amniotic membrane transplantation for ocular surface reconstruction. *Br J Ophthalmol* 1999; 83: 399–402.

39. Uçakhan OO, Köklü G, Firat E. Nonpreserved human amniotic membrane transplantation in acute and chronic chemical eye injuries. *Cornea* 2002; 21: 169–72.

40. Amer MI, Abd-El-Maeboud KH. Amnion graft following hysteroscopic lysis of intrauterine adhesions. *J Obstet Gynaecol Res* 2006; 32: 559–66.

41. Amer MI, Abd-El-Maeboud KH, Abdelfatah I, Salama FA, Abdallah AS. Human amnion as a temporary biologic barrier after hysteroscopic lysis of severe intrauterine adhesions: pilot study. *J Minim Invasive Gynecol* 2010; 17: 605–11.

42. Peng X, Li TC, Zhao Y, Guo Y, Xia E. Safety and efficacy of amnion graft in preventing reformation of intrauterine adhesions. *J Minim Invasive Gynecol* 2017; 24: 1204–10.

43. Burns JW, Skinner K, Colt J, et al. Prevention of tissue injury and postsurgical adhesions by precoating tissues with hyaluronic acid solutions. *J Surg Res* 1995; 59: 644–52.

44. Acunzo G, Guida M, Pellicano M, et al. Effectiveness of auto-cross-linked hyaluronic acid gel in the prevention of intrauterine adhesions after hysteroscopic adhesiolysis: a prospective, randomized, controlled study. *Hum Reprod* 2003; 18: 1918–21.

45. Tsapanos VS, Stathopoulou LP, Papathanassopoulou VS, Tzingounis VA. The role of Seprafilm bioresorbable membrane in the prevention and therapy of endometrial synechiae. *J Biomed Mater Res* 2002; 63: 10–14.

46. Renier D, Bellato P, Bellini D, et al. Pharmacokinetic behaviour of ACP gel, an autocrosslinked hyaluronan derivative, after intraperitoneal administration. *Biomaterials* 2005; 26: 5368–74.

47. De Iaco PA, Stefanetti M, Pressato D, et al. A novel hyaluronan-based gel in laparoscopic adhesion prevention: preclinical evaluation in an animal model. *Fertil Steril* 1998; 69: 318–23.

48. Guida M, Acunzo G, Di Spiezio Sardo A, et al. Effectiveness of auto-crosslinked hyaluronic acid gel in the prevention of intrauterine adhesions after hysteroscopic surgery: a prospective, randomized, controlled study. *Hum Reprod* 2004; 19: 1461–4.

49. Ducarme G, Davitian C, Zarrouk S, Uzan M, Poncelet C. Interest of auto-cross-linked hyaluronic acid gel in the prevention of intrauterine adhesions after hysteroscopic surgery: a case–control study. *J Gynecol Obstet Biol Reprod* 2006; 35: 691–5.

50. Fuchs N, Smorgick N, Ben Ami I, et al. Intercoat (Oxiplex/AP gel) for preventing intrauterine adhesions after operative hysteroscopy for suspected retained products. *J Minim Invasive Gynecol* 2014; 21: 126–30.

51. Pabuccu R, Onalan G, Kaya C, et al. Efficiency and

pregnancy outcome of serial intrauterine device guided hysteroscopic adhesiolysis of intrauterine synechiae. *Fertil Steril* 2008; 90: 1973–7.

52. Robinson JK, Colimon LM, Isaacson KB. Postoperative adhesiolysis therapy for intrauterine adhesions (Asherman's syndrome). *Fertil Steril* 2008; 90: 409–14.

53. Yang JH, Chen MJ, Wu MY, et al. Office hysteroscopic early lysis of intrauterine adhesion after transcervical resection of multiple apposing submucous myomas. *Fertil Steril* 2008; 89: 1254–9.

54. Yang JH, Chen CD, Chen SU, Yang YS, Chen MJ. The influence of the location and extent of intrauterine adhesions on recurrence after hysteroscopic adhesiolysis. *BJOG* 2016; 123: 618–23.

55. Bosteels J, Weyers S, Kasius J, et al. Anti-adhesion therapy following operative hysteroscopy for treatment of female subfertility. *Cochrane Database Syst Rev* 2015; (11): CD011110.

56. Healy MW, Schexnayder B, Connell MT, et al. Intrauterine adhesion prevention after hysteroscopy: a systematic review and meta-analysis. *Am J Obstet Gynecol* 2016; 215(3): 267–275.e7.

57. Yan Y, Xu D. The effect of adjuvant treatment to prevent and treat intrauterine adhesions: a network meta-analysis of randomized controlled trials. *J Minim Invasive Gynecol* 2017; 25: 589–99.

58. Jansen FW, Vredevoogd CB, van Ulzen K, et al. Complications of hysteroscopy: a prospective, multicenter study. *Obstet Gynecol* 2000; 96: 266–70.

第 16 章

特殊情况下的宫腔镜：剖宫产切口憩室与妊娠物残留

Lucet van der Voet, Sebastiaan Veersema, Benidictus Schoot and Judith Huirne

16.1 剖宫产切口憩室

16.1.1 定义与诊断

随着剖宫产率的上升以及超声和宫腔镜检查水平的提高，人们对非孕女性的剖宫产瘢痕越来越关注。通过经阴道超声（TVS）（图16.1）、子宫输卵管造影（HSG）（图16.2）、磁共振成像（MRI）（图16.3）、子宫超声造影（SHG）（图16.4）或宫腔镜（图16.5）可以观察到剖宫产瘢痕。

瘢痕中的憩室被定义为一个超声下低回声的三角形区域，位于非孕女性剖宫产瘢痕部位。曾有不同的术语（剖宫产瘢痕缺损、瘢痕裂开、瘢痕不全、峡部膨出、龛）描述憩室，但是对于其定义仍存在争议[1,2]。其中一些术语描述了瘢痕缺陷，但瘢痕的外观和其所带来的影响之间的关系还没有得到证明[2]。

随机调查有剖宫产史的女性人群中子宫切口憩室的发生率，通过TVS发现的有24%～70%，通过SHG发现的有56%～84%，通过HSG发现的有33%～75%[3]。在相同的人群中，SHG比TVS发现率更高。Osser等发现，在相同的女性人群中，SHG的发现率为84%，而TVS的发现率为70%[4]；同样，Bij de Vaate等和van der Voet等发现SHG的发现率高于TVS（56% vs 24%，64% vs 50%）[5,6]。据报道，由于能更好地描述憩室的边界，SHG更准确[4]。

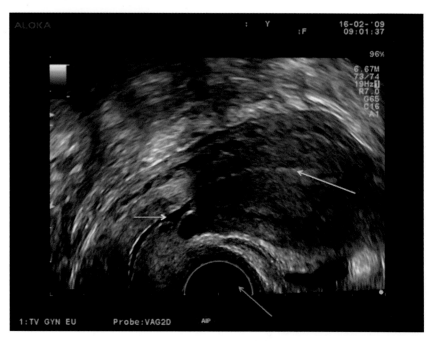

图16.1　经阴道超声。子宫矢状面，宫颈前壁缺损并形成憩室 (黄色箭头)。蓝色箭头示膀胱，粉色箭头示子宫内膜

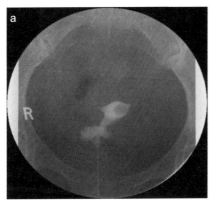
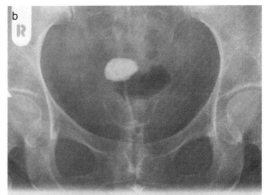

图16.2　子宫输卵管造影。a.导管球囊位于宫颈，染料沉积在子宫颈前壁缺损处，左子宫角有息肉；b.清空宫腔后，宫颈前壁缺损处仍有染色

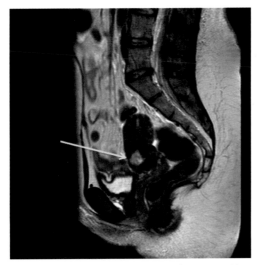

图16.3　MRI显示剖宫产切口憩室（箭头所示处）

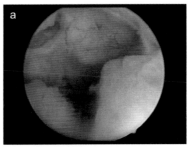
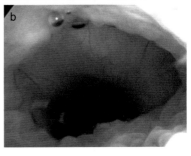

图16.5　宫腔镜视图。a.宫颈前壁缺损；b.剖宫产切口憩室

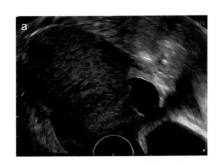
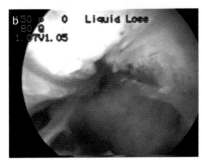

图16.4　剖宫产切口憩室。a.子宫超声造影视图；b.对应的宫腔镜视图

在类似人群中，目前没有在宫腔镜下发现憩室患病率的数据。在有妇科症状的女性中，TVS/SHG以及宫腔镜对憩室的检出率，分别为31%和88%。

超声对剖宫产切口憩室的描述提示[9]，使用特殊的测量方法来测量憩室的不同部分，对于研究和临床管理都非常有用。使用推荐的术语，憩室必须包括至少2mm的凹陷，一个单纯的憩室包括单个凹陷。而复杂的憩室包括1个或更多"分支"，其中分支是从主憩室分出的朝向浆膜面的更薄弱的部分（图16.6）。憩室复杂程度的差异是否有临床意义尚不确定。

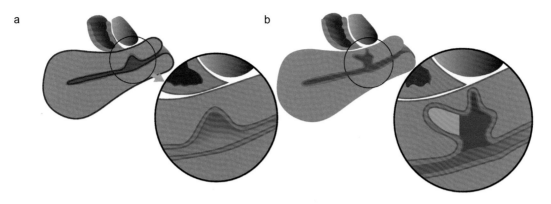

图16.6　憩室复杂性示意图。a. 带有单一凹陷的简单憩室；b. 复杂憩室，其分支（蓝色）从主憩室（红色、绿色）延伸至浆膜面。主憩室比分支宽（引自文献[9]）

16.1.2　高危因素

在随机人群中通过TVS发现，形成憩室的原因是多次剖宫产史[10]。在一项前瞻性研究中，较大憩室的危险因素包括，胎先露在盆腔入口下方，宫颈扩张超过5cm，分娩时间超过5小时。一项随机对照试验，比较了全层缝合和分层缝合子宫切口，发现全层缝合切口憩室发生率更低[11]。单层闭合与双层闭合无显著性差异，但单层闭合导致残余肌层更薄[12]。

16.1.3　相关症状

据报道，剖宫产切口憩室的并发症包括剖宫产切口妊娠、胎盘形成异常、放环时切口穿孔，以及不孕可能[13-14]。其他症状包括，痛经（53.1%）、慢性盆腔痛（36.9%）和性交困难（18.3%）[15]。最近的一项荟萃分析指出，与阴道分娩相比剖宫产平均降低了10%的再妊娠率（OR 0.91；95% CI 0.87～0.95）[16]。这些研究没有评估憩室与后续生育之间的关系。然而宫内积液、宫颈黏液或与憩室相关的积血，可能会阻碍精子的通过或影响胚胎着床[3]。

一些研究报道了异常子宫出血（AUB）和憩室的关系[5,6,8,15,17]；月经后点滴出血，特别是月经后的褐色、血性分泌物，与憩室有关。最近的两项前瞻性研究报道，有憩室的患者更易出现月经后异常子宫出血（PAUB）（OR 3.1，95% CI 1.5～6.3[5]；OR 6.13，95% CI 1.74～21.63）[6]。

憩室的容积也与月经后的点滴出血有关，大的憩室（深度超过邻近肌层50%）比小的憩室发生PAUB的可能性更大[5-6]。Wang等描述了在同样有憩室的情况下，患有PAUB、痛经或慢性盆腔痛的患者比没有这些症状的患者憩室明显更宽。同时憩室直径越大，AUB和经期延长发生率越高[15]。

16.1.4　理论假说

AUB可能是由于经血滞留在憩室，在月经几乎完全结束后，经血会间歇性地排出，造成月经后的点滴出血和疼痛[18-19]。憩室下的纤维组织可能会妨碍月经血的排出[17]。另外，憩室中新形成的脆性血管也可能破裂出血，直接在憩室内形成血液的积聚[20]。

16.1.5　治疗

治疗PAUB症状的首选方法是保守药物治疗，以减少经期出血量，包括口服短效避孕药、连续用孕酮（口服或注射）或放置（左炔诺孕酮）宫内节育器。如果保守治疗无效，可以选择手术治疗。

腹腔镜修复（用或不用机器人辅助）、经阴道修复和宫腔镜整复术都有治疗作用。最近一篇综述评估了12项研究，对455名女性采用微创治疗；其中8项研究采用宫腔镜手术[21]。87%～100%的患者AUB改善且无严重并发症。然而，研究所选的方法的质量被认为是中低级别的，并且缺乏随机试验数据比较宫腔镜治疗和保守治疗的疗效，因此结论还有待进一步验证。

16.1.6 宫腔镜下憩室外观

目前缺乏宫腔镜下的憩室分类，而且存在不同的定义：在瘢痕部位有上下纤维环的腔隙[8]，囊样缺损[22]，有或没有黏膜的憩室[23]，一种穹隆状瘢痕缺损伴有子宫内膜增生和血管增生结节[24]，管道的前壁膨出及暴露的扩张血管[25]，子宫前部的一个囊窝[18]。同时也缺乏有关宫腔镜镜下表现与临床症状关系的前瞻性研究。在AUB和不孕患者中进行的两项研究将TVS和宫腔镜检查结果相关联，TVS发现的所有憩室也在宫腔镜检查中被发现[7,17]。一项研究在20名有剖宫产史和PAUB的患者中进行诊断性宫腔镜检查，发现18名患者宫颈前壁回缩后扩大形成假的腔隙。在这个腔隙中，有些患者可见息肉和棕色血性分泌物[26]。

宫腔镜下观察剖宫产瘢痕的最佳方法是从宫腔中退出镜头进入宫颈管，并连续观察子宫下段和宫颈的前壁（图16.5）。如果有憩室，将看到子宫肌层或宫颈组织的中断。宫腔镜检查时使用液体膨宫介质可以清洁和冲洗憩室。大的憩室特别是在后屈子宫中，可能被误认为是宫腔。根据剖宫产时宫颈扩张的程度，可以在宫颈或子宫前壁下段看到憩室[23,27]。憩室可能由纤维化组织、息肉样结构、带有扩张或异常血管的子宫内膜或浆膜组成。宫腔镜下切除的组织学样本显示78%样本有炎症，7%～17%样本有纤维化组织，28%样本有增生性息肉，54%样本有子宫内膜异常[25,28]。憩室内通常含有黏液或深色血性物质。

16.1.7 宫腔镜切除术

宫腔镜下憩室切除术是一种微创手术，可以作为一种日间手术。切除的目的是促进经血的排出，并通过凝固憩室内血管来减少憩室内出血。

Fernandez和他的同事在1996年的美国妇科腹腔镜医师协会（AAGL）年会上首次报道了这种技术[29]。从那时起，几位作者报告了这种技术在病例系列或队列研究中的应用，使用的电切镜直径从8mm到12mm不等。尚缺乏关于宫腔镜切除术的有效性和安全性的大型前瞻性队列研究和随机对照试验。表16.1总结了9项宫腔镜手术的队列研究和病例研究。Shih等使用教学视频报道了宫腔镜下切除技术，但没有提供患者数据，因此没有包括在这张表中[30]。

表16.1中的大多数研究是使用单极电切镜进行的，在日间手术全身麻醉下，用滚球凝固憩室，用山梨醇/甘露醇进行冲洗。通过超声联合宫腔镜进行诊断。

16.1.8 宫腔镜技术

在开始治疗性切除之前，建议通过TVS或SHG测量憩室底部距离子宫前壁浆膜层最近的距离，并确定憩室的边缘有无任何侧支[9]。随后，可在宫颈扩张前考虑诊断性宫腔镜检查，以降低穿孔的风险；它也有助于评估整个憩室，并对憩室侧壁和分支进行全面评估[22-25]。

在宫颈扩张到9～12mm后，根据所用电切镜的直径，采用单极或双极电切镜。在纯切割电流（60～80W）下，用切割环切除憩室的近端前边缘（图16.7a）。切割环应用于憩室的顶部，然后向着宫颈外口退出，退出时应沿着与宫颈管轴线平行的方向。如有息肉样结构和包涵体囊肿也应一起切除。残余憩室表面需凝固或滚球电灼，以凝固血管和子宫内膜样腺体，从而防止憩室内产生黏液和血液[22-25]。一些外科医生同时切除远端和近端肌层，以达到对称性治疗的目的[23,27,31]（图16.7b）。但其对宫颈机能不全和后续妊娠早产的影响尚未评估。

为防止可能的膀胱热损伤，建议在超声引

表16.1 宫腔镜下憩室切除的可行性、安全性和有效性的观察研究的报道

作者	研究设计	年份	例数	适应证	切除或滚球	电极大小	并发症	成功率(%)	患者满意度(%)
Chang[22]	前瞻性队列研究	2005—2008	57	PAUB	Dist, coag滚球	9mm单极	无	100	NR
Raimondo[32]	前瞻性队列研究	2007—2013	120	PAUB	Dist	9mm单极	无	100	80 (96/120)
Gubbini[23]	病例分析	2005—2008	41	PAUB	Dist和prox, coag滚球	9mm单极	无	100	100 (41/41)
Gubbini[28]	病例分析	2001—2005	26	PAUB	Dist和prox, coag滚球	9mm单极	NR	100	100 (26/26)
Marra[31]	病例分析	2001—2009	78	PAUB, HMB	Dist和prox, coag滚球	9mm单极	无	100	100 (78/78)
Feng[24]	回顾性队列研究	2006—2009	62	PAUB, PM	Dist, coag滚球	6.5mm或8mm单极	无	92	94 (58/62)
Wang[25]	回顾性队列研究	2003—2008	57	PAUB, PM	Dist, coag滚球	12mm双极	无	100	59.6 (34/57)
Fabres[19]	回顾性队列研究	1993—2001	24	PAUB	Dist, coag滚球	9mm单极	NR	100	84 (20/24)
Florio[27]	病例对照	2007—2009	39	PAUB	Dist和prox, coag滚球	NR	无	100	VAS: 8.2±1.6

注：PAUB—经后异常子宫出血；PM—经期延长；HMB—月经过多；Dist—远端；prox—近端；coag—凝固；NR—未报道；VAS—视觉模拟评分量表。

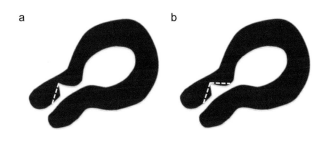

图16.7 a. 憩室近端切除；b. 憩室近端和远端切除

导下进行宫腔镜下憩室切除术[22]。此外，围手术期可考虑在膀胱内注入亚甲基蓝染料，以识别膀胱损伤。设定膀胱与憩室之间的残余肌层深度阈值，可以防止膀胱损伤。考虑到热凝固深度约为3mm，取至少3mm的阈值是可行的。大多数报告描述最小残余肌层为2.5mm或4mm[23,32]。一项研究将2mm作为阈值[25]；其他研究没有报告最小厚度。膀胱损伤目前还未见报道。7项研究报告了并发症的评估[22-25,27,31,32]；2项未报告并发症[19,28]。

研究中提到的切除时间为8～30分钟[23,25,32]。所有研究均显示临床成功率为100%，但尚缺乏明确统一的标准来衡量这一效果。在两项研究中，切除术后3个月进行对照宫腔镜检查，发现60名接受治疗的患者的憩室表面被柱状上皮覆盖[23,27]。尽管大多数报道称100%有效，但并没有对"效果"有一个明确的定义。只有两项研究评估了术后月经间期或月经后出血，并将其与术前情况进行了比较[22,24]。在这些研究中，宫腔镜下憩室切除术后月经点滴出血或者月经出血的平均时间减少了2～4天。满意率为59%～100%（表16.1）。

97%的患者疼痛症状减轻[23,27,31]。宫腔镜切除术后52名女性随访了妊娠结局，其中有4名患者流产，没有其他不良结局的报告。但是，不能排除选择性偏倚，并且缺乏关于这些妊娠的详细信息。所有报告的剖宫产均为足月分娩[21]。在一项

研究中，描述了生育力与前期接受诊断和治疗的关系[23]。这项研究包括41名低生育力女性，她们都有病因不明、持续时间超过2年的生育问题。据报道称，所有患者均在2年内怀孕，无须额外治疗干预。

16.2 妊娠物残留

16.2.1 定义和病因

流产、终止妊娠、阴道分娩或剖宫产术后都可发生妊娠物残留（RPC）。虽然多数情况下都能在一定时间内解决，但持续的RPC可能会引起症状，特别是异常子宫出血（AUB）、下腹痛和子宫内膜异位症。RPC的持续时间没有明确的定义，但通常发生在早期妊娠的药物流产或手术治疗之后，或足月分娩后取出胎盘后的任何时间。大多数患有RPC的女性的子宫形态正常，但那些有米勒管发育异常的女性可能面临更高的RPC风险[33]。

16.2.2 期待治疗和药物治疗

在不全流产或早期妊娠流产后，81%的患者期待治疗是成功的[34]。然而，20%的患者在期待治疗4周后仍有RPC。对于早期妊娠失败，用米索前列醇进行初始药物治疗的成功率为84%，而手术负压吸引治疗的成功率为97%[35]。

妊娠早期和中期终止妊娠后胎盘残留的发生主要取决于胎龄、治疗方式的选择和随访方案。在妊娠大于12周的药物流产中，约1.5%的患者在流产后超过24小时可观察到妊娠组织残留[36]。超声引导下人工手术流产可降低胎盘残留的发生率[37]。

女性阴道分娩后继发性产后出血发生率为0.5%～1.3%，剖宫产术后发生率甚至更低。继发性产后出血行手术清除术后经组织学证实的胎盘组织仅为30%～42%[38-41]。患者可能有阴道出血、发热、腹部或盆腔疼痛等症状。然而，在流产或分娩后的常规随访中，6.3%的患者在超声检查中高度怀疑胎盘残留，在这其中34.6%的患者没有AUB[42]。

16.2.3 手术治疗

传统上RPC的手术治疗包括使用负压吸引和（或）金属刮匙进行诊刮。在这种情况下，盲目刮除组织会对周围健康组织造成破坏或损伤，并形成宫腔粘连（IUA）。在30年前首次提出通过宫腔镜对流产后或产后出血的病例进行可视检查，以诊断并最终清除胎盘残留物[43]。在识别和去除宫内疾病方面，宫腔镜检查被认为是对盲目诊刮的补充[44]。回顾性研究表明，在宫腔镜直视下选择性切除胎盘残留物而不损害周围健康子宫内膜的可能性比诊刮更高[33,45-54]。与诊刮相比，使用电切环作为刮匙而不使用电流的冷环技术更有优势[33,45-47,49,51]。冷环宫腔镜技术与盲式诊刮的比较表明，盲式诊刮组的残留率高达5/24（20.8%），需要后续宫腔镜切除；而宫腔镜切除术后46名患者中没有一例需要再次手术[46]。很明显宫腔镜手术获得组织的概率比诊刮更大，在该组中RPC组织学结果阳性率更高（65.2% vs 58.3%）[46]。此外，与使用金属刮匙的超声引导下刮宫相比，宫腔镜下切除组宫腔镜二探发现IUA发生率更低，后期妊娠率更高[51]。到目前为止，尚缺乏前瞻性随机试验来比较这些手术治疗方案的优劣性。

宫腔镜下粉碎术（图16.8）是一种用于去除子宫内膜息肉和黏膜下肌瘤的新技术，在1例胎盘残留的病例中首次被报道用于治疗胎盘残留[53]。在这个病例中，成功地将子宫动脉栓塞与宫腔镜下去除残余胎盘组织相结合。使用宫腔镜粉碎器进行手术操作，可能会降低子宫穿孔的风险，因为该器械的尖端是闭合的钝头而操作口在侧面。宫腔镜下粉碎术可能是去除胎盘残留物的一种较好的方法，94.3%的患者在第一次手术就可达到病灶完全切除[54]。

一些文献报道了将宫腔镜下切除胎盘残留物

作为盲吸和（或）刮除的替代方法[33,45-52]。宫腔镜手术的优点是公认的。可直接观察胎盘残留物，可以在不损害周围健康子宫内膜的情况下完全切除胎盘残留物，并且可以获得用于病理分析的标本，意味着比盲目诊刮更可取。此外，宫腔镜下粉碎术对去除胎盘残留物有其自身特定的优势。使用宫腔镜粉碎器，在整个手术过程中都能保持良好的手术视野，只需插入设备一次即可。胎盘残留物可被吸出，残留组织也可以从侧壁被吸出，必要时还可从子宫肌层中取出。这一点，再加上该仪器的尖端较钝，会降低穿孔的风险。即使发生意外穿孔，因它是钝头装置，且无任何电流，所以损伤风险相对较低。然而尽管宫腔镜是直视下操作的，但扩张宫颈时仍然是盲操作，有一定的风险。

一些作者强调了进行宫腔镜手术前较长时间间隔的重要性，如产后2～3个月，以避免在大而软的子宫中进行手术而带来的并发症[51]。当使用冷环技术时，1例有子宫破裂和子宫成形术史的患者发生了穿孔[49]。宫腔镜下粉碎术是一种相对柔和的机械技术，只切割并去除异常组织，这可能进一步降低了IUA形成的风险。

目前尚不清楚使用宫腔镜粉碎器之前，常规手术去除胎盘残留物有多容易导致粘连形成。此外，妊娠后反复子宫内膜损伤发生的时间间隔是IUA形成的最重要的危险因素[55]。在分娩或反复刮宫后接受二次手术去除胎盘残留物的女性中，IUA的发生率为40%[56]。在宫腔镜下冷环技术切除

胎盘残留物的研究中，常规的宫腔镜二探仅出现在两个队列研究中[48,51]。在一项可行性研究中，9名患者都没有观察到IUA；而一项队列研究中，48名患者中有2名（4.2%）出现IUA。在手术干预切除胎盘残留物后建议常规宫腔镜二探，以进一步评估IUA形成的风险[57,58]。

宫腔镜下胎盘残留物切除术优于盲法诊刮术，与冷环切除术相比，粉碎术后IUA的发生率更低。宫腔镜下粉碎术的一个潜在缺点是严重出血时无法凝血。

16.3　小结

妊娠早期和晚期并发症的诊断率越来越高。据报道，大约60%的女性在剖宫产术后有憩室，定义为行SHG时至少有2mm的凹陷。在宫腔镜检查中也可以评估憩室，但缺乏分类系统。宫腔镜下憩室切除术可能会改善经后点滴出血的症状，但鉴于缺乏确凿的证据支持，我们建议这种治疗方案仅用于临床研究，直到有更多的证据（最好有随机对照研究）支持其有效性。应对其进行长期跟踪随访以评估其对后续妊娠和生育结局的影响。

多种宫腔镜技术均可以成功地治疗RPC。目前，非电外科技术因其具有更好的手术视野及发生IUA的风险较低而受到青睐。同样，仍需要进行对照研究，最好是随机对照试验，以证明其有效性和安全性。

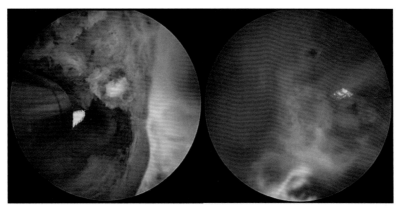

图16.8　对持续性胎盘残留进行宫腔镜下粉碎切除（图片源自：Sebastiaan Veersema）

（曹远奎　张　璐　翻译　　陈丽梅　隋　龙　审校）

参考文献

1. Naji O, Abdallah Y, Bij De Vaate AJ, et al. Standardized approach for imaging and measuring cesarean section scars using ultrasonography. *Ultrasound Obstet Gynecol* 2012; 39: 252–9.

2. Roberg S, Boutin A, Chaillet N, et al. Systematic review of cesarean scar assessment in the non-pregnant state: imaging techniques and uterine scar defect. *Am J Perinatol* 2012; 29: 465–72.

3. Bij VAJ, van der Voet LF, Naji O, et al. Prevalence, potential risk factors for development and symptoms related to the presence of uterine niches following cesarean section: systematic review. *Ultrasound Obstet Gynecol* 2014; 43: 372–82.

4. Osser OV, Jokubkiene L, Valentin L. Cesarean section scar defects: agreement between transvaginal sonographic findings with and without saline contrast enhancement. *Ultrasound Obstet Gynecol* 2010; 35: 75–83.

5. Bij VAJ, Brolmann HA, van der Voet LF, et al. Ultrasound evaluation of the cesarean scar: relation between a niche and postmenstrual spotting. *Ultrasound Obstet Gynecol* 2011; 37: 93–9.

6. van der Voet LF, Bij VAJ, Veersema S, Brolmann HA, Huirne JA.Long term complications of caesarean section, the niche in the scar: a prospective cohort study on niche prevalence and relation with abnormal uterine bleeding. *BJOG* 2014; 121: 236–44.

7. El-Mazny A, Abou-Salem N, El-Khayat W, Farouk A. Diagnostic correlation between sonohysterography and hysteroscopy in the assessment of uterine cavity after cesarean section. *Middle East Fertil Soc J* 2011; 16: 72–6.

8. Borges LM, Scapinelli A, de Baptista Depes D, Lippi UG, Coelho Lopes RG. Findings in patients with postmenstrual spotting with prior cesarean section. *J Minim Invasive Gynecol* 2010; 1: 361–4.

9. Jordans IPM, De Leeuw, Stegwee SI, et al. Sonographic examination of uterine niche in non-pregnant women: a modified Delphi procedure. *Ultrasound Obstet Gynecol* 2019; 53: 107–15.

10. Armstrong V, Hansen WF, Van Voorhis BJ, Syrop CH. Detection of cesarean scars by transvaginal ultrasound. *Obstet Gynecol* 2003; 101: 61–5.

11. Hayakawa H, Itakura A, Mitsui T, et al. Methods for myometrium closure and other factors impacting effects on cesarean section scars of the uterine segment detected by the ultrasonography. *Acta Obstet Gynecol Scand* 2006; 85: 429–34.

12. Roberge S, Demers S, Berghella V, et al. Impact of single- vs double-layer closure on adverse outcomes and uterine scar defect: a systematic review and meta-analysis. *Am J Obstet Gynecol* 2014; 211: 453–60.

13. Tinor-Tritsch I, Monteagudo A. Unforseen consequence of the increasing rate of cesarean deliveries: early placenta accreta and cesarean scar pregnancy. A review. *Am J Obstet Gynecol* 2010; 207: 14–29.

14. Tower AM, Frishman GN. Casarean scar defects: an under recognized cause of abnormal uterine bleeding and other gynecologic complications. *J Minim Invasive Gynecol* 2013; 20: 562–72.

15. Wang CB, Chiu WW, Lee CY, et al. Cesarean scar defect: correlation between cesarean section number, defect size, clinical symptoms and uterine position. *Ultrasound Obstet Gynecol* 2009; 34: 85–9.

16. Gurol-Urganci I, Bou-Antoun S, Lim CP, et al. Impact of caesarean section on subsequent fertility: a systematic review and meta-analysis. *Hum Reprod* 2013; 28: 1943–52.

17. Fabres C, Aviles G, De La Jara C, et al. The cesarean delivery scar pouch: clinical implications and diagnostic correlation between transvaginal sonography and hysteroscopy. *J Ultrasound Med* 2003; 22: 695–700.

18. Thurmond AS, Harvey WJ, Smith SA. Cesarean section scar as a cause of abnormal vaginal bleeding: diagnosis by sonohysterography. *J Ultrasound Med* 1999; 18: 13–16.

19. Fabres C, Arriagada P, Fernandez C, et al. Surgical treatment and follow-up of women with intermenstrual bleeding due to Cesarean section scar defect. *J Minim Invasive Gynecol* 2005; 12: 25–8.

20. Morris H. Surgical pathology of the lower uterine segment caesarean section scar: is the scar a source of clinical symptoms? *Int J Gynecol Pathol* 1995; 14:

16–20.

21. Van der Voet L, Vervoort AJ, Veersema S, et al. Minimally invasive therapy for gynaecological symptoms related to a niche in the caesarean scar: a systematic review. *BJOG* 2014; 121: 145–56.

22. Chang Y, Tsai EM, Long CY, Lee CL, Kay N. Resectoscopic treatment combined with sonohysterographic evaluation of women with postmenstrual bleeding as a result of previous cesarean delivery scar defects. *Am J Obstet Gynecol* 2009; 200: 370–4.

23. Gubbini G, Centini G, Nascetti D, et al. Surgical hysteroscopic treatment of cesarean-induced isthmocele in restoring fertility: prospective study. *J Minim Invasive Gynecol* 2011; 18: 234–7.

24. Feng YL, Li MX, Liang XQ, Li XM. Hysteroscopic treatment of postcesarean scar defect. *J Minim Invasive Gynecol* 2012; 19: 498–502.

25. Wang CJ, Huang HJ, Chao A, et al. Challenges in the transvaginal management of abnormal uterine bleeding secondary to cesarean section scar defect. *Eur J Obstet Gynecol Reprod Biol* 2011; 154: 218–22.

26. Talamonte VH, Gazi Lippi U, Lopes RGC, Stabile SAB. Hysteroscopic findings in patients with post-menstrual spotting with prior cesarean section. *Einstein (Sao Paulo)* 2012; 10: 53–6.

27. Florio P, Gubbini G, Marra E, et al. A retrospective case-control study comparing hysteroscopic resection versus hormonal modulation in treating menstrual disorders due to isthmocele. *Gynecol Endocrinol* 2011; 27: 434–8.

28. Gubbini G, Casadio P, Marra E. Resectoscopic correction of the 'isthmocele' in women with postmenstrual abnormal uterine bleeding and secondary infertility. *J Minim Invasive Gynecol* 2008; 15: 172–5.

29. Fernandez E, Fernandez C, Fabres C, Alam V. Hysteroscopic correction of cesarean section scars in women with abnormal uterine bleeding. *J Am Assoc Gynecol Laparosc* 1996; 3: S13.

30. Shih CL, Chang YY, Ho M, Lin WC, Wang AMM. Hysteroscopic transcervical resection: straightforward method corrects bleeding related to cesarean section scar defects. *Am J Obstet Gynecol* 2011; 204: 278. e1–2.

31. Marra E, Casadio P, Armilotta F, et al. Resectoscopic treatment of 'Isthmocele': 'Isthmoplasty'. *Gynecol Surg* 2009; 6: S108–9.

32. Raimondo G, Grifone G, Raimondo D, et al. Hysteroscopic treatment of symptomatic caesarean induced isthmocele: a prospective study. *J Minim Invasive Gynecol* 2014; 22: 297–301.

33. Golan A, Dishi M, Shalev A, et al. Operative hysteroscopy to remove retained products of conception: novel treatment of an old problem. *J Minim Invasive Gynecol* 2011; 18: 100–3.

34. Luise C, Jermy K, May C, et al. Outcome of expectant management of spontaneous first trimester miscarriage: observational study. *BMJ* 2002; 324: 873–5.

35. Zhang J, Gilles JM, Barnhart K, et al. A comparison of medical management with misoprostol and surgical management for early pregnancy failure. *N Engl J Med* 2005; 353: 761–9.

36. Guillem P, Racinet C, Leynaud A, Benbassa A, Cans C. Evaluation of maternal morbidity after drug-induced termination of pregnancy (TOP) after 12 gestation weeks [in French]. *J Gynecol Obstet Biol Reprod (Paris)* 2003; 32: 227–38.

37. Acharya G, Morgan H, Paramanantham L, Fernando R. A randomized controlled trial comparing surgical termination of pregnancy with and without continuous ultrasound guidance. *Eur J Obstet Gynecol Reprod Biol* 2004; 114: 69–74.

38. Hoveyda F, MacKenzie IZ. Secondary postpartum haemorrhage: incidence, morbidity and current management. *BJOG* 2001; 108: 927–30.

39. King PA, Duthie SJ, Dong ZG, Ma HK. Secondary postpartum haemorrhage. *Aust N Z J Obstet Gynaecol* 1989; 29: 394–8.

40. Rome RM. Secondary postpartum haemorrhage. *Br J Obstet Gynaecol* 1975; 82: 289–92.

41. Dewhurst CJ. Secondary post-partum haemorrhage. *J Obstet Gynaecol Br Commonw* 1966; 73: 53–8.

42. Van den Bosch T, Daemen A, Van Schoubroeck D, et al. Occurrence and outcome of residual trophoblastic tissue. *J Ultrasound Med* 2008; 27: 357–61.

43. Tchabo JG Use of contact hysteroscopy in evaluating postpartum bleeding and incomplete abortion. *J Reprod Med* 1984; 29: 749–51.

44. Goldfarb HA D&C results improved by hysteroscopy. *New Jersey Med* 1989; 86: 277–9.

45. Goldenberg M, Schiff E, Achiron R, Lipitz S, Mashiach S. Managing residual trophoblastic tissue: hysteroscopy for directing curettage. *J Reprod Med* 1997; 42: 26–8.

46. Cohen SB, Kalter-Ferber A, Weisz BS, et al. Hysteroscopy may be the method of choice for management of residual trophoblastic tissue. *J Am Assoc Gynecol Laparosc* 2001; 8: 199–202.

47. Hatfield JL, Brumsted JR, Cooper BC. Conservative treatment of placenta accreta. *J Minim Invasive Gynecol* 2006; 13: 510–13.

48. Dankert T, Vleugels M. Hysteroscopic resection of retained placental tissue: a feasibility study. *Gynecol Surg* 2008; 5: 121–4.

49. Faivre E, Deffieux X, Mrazguia C, et al. Hysteroscopic management of residual trophoblastic tissue and reproductive outcome: a pilot study. *J Minim Invasive Gynecol* 2009; 16: 487–90.

50. Nicopoullos JDM, Treharne A, Raza A, Richardson R. The use of a hysteroscopic resectoscope for repeat evacuation of retained products of conception procedures: a case series. *Gynecol Surg* 2010; 7: 163–6.

51. Rein DT, Schmidt T, Hess AP, et al. Hysteroscopic management of residual trophoblastic tissue is superior to ultrasound-guided curettage. *J Minim Invasive Gynecol* 2011; 18: 774–8.

52. Kuzel D, Horak P, Hrazdirova L, et al. 'See and treat' hysteroscopy after missed abortion. *Minim Invasive Ther Allied Technol* 2011; 20: 4–17.

53. Greenberg JA, Miner JD, O'Horo SK. Uterine artery embolization and hysteroscopic resection to treat retained placenta accreta: a case report. *J Minim Invasive Gynecol* 2006; 13: 342–4.

54. Hamerlynck TW, Blikkendaal MD, Schoot BC, Hanstede MM, Jansen FW. An alternative approach for removal of placental remnants: hysteroscopic morcellation. *J Minim Invasive Gynecol* 2013; 6: 796–802.

55. Al-Inany H. Intrauterine adhesions: an update. *Acta Obstet Gynecol Scand* 2001; 80: 986–93.

56. Westendorp IC, Ankum WM, Mol BW, Vonk J. Prevalence of Asherman's syndrome after secondary removal of placental remnants or a repeat curettage for incomplete abortion. *Hum Reprod* 1998; 13: 3347–50.

57. Hooker AB, Thurkow A. Asherman's syndrome after removal of placenta remnants: a serious clinical problem. *Gynecol Surg* 2011; 8: 449–53.

58. Hrazdirova L, Svabik K, Zizka Z, Germanova A, Kuzel D. Should hysteroscopy be provided for patients who have undergone instrumental intrauterine intervention after delivery? *Acta Obstet Gynecol Scand* 2012; 91: 514–17.

第 17 章

宫腔镜质控、数据收集和临床管理

Sameer Umranikar and Mary Connor

17.1 概述

宫腔镜包括诊断和治疗技术。住院宫腔镜已经很成熟，但门诊宫腔镜相对较新。质控是我们评估服务是否符合公认标准的过程；数据收集使我们能够实施质控；临床管理是为了提供安全有效的患者服务。引入创新宫腔镜设备增加了可供患者选择的有效治疗手段，但是需要建立在良好的临床管理前提下，以确保安全、有效地使用新设备。本章概述了宫腔镜质控、数据收集和临床管理的过程，以确保无论在哪里实施宫腔镜手术，都可以为患者提供安全有效的高标准服务。

17.2 质控

17.2.1 概述

和其他手术一样，充分的训练对宫腔镜医生非常重要；同时必须确保医生的手术技能维持在一定的水平。这是控制的体现，包括手术数据的收集，要符合临床管理原则。质控不只是监测服务不违反既定标准，好的质控也会进一步提升为患者提供的服务。这是临床管理的基石，也是临床决策中重要的一环。

南丁格尔在克里米亚战争期间（1853—1855年）首先实施临床质控。她从克里米亚医院收集死亡士兵的数据，数据显示许多人不是死于战斗中的创伤，而是死于恶劣的卫生状况引起的疾病。为了引起国会成员对该状况的注意，她设计了图表来解释这个结果[1]。随后的拨款有效改善了医院环境，从而降低了士兵的死亡率。

在1912年，Ernest Codman是首批医学质控员之一，他记录了他所有手术的预后[2]。他质控的方法基于临床，而南丁格尔的方法更多倾向于流行病学。Codman观察质控指标，监管护理责任。他的工作使资源的分配和管理更加合理。

英国所有妇产科医生都非常熟悉每3年一次的对直接或间接孕产妇死亡的调查，现在由MMBRACE-UK每年实行一次[3]。1952年开始调查英格兰和威尔士孕产妇死亡情况，维持至今，这有助于我们了解为什么死亡会发生，更重要的是改善了孕产妇护理。但是日常质控多年来并没有实施，直到1989年英国卫生部的白皮书将质控整合到日常护理中[4]。

英国卫生部对于质控的定义是：系统而严格的临床护理质量分析，包括回顾已经实施的诊断和治疗、资源的利用、患者的预后和生活质量[4]。国家卫生医疗卓越计划（NICE）定义质控为：根据明确的标准和新措施的实施，通过系统性回顾，寻求改善患者医疗和预后的质量改进过程[5]。

质控环从确定一个特定的主题开始，然后制定一系列适当的标准，最后将临床实践和这些标准进行对比。数据分析之后，认识不足、采取改善措施或者修订相关措施，然后再次质控看是否得到改善（图17.1）。当质控开始后，完成完整的质控环非常重要。然而临床实践中并不都是这样。Gnanalingham等在2001年的一篇综述中回顾了213项质控，发现只有24%完成质控环，而48%只有部分完成[6]。

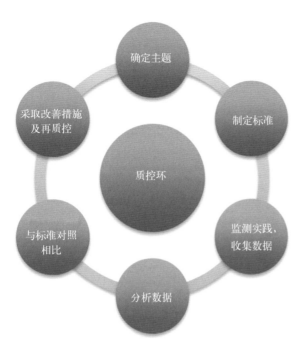

图17.1　质控环

17.2.2　质控的影响

在20世纪90年代早期，苏格兰宫腔镜质控团队观察了妇科医生宫腔镜手术的安全性和有效性[7]。病例登记是前瞻性的，分别于术后6个月和12个月采用邮寄问卷的方式进行随访。来自7个苏格兰卫生委员会的13家医院的978名患者注册，在这些手术中，子宫内膜切除术629（65%）例，激光内膜消融术314（32%）例，小部分（3%）是滚球内膜消融术。总并发症发生率为12%，其中1%为严重并发症。子宫穿孔是最常见的术后并发症，液体吸收超过2L是最常见的严重并发症。曾经有过1例单纯子宫内膜切除术病例发生死亡，被认为是由于感染性中毒性休克综合征造成。

在6个月的随访中，176名患者（26%）对疗效不满意，希望进一步治疗。这些患者中的大多数（86%）有异常出血，14%的患者有疼痛感。这项研究表明，接受子宫内膜切除术的患者比接受子宫内膜激光消融术的患者发生疼痛的概率显著增加（P=0.02）。那些6个月后对症状改善满意的患者，66%的人在2周内重返工作岗位，88%的

人在4周之内重返工作岗位。这些质控的结果为其他实施类似宫腔镜治疗的医疗保健专业人士提供了有价值的信息，并提供了一个实践中可参照的标准。

大型多中心质控是一个有用的工具，当引入新方法时，用于识别罕见并发症并捕捉信息。其结果可用于提高患者的安全性。荷兰一项发表于2000年的研究观察了在87家医院进行的13600例宫腔镜手术的并发症[8]。这个研究发现，诊断性宫腔镜检查的并发症发生率（0.13%）明显低于手术性宫腔镜（0.95%）（$P<0.01$；95% CI 0.44～1.21）。这项研究把并发症分成两类，一类在进入宫腔过程中发生，另一类由技术本身造成。子宫穿孔是最常见的手术并发症（0.76%），其中半数以上的病例（18/33）与进入宫腔相关。因此提倡直视下进镜，而不是盲目地扩张宫颈。与其他手术如内膜消融术（0.8%）和息肉切除术（0.4%）相比，宫腔粘连分解术引起的并发症发生率最高（4.5%）。这些信息将有助于医疗专业人士为患者提供咨询，并可用于审视自己手术的结果。

20世纪90年代在英国进行了一项大型全国性研究——MISTLETOE研究，以了解当时新的治疗月经失调的宫腔镜手术技术的并发症发生率[9]。20世纪80年代引入临床实践的子宫内膜消融术，到20世纪90年代中期，英国有一半的医院已经施行。这项研究历时12个月，在300个国家卫生服务机构（NHS）和英国的独立医院中进行，涉及10686名患者进行的手术的类型及地点。仅少数医生累积了较高病例数；40/690（6%）每人手术超过50例，303/690（44%）每人不足5例。经验丰富的电切术与较低的穿孔率有关（χ^2测算趋势，$P<0.001$）。然而联合使用消融术和子宫内膜切除术比仅使用切除术安全（4.2% vs 6.4%；$P<0.00005$；95% CI 1.2～3.2）。激光和滚球消融术的术中和术后并发症最少（分别为2.7%和2.1%）。10例死亡病历中2例与手术直接相关，1例是由于败血症导致，另1例是因为脑干锥状瘤伴恶性胶质瘤导致（直接死亡率2∶10000）。

国家质控可以给医疗保健从业者和委员们提供有用的信息，始于2010年的国家月经过多（HMB）质控就证明了这一点。第一份报告由皇家妇产科学院（RCOG）发表于2011年[10]。该报告评估了接受二级诊疗的月经过多女性的预后，总结了治疗经验，考虑到英格兰与威尔士医疗环境差异，最终所使用的标准源于2007年出版的NICE和RCOG联合治疗指南[11]。

质控显示手术治疗率为（70～255）/10万；初级保健保险的比率为（14～392）/10万。来自保险的反馈达到100%，但不幸的是，这并不符合NICE和RCOG的HMB指南。尽管至少80%的医院提供适当的对HMB管理的调查，但只有38%的医院有专门的HMB门诊，24%的医院没有提供HMB特定信息，只有30%的医院有当地针对HMB患者的书面护理和管理方案。言外之意是，更好的组织和遵守指南有助于确保在全国范围内提供更加一致的医疗服务。

并非所有的质控都会引起关注。全国妇科肿瘤服务同行评议计划2012/2013明确高标准医疗须满足：对于疑似肿瘤者快速诊疗并实行一站式服务（包括超声扫描、宫腔镜检查与子宫内膜活检）[12]。

17.2.3 宫腔镜质控

宫腔镜服务有很多方面可以质控，相关标准由国家指南和大型国家质控提供。对于宫腔镜检查，质控主题由妇科标准（RCOG）[13]（方框17.1）、门诊宫腔镜最佳实践指南（RCOG）[14]（方框17.2）和BSGE/ESGE手术宫腔镜液体管理指南[15]（方框17.3）提供。主题不仅限于门诊宫腔镜检查也包括住院手术。质控建议向患者提供的医疗的各个方面，包括手术流程、方案和医疗服务各个方面的信息、患者满意度、不良事件和失败率。

通过使用NHS门诊患者问卷可以从患者角度评估医疗服务并将其用于全面质控[16]，或采用最近发展和制定的英国妇科内镜医师协会（BSGE）门诊宫腔镜检查患者满意度调查，可从BSGE网站（www.bsge.org.uk）或BSGE SICS（www.bsgesics.com）获得。BSGE调查涵盖了患者体验的各个方面，包括预约，到达医院并在医院等候，医院的环境和设施，预约和任何治疗，主治医生和专业人员，离开医院和最终总的印象。如果患者愿意，他们可以添加关于自己的详细信息。

方框17.1 2008 RCOG 妇科标准中的宫腔镜质控主题

- 确认每位患者使用的追踪设备的质量
- 进行年度审查
  - 门诊和住院活动，包括系统缺陷和事件发生率
  - 治疗月经症状的各种方法的长期结果
- 宫腔镜团队服务质量的定期监测
- 所有服务都应监管患者的选择和各种手术的使用率，并结合预后统计并发症发生率

数据引自文献[13]

方框17.2 门诊宫腔镜最佳实践指南中的质控主题

- 患者对门诊宫腔镜服务的满意度
- 诊断性和手术性门诊宫腔镜的并发症（如感染、迷走神经反应、子宫创伤）
- 诊断性和手术性门诊宫腔镜的失败率和失败原因
- 根据产次和绝经状况分层的门诊宫腔镜扩宫颈率
- 记录标准
- 术后镇痛的使用
- 提供书面信息和书面知情同意的患者比例

数据引自文献[14]

方框17.3 BSGE/ESGE手术宫腔镜膨宫介质管理指南中的质控主题

- 超过推荐液体丢失量的宫腔镜手术的比例和类型，探讨临床结局
- 液体膨宫介质并发症的发病率，根据指南进行的后续管理
- 减少液体超负荷的创新对后续发生率的影响

数据引自文献[13]

其他与质控直接相关的宫腔镜检查及预后的建议包括：宫腔镜检查与超声检查结果的相关性（特别是绝经后出血的病例），以及宫腔镜检查与组织病理学结果的关系。

门诊可以使用特定的项目，例如阴道内镜。疼痛可以用经过验证的疼痛评分系统如100mm视觉模拟评分量表来评估，其中0位于最左边表示"无痛"，100在右边远端表示"可想象的最痛苦的疼痛"[17]。70mm及以上表示剧烈疼痛[18]。

17.3 数据收集

17.3.1 全国

国家数据收集机构，如卫生和社会保健信息中心负责收集整个卫生和社会保健系统的数据。这包括处理所有医院活动的住院、门诊和急诊记录的医院事件统计。这些数据包含医院的医疗活动和趋势的有效信息。然而必须认识到所收集数据的质量取决于临床编码的准确性，然而这也可能不可靠。

数据收集是质控和临床管理的一个基本环节。每个医院都应该有一套有效的流程，通过该流程可以为集体和每个临床医生提供数据。最好是电子形式，以方便对信息进行审查和分析。

17.3.2 地方

需要本地运行的系统来收集每台手术的详细信息和每位宫腔镜医生的情况。医院电子数据库可以提供某些信息，例如患者人口统计学方面的信息。收集更详细的电子化手术信息可以方便地进行分析，但不一定能够获得。多篇系统回顾显示患者电子病历有经济效益[19]，使用电子数据库进行质控或者研究有优势[20]。电子系统中可以包括相应的环节，如与全科医生的沟通记录，患者的就诊记录。

如果没有实现电子化，应保留病历和质控的纸质记录。必须考虑要收集哪些信息，以及它随后如何存储。RCOG妇科标准提倡必须包括检查和治疗记录，至少应包括对发现的描述、使用的宫腔镜类型、膨宫介质及有无并发症发生[13]。

世界卫生组织（WHO）手术安全核查表（图17.2）包括在任何宫腔镜手术之前需要强调的重要信息[21]。有必要对宫腔镜手术安全检查表进行修订，例如确认患者未妊娠，必要时需有妊娠试验的结果。对于绝经前性活跃的女性来说，末次月经的日期、避孕方法以及是否存在无保护性行为非常重要。绝经的识别比较困难，比较实用的方法是应该询问所有55岁以下的女性。

目前宫腔镜手术的国家报销标准的改变，更倾向于门诊手术，而不是日间手术或者住院手术。为了确保得到报销，鼓励收集准确的数据。

17.3.3 个人

2017年，BSGE推出了电子手术信息收集系统，称为BSGE SICS。这个安全的、基于云端的系统之所以被开发出来是因为人们认识到医生（最终是他们的患者）将从中受益。在妇科手术时使用一个简单、方便、有前景、标准化和稳健的手术数据收集工具，可获得如下结果。

- 质量保证
  - 提高患者的安全性
  - 反思实践，必要时实施改变
- 支持个人工作评估和再验证的信息
  - 实践文件
  - 实践评估（质控）证据
- 支持受训人员和通过培训进步的信息
  - 实践文件——总结经验
  - 实践评估（质控）证据，通过训练告知进步
- 支持非医疗实践者如宫腔镜护士的信息
  - 实践文件——总结经验
  - 实践评估（质控）证据
- 支持妇科内镜技术更广泛使用的证据

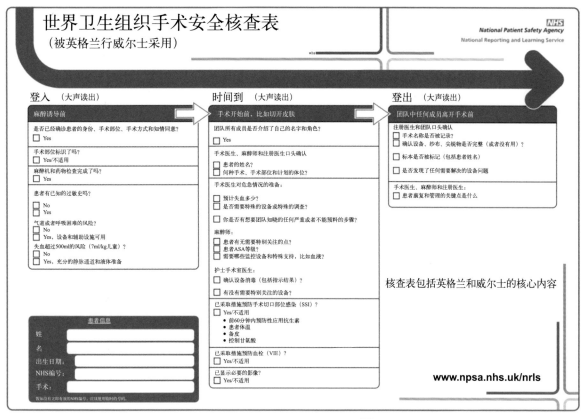

图17.2 世界卫生组织手术安全核查表，包括英格兰和威尔士的核心内容[21]。使用时可以调整形式如门诊手术和增加妊娠试验检查

◆ 基准实践，提供精确的围手术期和术后结局的评估（整个数据集的分析）

该系统可通过www.bsge.com网站进入并激活帐户。可以通过谷歌或苹果应用商店的app来获得BSGE SICS程序，储存和收集良性疾病宫腔镜和腹腔镜妇科手术的数据。对于宫腔镜的实践，该系统目前可以提供以下方面的全面数据。

- 诊断性宫腔镜
- 宫腔镜下息肉切除术
- 宫腔镜下纵隔整形术
- 宫腔镜下黏膜下肌瘤切除术
- 子宫内膜消融术
- 宫腔镜下子宫内膜切除术
- 宫腔镜下取环
- 宫腔镜下IUA分解术
- 宫腔镜下治疗不孕

该系统要求医生输入术前、术中和术后的数据，这可以在个人电脑、苹果台式机、笔记本电脑、平板电脑或智能手机上完成。如果提供的数据已变更或输入时不完整，用户可以搜索保存的手术来重新编辑信息。这个系统可在病例间快速简单使用，在大多数情况下使用标准化的选项窗口（如下拉菜单和自动填充）作为最常见内容。可随后在当天（如有的话）添加术后数据（早期和晚期），或之后的门诊复核。此外，BSGE SICS可以生成标准的报告（按并发症发生率、复杂度或成功率），或将整个数据集导出到Excel作为CSV文件，根据需求允许个人分析特定的数据或者结果（图17.3）。该系统采用密码保护，完全加密，不使用患者识别信息（如姓名、医院编号、出生日期）以确保数据安全受保护。

总之，BSGE SICS允许临床医生以快速、方便和信息化的方式记录手术的特定方面或所有操作。有质量保证的医疗应是现代外科手术的一个组成部分，但需要具备可行性和有效性，使用方便，并使大量有经验和无经验的从业者受益。

a

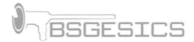

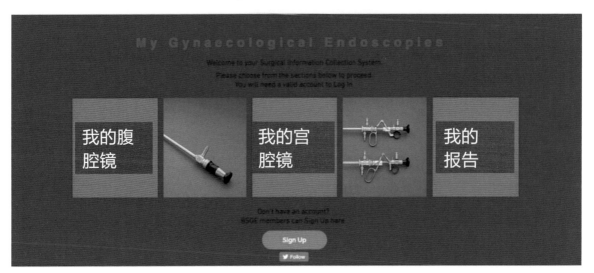

b

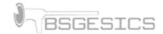

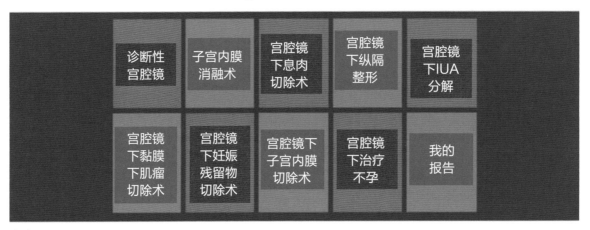

图17.3 英国妇科内镜学会外科信息收集系统截图。a. 主页；b. "我的宫腔镜"页面上有效的宫腔镜检查程序（www.bsgesics.com，经许可使用）

17.4 临床管理

17.4.1 概述

临床管理是确保提供安全、高质量患者服务的基石。它被定义为"一个系统，通过这个系统，NHS组织负责不断提高服务质量并保障高标准护理，营造一个氛围使优秀的临床医疗蓬勃发展[22]。

英国政府1997年出台了对英格兰国家卫生服务临床管理的法定要求[23]。其中之一的变化是将医疗机构的重心从财务问题和实践目标转移到改进临床医疗的标准。必须首先发展系统化流程以确保提供的医疗保健具有足够高的标准，而且不仅是维持这一标准，还需要加强。医院和临床医生通过这个过程对公众负责。

临床管理通常被理解为由7个部分组成（图17.4）[24]，这些都适用于宫腔镜，现在应该

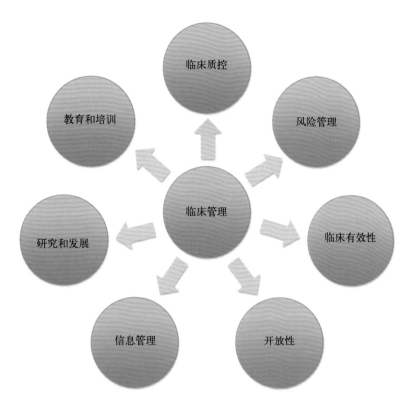

图17.4 临床管理的几个部分（数据源于文献[24]）

成为临床实践的一部分。质控已经在第17.2节中进行了说明，临床管理的其他内容将在下面阐述。

17.4.2 教育和培训

对有意愿做宫腔镜手术的妇产科医生，RCOG有一个结构性培训计划。宫腔镜的教学是RCOG的高级培训技能模块（advanced training skills modules，ATSM）之一，属于模块"良性妇科手术：宫腔镜检查"，并且分属于另一个模块"良性腹部手术：开腹或者腹腔镜"[25]。宫腔镜教学包括基于能力的培训，培训生由负责培训的医院监督（为了学习诊断性和手术性宫腔镜技巧）（图17.5）。注册的培训师和当地的同事必须能提供足够的、多样的病例以确保学员接触到足够多的案例，掌握必要的技能。RCOG强烈鼓励学员保留所有作为其经验证据的病例，以书面形式对特定案例进行分析，以展示他们的知识和

理解。该计划由一个有实践操作研讨会的讲座课程支持，RCOG与BSGE共同参与管理。希望成为宫腔镜医生的护理人员可以参加诊断性宫腔镜和治疗性宫腔镜的管理课程（由英国布拉德福德大学管理并得到BSGE的支持），学成后可以获得研究生证书、文凭或硕士学位[26]。培训再次在基地医院进行，由一名有特殊案例经验的训练师指导。进一步关于培训的讨论见第18章。

已学成的宫腔镜技术需要保持更新，这很重要。持续发展（continued professional development，CPD）作为一个概念并不新鲜，在引入临床管理的概念之前。RCOG与专业协会一起，以前组织学术会议主要集中在使患者受益上。现在不同的是，CPD所要求的证据，并且必须作为评估和再验证过程的一部分进行收集和提交。作为英国的宫腔镜医生，可参加的相关会议包括BSGE的年度学术会议、BSGE的年度门诊医疗网络会议，或者欧洲妇科内镜学会（ESGE）的年会。

第一部分：能力实践（CiP）	
Cip 1：医生证明自己有管理宫腔镜手术患者的技能和心态	
关键技能	**描述**
手术前计划和病例选择 第一部分：能力实践（CiP）	● 良性妇科疾病治疗方案的建议 ● 就手术方法的益处、风险和选择向患者提供咨询 ● 进行适当的术前检查 ● 适当地将患者分流到住院或门诊
根据一系列技术和程序管理宫腔镜手术	● 处理困难的宫颈扩张 ● 术中及术手并发症处理 ● 演示电外科器械的安全使用 ● 演示安全使用及管理宫腔镜液体
管理门诊宫腔镜	● 展示对门诊诊断和治疗方法的认识 ● 在适当的情况下进行诊断和实施简单的手术 ● 最佳实践原则在门诊宫腔镜中的应用
管理高级门诊手术	● 在适当的情况下实施门诊手术
提供决策依据	

● 技术技能的客观结构化评估（目标）
  ○ 宫腔镜活检/异物取出术
  ○ 宫腔镜下子宫内膜息肉切除术
  ○ 第二代子宫内膜消融术
● 反思实践
● NOTSS
● 地方和教学区教学
● Mini-CEX
● CbD
	● TO2（包括SO）
	● RCOG在线学习
	● 宫腔镜模拟训练的证据
	● 参加RCOG/BSGE宫腔镜诊断和手术课程
	● 参加BSGE会议或类似会议

知识标准	

● 科室环境——科室设置、患者体位和助理的有效使用
● 门诊手术环境——门诊设置和基础设施，了解门诊宫腔镜最佳实践的国家指南
● 仪器——内镜、成像系统和辅助仪器的知识（电外科和机械）
● 不同能源的安全使用原则，包括：
  ○ 单极和双极电外科器械
  ○ 第二代子宫内膜消融术（如阻抗控制电外科、热球和微波）
● 膨宫介质的安全使用原则和国家指南的了解
● 预防IUA的潜在策略	

Cip 2：医生展示发展和管理宫腔镜服务的技能	
关键技能	**描述**
展示服务进展	● 与管理团队和临床调试小组联络 ● 了解财务因素 ● 参与临床管理实践 ● 参与质量改进 ● 能够进行与结果相关的数据分析和收集
制定临床指南和管理患者信息	● 了解书面和网络信息的可用来源 ● 设计或调整患者信息以供本地使用，并了解本地流程 ● 参与撰写方案、临床路径、服务开发和循证指南 ● 建立和（或）加强局部临床路径
提供决策依据	
● 反思实践 ● 英国妇科内镜学会会员及出席会议情况 ● TO2（包括SO） ● 迷你临床演练评估 ● 基于病例的讨论	● RCOG在线学习 ● 实施质量改进项目 ● 开发、加强局部临床路径 ● 诺丁汉郡
知识标准	
● NHS服务要求和开发/改进服务的当地程序 ● 宫腔镜检查的临床管理 ● 不同学科和工作角色的不同技能 ● 门诊宫腔镜检查、液体管理和月经过多最佳实践国家指南	

第二部分：手术		
手术	**训练结束时水平**	**CiP1**
宫腔镜活检/异物取出	5	×
宫腔镜下子宫内膜息肉切除术	5	×
第一代子宫内膜消融术	5	×
黏膜下肌瘤切除术（FIGO 0~1型）	5	
黏膜下肌瘤切除术（FIGO 2型）	5	×
切除无宫腔变形的膜状IUA/不全纵隔	4	×
切除纤维性IUA/全纵隔	1	×
第二代子宫内膜消融术	5	×

图17.5　皇家妇产科学院高级培训技能模块的组成部分。第1节：能力实践（CiP）。第2节：手术

17.4.3 风险管理

风险管理包括对患者的风险管理、对从业者的风险管理和对机构的风险管理，它们通常是相关的；提供低质量的医疗服务是对所有医疗机构的主要威胁。

风险管理从通报不良事件开始，应包括次要问题以及那些严重或关键的事件。不是所有的不良事件都需要同样程度的审查，但是对事件的认识或反复关注有助于进一步调查。国家患者安全局（national patient safety agency，NPSA）在2001年至2012年间运作，它是为了监测患者安全事件而建立。它的目的之一是在健康服务中鼓励发展"不责怪"文化，以便工作人员报告事故时不必担心受到训斥。通过分享经验，特别是重大事件分析的结果，我们将吸取教训并提高患者安全。自那以后，NPSA被纳入英格兰NHS，其主要职能已移交给NHS服务委员会。

医疗质量委员会是英格兰卫生和社会保健的独立管理机构，负责评估医院，以确保它们的服务安全、有效、富有同情心、反应迅速并受到良好领导。在进行检查时，他们需要的证据包括仔细检查医院为报告和分析不良事件而制定的流程，这也是他们调查的关键部分[27]。医院应对患者提出的投诉的机制也会被检查。医院派来调查报告事件的小组通常也处理患者的投诉，因为有些会与工作人员上报的事件重叠。当临床医生遇到严重事故时，最好是他们第一个报告问题，而不是等待投诉的出现。就像在重大事件中，无论是临床医生个人还是医院，我们都可以从投诉中吸取教训。我们应对重大事件和投诉的重要性体现在评估过程中，一般的医学委员会要求在评估会议中讨论，包括经验教训、个人或相关团队实践的所有变革[28]。

员工报告事故的系统必须强大。在线不良事件表格有助于确保员工依从性，完善填写此类表格的指证，可随时填写。常见的报告宫腔镜风险事件的指标如下。

- 手术相关：液体超负荷，热损伤，子宫穿孔，内脏损伤，严重败血症，明显疼痛
- 与患者相关：为错误的患者实施手术，对患者做了错误的手术
- 系统相关：缺乏适当有效的器械或使用的器械不正确，缺乏合格的员工，设施不足

本书各个章节中都有讨论，应使用循证医学标准化指南常规管理宫腔镜手术。作为一种外科手术，有一些指南和方法可以将宫腔镜手术固有的风险降到最低。

降低与宫腔镜手术相关的风险和并发症的一个例子就是采用详细的液体管理登记帮助早期识别膨宫介质的过度吸收（图17.6）。所示表格由BSGE审查，可被各个医院采纳和使用。

17.4.4 开放性：患者、公众和医护人员的参与

患者反馈

患者和员工的反馈提供了宝贵的服务运转信息。非批判性、开放性和诚实的反馈将凸显出服务中的缺陷；然后可以采取措施根据需要进行改进。NHS朋友和家人测试问卷就是这样一种患者反馈形式（图17.7）。2013年4月第一次发布，2013年10月以后已用于所有NHS住院患者、产科、事故和急救服务。所有其他服务，包括宫腔镜服务现在都被包括在内。问题很简单，开始询问患者是否会向朋友和家庭成员（可能需要类似的治疗或护理）推荐他们已接受的NHS服务[29]。其他问题由每个部门选择，但要简短具体。收集的数据结果每月都会在英格兰NHS和NHS指定网站上发布，并且分发到英格兰的医疗单位。

所有宫腔镜服务应定期获得患者的反馈，17.2节中提到的BSGE调查问卷将这一点体现得很好[16]。新的服务可能需要更严格的评估，一项关于宫腔镜绝育术的可行性的研究表明，在门诊进行手术患者的满意度很高[30-31]。进一步的研究着眼于门诊患者和日间宫腔镜的接受程度，发现临

宫腔镜手术		患者详细信息
		住院号
日期		姓名
手术		地址
麻醉		
能量类型		
液体介质		

限制宫内压力的方法

☐	重力	超过患者高度	m
☐	压力袋	使用的最大压力	mmHg
☐	自动系统	使用	

监测膨宫介质的方法

☐ 工作人员每隔10分钟监测液体丢失量
☐ 排好液体收集容器
☐ 关闭系统，用吸引器收集液体

手术开始时间	液体入量	液体出量	平衡
10分钟			
20分钟			
30分钟			
40分钟			
50分钟			
60分钟			
回顾并考虑停止手术			
手术时长	最终入量	最终出量	最终平衡

假如液体丢失量大于1000ml低张液（如果是老年患者或有合并症，这一数据为750ml）或者2500ml等渗液，则要停止手术

管理明显的液体丢失过多
严格液体平衡下导尿
监测血氧饱和度
监测血电解质
假如呼吸窘迫考虑拍胸片
考虑使用利尿剂：呋塞米20～40mg静脉注射
管理低钠（小于110mmol/L）
请麻醉科同事帮忙
考虑进入重症监护病房

图17.6 宫腔镜手术期间液体平衡监测程序日志示例

对改善服务有哪些要说的

我们欢迎患者反馈，告诉我们哪些正确，哪些可以改进。我们希望您能想想最近对我们服务的体验。如果朋友和家人需要类似的护理或治疗，你有多大可能向他们推荐我们？

非常喜欢	喜欢	没有喜欢或不喜欢	不喜欢	非常不喜欢	不知道
☐	☐	☐	☐	☐	☐
☺	←			→ ☹	?

想想您对这个问题的回答，您这样回答的主要原因是什么？

图17.7 初始的NHS朋友和家人反馈问题 [31]

床上的满意度和接受程度相同[32]。患者参与自己的医疗很重要，患者反馈将有助于改进服务。

坦诚的义务

在任何医疗或手术干预中，总有出现问题或并发症的时候。在这种情况下，医护人员有义务对发生的事情向患者坦诚相告并提供适当的补救措施，以及提供合理的支持和道歉[33]。从2015年起，医疗委员会和护理医学委员会明确规定，当发生重大危害时，坦白的法定义务适用于所有医护人员[34]。

蒙哥马利原则与知情同意

获得手术知情同意时的公开性显然很重要。最近随着蒙哥马利原则的引入，我们对风险应该如何呈现的认识更加清晰[35-36]。法律要求医生采取合理的医疗措施，以确保患者知道各种推荐的治疗方法和所有替代方案或治疗方案所涉及的风险[35]。知情同意的原则不再是医生认为对患者来说什么是合理的，而是患者想知道什么[37]。在获得患者手术知情同意时，临床医生需要考虑特定的问题（方框17.4）。

方框17.4 获得知情同意的蒙哥马利原则

- 患者是否知道我实施的治疗的风险？
- 从患者的角度考虑其想知道的风险？
- 这个特定患者想知道哪些风险？
- 患者是否知道这种治疗的替代方案？
- 我是否需要采取措施以确保患者知道所有相关信息？
- 我是否有义务在这里披露任何例外情况？
- 我是否正确记录了知情同意过程？

数据引自文献[35]

门诊宫腔镜手术的特有问题是疼痛和迷走神经兴奋。据了解，有些患者可能会选择住院治疗。根据以前的经验，这对患者特别重要。由于不能忍受疼痛，患者会要求终止手术，需要重新为患者安排住院全身麻醉手术，这个必须事先或当时明确。门诊和住院宫腔镜的其他常见风险包括子宫穿孔和后续的脏器损伤，但造成严重伤害

的风险很小，甚至门诊手术的风险更小。也有可能进入宫腔失败（方框17.5）。然而，住院宫腔镜最常见的医疗过失索赔的原因是没有识别子宫穿孔和后续的脏器损伤[38]。如果怀疑子宫穿孔必须及时补救，特别是使用能量设备时。

宫腔镜手术的其他知情同意未变，例如术中可能涉及的内容、手术受益、替代方案（包括不治疗）的优点等[39-40]。

方框17.5 全身麻醉下宫腔镜的风险

严重风险包括

- 诊断性宫腔镜引起严重并发症的总体风险大约是2/1000（不常见）
- 子宫损伤（罕见）
- 肠道、膀胱或主要血管损伤（罕见）
- 未能进入子宫腔完成手术（不常见）
- 不孕（罕见）
- 每10万人中有3~8名女性在宫腔镜检查中死于并发症（非常罕见）

常见风险包括

- 感染
- 出血

数据引自文献[38]

17.4.5 信息管理和信息技术

信息管理是一个框架，可为组织提供并设置有关信息处理的标准，并为机构提供达到这些标准的工具。本质上，它确保所有患者信息的保密性。这个原则和其他原则都已通过政府的法律，包括1998年的数据信息法、2000年的自由信息法以及NHS业务保密守则。法律适用于所有直接或间接面对患者的工作人员。

在宫腔镜服务中，包含患者识别信息的手术图像和视频作为医疗记录的一部分必须安全储存。此外，任何包含患者身份信息的数据库必须遵循信息管理原则以维护患者隐私。当信息外送或在安全的医院网络外使用时，用于质控或研究目的的数据不得包含患者身份信息。尤其是存储

在未加密光盘和USB笔中的数据。

出于教学研究目的使用在内镜手术过程中获得的图像时，应遵循医学委员会的规定[41]。同意记录内镜手术被认为是手术知情同意的一部分，如果图像是匿名的，二次使用无须再次知情同意（比如教学）。建议向患者告知可能要记录手术以及可能被如何使用。

17.4.6 临床有效性

临床有效性定义为运用从研究、临床经验和患者选择中获得的最佳知识，使患者得到最佳的医疗过程和结果。这个过程由告知、改变和监督实践组成[42]，是临床管理的一部分；其主要目的是改善患者的临床体验。临床有效性整合了循证医学，目的是改善临床实践并确保提供充分的服务。它与临床质控密切相关，对当前实践进行持续审查并解决不足之处。了解患者对治疗的观点有助于确保以患者为中心的服务。

临床有效性的原则如下。

做正确的事：尽可能运用当前最有效可靠的临床证据治疗患者。

以正确的方式做：确保设施齐全，医务人员为患者提供高质量的服务。

在正确的时间做：通过优先治疗，为患者在正确的时间做出决定并提供服务。

确保患者获得良好的结局：确保治疗有效并改善患者的情况。

宫腔镜服务在过去的几十年里发生了明显的变化。以前这是一种在全身麻醉下进行的不多见的手术，现在门诊提供诊断性宫腔镜检查很常见，并且大多数医院都有[10]。治疗性门诊宫腔镜手术不仅有效可行[43,44]，而且对某些患者而言即诊即治可能更合适，有时更受欢迎[45]。在一项多中心随机对照研究中，507名女性被随机分为门诊局部麻醉下子宫息肉切除术和住院全身麻醉下子宫息肉切除术。治疗成功通过阴道出血减少量体现，在6个月的随访中两组同样成功。息肉切除失败率门诊较高（19% vs 7%；RR 2.5，95% CI 1.5～4.1），虽然门诊手术的接受度明显低于住院组，但仍然很高（83% vs 92%；RR 0.9，95% CI 0.84～0.97）。值得注意的是，住院组子宫穿孔更多，其中1例还需要肠切除[44]。进一步分析同一研究所招募的另外399名患者，研究他们对治疗地点的选择，81%的人选择了门诊手术，治疗可接受率为98%[45]。

"一站式"服务使患者能够在一次就诊时同时接受诊断和治疗，只要患者完全了解并且接受这种可能性，就可提高患者体验舒适度，并可提供高效且经济的管理[46]。国家近期对宫腔镜手术报销的变化意味着住院手术现在不再具有经济优势[47]。其目的是激励缺乏门诊宫腔镜的医院开展门诊宫腔镜。

临床有效性的目的是整合从研究、临床经验和患者反馈中获得的宫腔镜相关知识；鼓励为这样的宫腔镜服务提供齐全的设施。

17.4.7 新技术：安全性和临床管理

随着新设备的引入，门诊实施宫腔镜治疗已经拓展。需要学习新的外科技术以及学会质控。例如，对临床医生进行"使用TruClear ™和MyoSure™设备切除子宫内膜息肉和肌瘤"等手术的培训和教育，是有培养计划和模拟器支持的。有几种类似的新设备可有效用于第二代子宫内膜消融术且经过了安全性和有效性验证。然而临床医生需要接受足够的培训并在独立使用新设备之前掌握该项技能。临床医生开展一项相对新的手术时应记录案例日志。

使用任何手术器械都可能出现设备故障或产生并发症。临床医生应该对可能出现的并发症有足够的认识并且知道下一步应采取什么措施。临床管理上建议开展审查并填写不良事件表。根据并发症的严重性，风险管理部门审查案例、吸取教训并与有关的患者和团队分享。理想情况下，应该有"无责备"氛围鼓励开放和诚实。

临床实践中使用的所有设备都经过了严格

评估，以确保使用的安全性。在专家审查厂商进行的动物和人体试验后，美国食物和药品管理局（FDA）批准设备使用；FDA不直接进行研究。在英国，医疗设备由药物和医疗产品管理局（MHRA）管理，必须要有欧盟认证的标志[48]。但是应该认识到任何手术都有可能出现不良事件。在美国，制造商和用户设备体验数据库（MAUDE数据库）记录设备使用中的不良事件。数据库是公共的[49]。FDA使用这些报告用于监管设备的性能以及检测与设备相关的潜在安全问题，这有助于评估产品的风险和受益。MHRA在英国也扮演着类似的角色，通过评估设备的风险及益处概况，以确保使用者了解风险及益处，目的是保护、促进和改善公众健康。与设备相关的不良事件应该通知MHRA，这可以通过网站完成[50]。

在报告给MHRA不良事件中心的子宫内膜消融术事件增加后，2011年，MHRA组织了一个团队。RCOG、BSGE、相关制造商和MHRA成员的代表同意向有关各方提供实施子宫内膜消融术的规范[51]。如果担心某个设备，应鼓励临床医生向制造商和MHRA报告不良事件。这支持了临床管理过程，通过风险问题、不良事件报告吸取经验，有助于改善患者的安全性。

宫腔镜手术医生应当熟悉所使用的设备，在由设备问题引起的事件中，他们应该清楚怎样报告。建立数据库和定期质控临床工作可为临床管理原则提供支持。

17.5 小结

临床管理的原则适用于所有的宫腔镜手术，发展宫腔镜应该清楚质控的结果、患者反馈和临床有效性。宫腔镜手术前的知情同意必须认识到向患者提供的信息的变化，如同蒙哥马利原则要求的那样。使用新技术和老技术时必须谨慎，并注意潜在的并发症。当发生问题的时候必须公开、诚实地处理、回顾问题，并总结和分享教训。

（曹远奎 李 清 翻译 陈丽梅 隋 龙 审校）

参考文献

1. Small H. Florence Nightingale's statistical diagrams. Stats & Lamps Research Conference, Florence Nightingale Museum. 1998. www.york.ac.uk/depts/maths/histstat/small.htm (accessed November 2019).

2. Hughes M. *Clinical Audit: A Manual for Lay Members of the Clinical Audit Team Healthcare Quality Improvement Partnership*. 2012. www.hqip.org.uk/wp-c ontent/uploads/2018/02/developing-clinical-audit-patient-panels.pdf (accessed November 2019).

3. MBRRACE-UK. *Confidential Enquiry into Maternal Deaths*. www.npeu.ox.ac.uk/mbrrace-uk/reports/confi dential-enquiry-into-maternal-deaths (accessed November 2019).

4. Department of Health. *Working for Patients*. London: NHS, Department of Health; 1989.

5. National Institute for Clinical Excellence. *Principles for Best Practice in Clinical Audit*. London: NICE; 2002. www.nice.org.uk/media/default/About/what-we-do/Into-practice/principles-for-best-practice-in-clinicalaudit.pdf (accessed November 2019).

6. Gnanalingham J, Gnanalingham MG, Gnanalingham KK. An audit of audits: are we completing the cycle? *J R Soc Med* 2001; 94: 288–9.

7. Scottish Hysteroscopy Audit Group. A Scottish audit of hysteroscopic surgery for menorrhagia: complications and follow up. *Br J Obstet Gynaecol* 1995; 102: 249–54.

8. Jansen FW, Vredevoogd CB, van Ulzen K, et al. Complications of hysteroscopy: a prospective, multicenter study. *Obstet Gynecol* 2000; 96: 266–70.

9. Overton C, Hargreaves J, Maresh M. A national survey of the complications of endometrial destruction for menstrual disorders: the MISTLETOE study. Minimally invasive surgical techniques – laser, endothermal or endoresection. *Br J Obstet Gynaecol* 1997; 104: 1351–9.

10. Royal College of Obstetricians and Gynaecologists. *National Heavy Menstrual Bleeding Audit. Part 1*. London: RCOG; 2011.

11. National Institute for Health and Care Excellence. *Heavy Menstrual Bleeding: Assessment and Management.*

NICE Guideline NG88. London: NICE; 2018. www. nice.org.uk/guidance/ng88 (accessed November 2019).

12. National Cancer Action Team. *National Peer Review Report. Gynaecology Cancer Services Report: National Peer Review Programme NHS* 2012–2013.

13. Royal College of Obstetricians and Gynaecologists. *Standards for Gynaecology: Report of a Working Party.* London: RCOG; 2008. www.rcog.org.uk/globalassets/ documents/guidelines/wprgynstandards2008.pdf (accessed November 2019).

14. Royal College of Obstetricians and Gynaecologists. *Best Practice in Outpatient Hysteroscopy.* Green-top Guideline No. 59. London: RCOG; 2011. www.rcog. org.uk/en/guidelines-research-services/guidelines/gt g59 (accessed November 2019).

15. Umranikar S, Clark TJ, Saridogan E, et al. BSGE/ ESGE guideline on management of fluid distension media in operative hysteroscopy. *Gynecol Surg* 2016; 13: 289–303.

16. NHS. Outpatients questionnaire. OP11 Sample Bank Questionnaire. NHS National Survey Programme; 2011. www.nhssurveys.org/Filestore/documents/ O P11_Sample_Bank_Questionnaire.pdf (accessed November 2019).

17. Kelly AM. The minimum clinically significant difference in visual analogue scale pain score does not differ with severity of pain. *Emerg Med J* 2001; 18: 205–7.

18. Collins SL, Moore RA, McQuay HJ. The visual analogue pain intensity scale: what is moderate pain in millimetres? *Pain* 1997; 72: 95–7.

19. Uslu A, Stausberg J. Value of the electronic patient record: an analysis of the literature. *J Biomed Inform* 2008; 41: 675–82.

20. Greenhalgh T, Potts HW, Wong G, Bark P, Swinglehurst D. Tensions and paradoxes in electronic patient record research: a systematic literature review using the meta-narrative method. *Milbank Q* 2009; 87: 729–88.

21. World Health Organization. *Surgical Safety Checklist.* www.who.int/patientsafety/safesurgery/checklist/en/ (accessed October 2019).

22. Scally G, Donaldson LJ. Clinical governance and the drive for quality improvement in the new NHS in England. *BMJ* 1998; 317: 61–5.

23. Department of Health. *The New NHS, Modern, Dependable.* London: Stationery Office; 1998.

24. Starey N. What is clinical governance? www.evidence-based-medicine.co.uk (accessed November 2019).

25. Royal College of Obstetricians and Gynaecologists. *Advanced Training in Obstetrics and Gynaecology. Definitive Document* 2019. London: RCOG; 2019. www.rcog.org.uk/globalassets/documents/careers-and-training/curriculum/curriculum2019/advanced-training-definitive-document-2019.pdf (accessed November 2019).

26. University of Bradford. Diagnostic Hysteroscopy and Therapeutic Management course. www.bradford. ac.uk/study/courses/info/diagnostic-hysteroscopy-and-therapeutic-management-pgcert-part-time (accessed November 2019).

27. Care Quality Commission. *Inspection Framework: NHS Hospitals Maternity and Gynaecology.* www. cqc.org.uk/ files/inspection-framework-nhs-hospitals-maternity-gynaecology-last-updated-22-november-2016 (accessed November 2019).

28. General Medical Council. *Guidance on Supporting Information for Appraisal and Revalidation.* Manchester: GMC; 2018. www.gmc-uk.org/-/media/documents/ RT___Supporting_information_for_apprai sal_and_ revalidation___DC5485.pdf_55024594.pdf (accessed November 2019).

29. NHS England. *The Friends and Family Test.* London: Department of Health; 2014. www.nhs.uk/NHSEngland/ AboutNHSservices/Documents/FFTGuide_Final_1807_ FINAL.pdf (accessed November 2019).

30. Sinha D, Kalathy V, Gupta JK, Clark TJ. The feasibility, success and patient satisfaction associated with outpatient hysteroscopic sterilisation. *BJOG* 2007; 114: 676–83.

31. Arjona JE, Miño M, Cordón J, et al. Satisfaction and tolerance with office hysteroscopic tubal sterilization. *Fertil Steril* 2008; 90: 1182–6.

32. Kremer C, Duffy S, Moroney M. Patient satisfaction with outpatient hysteroscopy versus day case hysteroscopy: randomised controlled trial. *BMJ* 2000; 320: 279–82.

33. Care Quality Commission. *Regulation 20: Duty of Candour.* London: CQC; 2015. www.cqc.org.uk/sites/default/files/20150327_duty_of_candour_guidance_final.pdf (accessed November 2019).

34. General Medical Council, Nursing and Midwifery Council. Openness and honesty when things go wrong: the professional duty of candour. www.gmc-uk.org/DoC_guidance_englsih.pdf_61618688.pdf (accessed November 2019).

35. Sokol DK. Update on the UK law on consent. BMJ 2015; 350: h1481.

36. Badenoch J. A doctor's duty of disclosure and the decline of 'The Bolam Test': a dramatic change in the law on patient consent. *Med Leg J* 2016; 84: 5–17.

37. Chan S, Tulloch E, Cooper ES, et al. Montgomery and informed consent: where are we now? *BMJ* 2017; 357: j2224.

38. Jha S, Rowland S. Litigation in gynaecology. *Obstet Gynaecol* 2014; 16(1): 51–7.

39. Royal College of Obstetricians and Gynaecologists. *Obtaining Valid Consent.* Clinical Governance Advice No. 6. London: RCOG; 2015. www.rcog.org.uk/en/guidelines-research-services/guidelines/clinical-govern ance-advice-6 (accessed November 2019).

40. Royal College of Obstetricians and Gynaecologists. *Diagnostic Hysteroscopy Under General Anaesthesia.* Consent Advice No. 1. London: RCOG; 2008. www.rcog.org.uk/en/guidelines-research-services/guidelines/consent-advice-1 (accessed November 2019).

41. General Medical Council. Making and using visual and audio recordings of patients. 2011. www.gmc-uk.org/ guidance/ethical_guidance/making_audiovisual.asp (accessed November 2019).

42. NHS, Department of Health. *Promoting Clinical Effectiveness: A Framework for Action in and Through the NHS.* London: Department of Health; 1996.

43. Gulumser C, Narvekar N, Pathak M, et al. See-and-treat outpatient hysteroscopy: an analysis of 1109 examinations. *Reprod Biomed Online* 2010; 20: 423–9.

44. Cooper NAM, Clark TJ, Middleton L, et al. Outpatient versus inpatient uterine polyp treatment for abnormal uterine bleeding: randomised controlled noninferiority study. *BMJ* 2015; 350: h1398.

45. Cooper NAM, Middleton L, Smith P, et al. A patient reference cohort study of office versus inpatient uterine polyp treatment for abnormal uterine bleeding. *Gynecol Surg* 2016; 13: 313–22.

46. Saridogan E, Tilden D, Sykes D, Davis N, Subramanian D. Cost-analysis comparison of outpatient see-and-treat hysteroscopy service with other hysteroscopy service models. *J Minim Invasive Gynecol* 2010; 17: 518–25.

47. Gershlick B. *Best Practice Tariffs. Country Background Note: United Kingdom.* 2016.www.oecd.org/els/healthsystems/Better-Ways-to-Pay-for-Health-Care-Background-Note-England-Best-practice-tariffs.pdf (accessed November 2019).

48. Medicines and Healthcare products Regulatory Agency. Guidance. Medical devices: conformityassessment and the CE mark. 2015. www.gov.uk/guidance/medical-devices-conformity-assessment-and-the-ce-mark (accessed November 2019).

49. MAUDE – Manufacturer and User Facility Device Experience. Medical device reporting. www.accessdata.fda.gov/scripts/cdrh/cfdocs/cfmaude/search.cfm (accessed November 2019).

50. Medicines and Healthcare products Regulatory Agency. Medicines and medical devices regulation: what you need to know. 2012. www.mhra.gov.uk/home/groups/commsic/documents/websiteresources/co n2031677.pdf (accessed November 2019).

51. Medicines and Healthcare products Regulatory Agency, Royal College of Obstetricians and Gynaecologists, British Society for Gynaecological Endoscopy. Guidance on the responsibilities of manufacturers, the regulator and clinicians with respect to endometrial ablation. 2011. https://webarchive.nationalarchives.gov.uk/20141206133509/http://www.mhra.gov.uk/home/groups/clin/documents/publication/con108727.pdf (accessed November 2019).

18 第18章 宫腔镜技能培训

Madeleine Macdonald and Mary Connor

18.1 培训的理论基础

18.1.1 培训的重要性

通过培训，医务人员的专业技能得到提高，进而可对患者进行有效的治疗，并保障患者安全。这是减少或预防患者并发症的重要因素[1]。

在过去的20年里，外科教学模式发生了重大转变，即从延续了几个世纪的学徒制模式[2]转变为临床技能的运用和模拟训练模式。这使得医疗专业人员在开始学习和训练技能时不必依赖真实的患者，从而避免了医疗风险的发生[3]。"新"教学模式的支持者指出，在全英国的公立医院和大学部门里，无论低保真度（有时称为基础系统）模拟设备还是高保真度（虚拟现实高科技系统）模拟设备，其实用性均有所增加。另外，有大量的证据证明模拟作为一种重要的医学教育工具，有可能显著降低患者发生并发症的风险[4-6]。2008年，英国首席医疗官建议将模拟教学纳入医务人员培训项目，并将这一议题列入重要的政治议程中[7]。近期，英国卫生部发布了"高级技术学习框架"[8]，指导大学和公立医院如何将模拟教学纳入学生和员工的培训中。

为了保障患者进行包括宫腔镜检查在内的手术时的安全性，医务人员必须接受良好的培训[9]。培训的定义是"通过持续的练习和指导来教授一种特定的技能或行为"，要成为专家，需要"持续的练习"。无论是学习新技能的人还是设计培训计划的人，都需要对其予以重视。尽管专家的初始教学是一个至关重要的环节，但后续在专家的指导和支持下进行规律的练习也很重要，可以使学员在进行操作的过程中变得更加熟练，从而保障日后的医疗安全[10-11]。在成人教育中，学员也需要在培训过程中积极主动，寻找机会练习并提高技能。

在制订培训计划时，必须要谨记培训的目的是让学员学习并完善新技能，所以制订的计划应当有效充分。理想的培训计划中推荐的目标见方框18.1。

医疗新技能、新手术操作与飞行员的航空培训过程有很多共性，基于这一理论，培训期间学员依赖模拟器，即使完全掌握手术操作，也要确保技能得到保持[12-14]。

18.1.2 手术技能培训的一般原则

宫腔镜检查涉及复杂的动作（视觉-空间）技能，与其他类型的微创手术相似，它允许操作者在二维视觉图像情景中进行三维操作。神经心理学家们一直在探讨的问题是，一个人的天赋会对技能的学习有多大的影响[15-16]。一些研究显示，在腹腔镜模拟器上学习后，几乎每个人都可以掌握并胜任相对复杂的操作技术，这同样也适用于宫腔镜的学习[17-19]。

方框18.1 理想的培训计划的目标

使学员安全准确地完成操作或任务，并且能维持现有的技术水平。如果有机会，可以学习新的或更高级的技能让学员了解自身的局限性，培养学员解决问题的能力以保障安全。

掌握一项实用技能是一个复杂的过程，包括如下事项。

- 个人的一般能力（在某些情况下是智力）
- 认知过程（如何理解和运用实施某项技能的指令）
- 感知力（例如，快识别行为模式的速度）
- 心理运动能力[15]

在掌握了所学技能的基本操作步骤后，需要进行不断的练习以精进自己的技艺。一些学者认为实践的种类也很重要，"刻意练习"的概念由Ericsson等[20]提出，并由Malcolm Gladwell在其论著*Outliers*[21]中推广。在进行"刻意练习"时，通过信息反馈和纠正错误等手段帮助学员进行多次练习以完善所学技能。在医疗行业中，对于这类学习模式来讲模拟器是比较理想的设备，可以不通过患者安全地反复训练一项技能[4,22]。反馈，是学习的重要组成部分，但也常常最难实现，其原因来自医疗系统中的服务压力和其他受时间限制的因素[23]。指导老师可以缩短培训时间，但未必能在培训结束时提升学生的表现[24]。虚拟实境模拟器通常内置反馈功能，并且在某些情况下提供的反馈与专家给出的反馈一样好[25]。然而，它们的价格非常昂贵，尤其是宫腔镜虚拟实境模拟器，目前还没有广泛使用。

18.1.3 设计、实现、评估一个培训计划

无论是在学院或大学，还是在以后的职业生涯中，都会有参加培训课程的经历。有些经历可能很实用，但值得思考的是，我们能从中汲取到哪些知识，能否再发掘一些深层次的内容。

模拟教学应用于妇产科课程已有20多年的历史，例如在皇家妇产科学院（royal college of obstetricians and gynaecologists，RCOG）的基础外科课程中使用基础模拟器训练学员缝合和打结。在产科急诊和创伤管理（managing obstetric emergencies and trauma，MOET）课程中，使用

人体模型和演练辅助学员安全应对具有挑战性的产科问题。然而，将模拟教学纳入核心课程对医学教育者来说并不容易[26]，直到最近才被英国的皇家学院采用[27]。设计和实施一个成功的培训方案可能会很复杂且很有压力，要确保学员能够运用正确的设备，而且还需要有足够数量经验丰富的辅助人员，以定期提供适当的反馈。有关设计培训项目时需要考虑的问题的详实列表，请参见Bath和Lawrence的关于开发和实施有效的外科模拟计划的12个技巧[28]（方框18.2）。

方框18.2 关于开发和实施有效的外科模拟培训计划的12个技巧

1. 适合学员的目标技能
2. 加入强制模拟环节，这是成功融入的关键所在
3. 购买合适的工具
4. 为模拟学习提供合适的教学环境
5. 手术模拟方法的标准化
6. 由经验丰富的监督人员协助提高教学效率
7. 在模拟课程之前安排一次预习
8. 学习并总结模拟训练的结果
9. 要获得有效的技能培训，请遵循"六步法"
10. 在模拟学习中加入应激训练
11. 在临床情景中加入模拟教学
12. 定期进行评估以确保最大限度地学习

引自文献[28]

学员对于培训计划成功与否也发挥重要作用，例如需要激励他们积极参与其中[26]。另外，最好在工作地点或附近有可用的资源（模拟设备和监督人员），以便定期进行练习[1]。如果这是必修课程的一部分，则参与度会更高[29]。没有医学院这样的平台（如RCOG）将其纳入总课程，可能导致培训课程达不到改进患者管理和安全的预期目标[1]。

在训练过程中对课程进行定期评估可以激发学员的学习动力[26,28]。1996年，Reznick等通过使用腹腔镜模拟器使评估手术技能成为可能，并开发了全球通用的评估量表，可根据学员的表现情况对其进行评分[30]。此后，其他学者继续优化这

些评估量表，并将其用于模拟器下腹腔镜手术技能评分[25]。全球通用的评估量表也可与其他评估工具一起使用，例如，最近被RCOG用于衡量学员临床技能的客观结构化技能评估（objective structured assessment of a technical skill，OSATS）[31,32]。其他研究人员则把完成任务的时间作为评价的主要方法[33]。虚拟实境宫腔镜模拟器（瑞士苏黎世VirtaMed公司HystSim™）使用的是多个指标评分系统，包括在模拟操作中器械移动的速度和次数、完成操作的时间、出血量等。

18.1.4 培训、模拟和评估的有效性

微创手术的发展促进了外科手术培训领域的重大发展和改革，因为微创手术需要特定的培训。基于模拟的培训课程和高保真的虚拟实境模拟器被广泛应用，不仅能让学员练习技能，还可以进行评估。如果将这些评估作为评价学员是否在训练中取得进步的基础，那么这些评估和模拟试验必须得到充分的有效性验证[32]。然而，对模拟培训计划的研发人员来说，完整地验证培训或评估是很困难的。一个培训计划或评估的有效性究竟包含什么呢？这里提供几个有效性标准[32]（表18.1）。

表18.1 有效性标准

表面效度	在开发的初始阶段进行，评估该方案对培训是否切实有效；通常由该领域负责培训或评估的专家给出反馈意见
内容效度	有时被称为逻辑有效性。使用统计测试来对评估的每个部分进行详细分析，以评估该方案是否适合测试所需的技能或知识
结构效度	评估在某一特定技能方面能否区分专家和新手之间的差别
并行效度	确定新开发系统的评分标准是否与用于评估特定技能的既定测试的评分标准"相关"
判别效度	通过评估可以区分出有相似经历的群体的不同的能力水平，例如第一年专业实习生
预测效度	通过技能评估的分数来预测实际操作能力，例如在手术室中的手术技能

注：数据引自文献[32]。

VirtaMed HystSim已经建立了表面效度（培训或评估是否真实和有用）和结构效度（区分专家和新手的能力）[33,34]。然而，针对宫腔镜模拟器有效性的其他方面，包括最重要的预测效度，还没有相关报道。可能的原因是缺乏一种可靠的评估工具，可以客观地评估手术操作在模拟或现实中的情况。可信度可以通过使用"分裂检验"方法（对单个检验的分数进行分裂，然后计算一致性）或"再检验"方法（测试在不止一次的情况下进行）的统计分析来确定[32]。两种方法都可以计算可信度系数，这是一种评估分数一致性的衡量指标。有一些文献用相关系数来描述方法的可靠性，然而这并不准确，因为相关性评估的是相关性而不是一致性[32]。

还需注意的是，医学教育学家并未将传统的学徒制培训模式视为培训外科医生的理想方法，尽管学徒制培训模式常被当作培训的"金标准"。

显然，制订一个非常有效和可靠的培训计划和评估方法是一个复杂和费时的过程，目前现有的培训模式并不是十全十美的。

18.2 宫腔镜技能和模型

18.2.1 宫腔镜所需技能

宫腔镜手术可以分为基本技能（通常是诊断性为主）和高级技能（包括宫腔镜手术和门诊宫腔镜）。

基本技能

- 盆腔检查
- 设备的掌握（宫腔镜、照相机、光源、膨宫液和其他液体管理系统的装配）
- 宫颈测量
- 宫颈扩张
- 使用镇痛和麻醉药物
- 利用膨宫液，在直视下将30°宫腔镜或其他宫腔镜置入宫腔

- 从宫颈内口观察整个宫腔，包括宫底部、前壁、后壁和两侧壁
- 确认双侧输卵管开口
- 鉴别异常表现和畸形，如息肉、纤维瘤、粘连、肿瘤、双角子宫、弓形子宫、纵隔
- 将检查过程和结果记录在案

高级技能(取决于现有工作环境中设备的情况)

- 具有设备和液体管理系统的相关知识(包括组装)
- 每步操作/技术的故障排除
- 熟练掌握基本技能
- 使用0°和12°宫腔镜
- 使用宫腔镜微型剪刀、抓钳和活检钳
- 使用双极针状电极
- 子宫肌瘤和子宫内膜切除术
- 子宫肌瘤粉碎术
- 子宫内膜消融术
- 术中的镇痛和麻醉
- 开展门诊宫腔镜项目，包括培训辅助人员和专业护士、质量保证、质控和收费
- 宫腔镜的临床管理（见第17章）

18.2.2 计算机模拟系统下的虚拟实境模型

虚拟实境模拟器支持外科技能的发展，最早由Stefanidis和Hersiford提出，可以让学员从容分批进行个体化练习[35]。

宫腔镜模拟

2007年，瑞士VirtaMed公司与妇科医生、电气和软件工程师共同开发出了宫腔镜手术模拟器HystSim™。该公司致力于生产用于医疗培训的虚拟实境内镜模拟器，宫腔镜模拟器是其生产的第一个设备。除了增加了传感器，模拟器使用的设备与临床实践操作所用的无异。HystSim™使用带

有操作孔的改良电切镜，并可以根据需求安装或拆除。与未经改良的宫腔镜相似，镜体拥有控制液体的进、出水阀门。有3个虚拟镜头（0°、12°和30°），还有一个电外科的工作元件。模拟器可用于两个平台：一个允许视觉跟踪，另一个通过盆腔模型来增强触觉反馈（图18.1）。

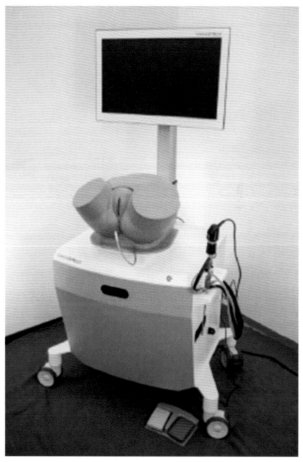

图18.1 VirtaMed HystSim™与骨盆模型（得到瑞士苏黎世VirtaMed公司许可后发表）

培训系统包括3个模块，目的是达到最佳教学实践的目标。第一个模块涵盖基础的宫腔镜技能，第二个模块包括诊断技能和普通手术操作，第三个（更高级）模块包括多发性息肉、多发性子宫肌瘤、宫腔粘连和子宫纵隔的治疗。每个模块都有明确的学习目标，并设立由易到难不同梯度的病例以供选择（图18.2）。

在每个训练单元中均增加了手术并发症，比如子宫出血、子宫穿孔和液体超负荷。在第一个模块中，训练的重点在于手术的基本步骤：进入

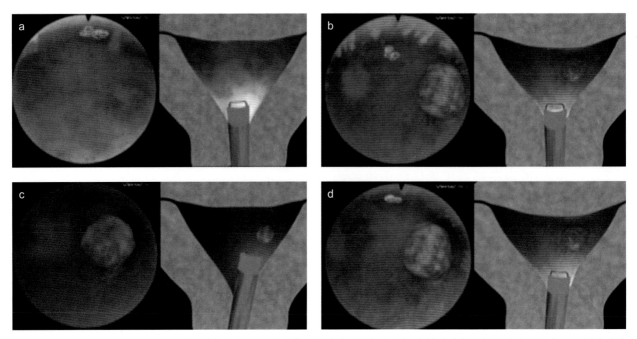

图18.2　HystSim™的基本技能模块中的案例示例。a. 简单的诊断性宫腔镜检查；b. 中等难度的诊断性宫腔镜检查；c. 低难度息肉切除术；d. 中等难度的子宫肌瘤切除术（得到瑞士苏黎世VirtaMed公司许可后使用）

宫颈管，膨宫，宫腔探查，识别重要解剖标记和任何可见的病理异常，用抓钳或剪刀去除一个小息肉和治疗轻度宫腔粘连。学员在指令、有色提示、隐藏工具和外部视野的指导下提高技能。操作结束后会提供详尽的整个手术过程的反馈，包括术中视野暴露情况、是否有多余动作、手术安全性和膨宫液的管理。可以查看操作路径并回放操作步骤。

HystSim™的开发人员已经验证了模拟器作为培训装置的有效性，作为诊断性宫腔镜的表面效度和结构效度也已被证实。结构效度在膨宫液管理和工效学（如干预时间、稳定性和操作路径长度）方面得到认可，有经验者的表现明显优于新手[34]。然而，结构效度并没有在视野清晰度或安全性方面得到证实。事实上，对于安全性来说，情况正好相反，新手的得分更高。可能的原因是，为了提高手术的安全性，避免穿孔和减少疼痛，要求手术者在诊断性宫腔镜操作期间不能碰到子宫壁或宫颈管。而经验丰富的临床医生，习惯于在实施治疗性宫腔镜时触摸子宫壁，可能他们认为这样的操作无关紧要[34]。

HystSim™培训系统允许学员进行从容谨慎的练习，既可以专注于一个特定的技能进行多次练习直到学会，也可定期分批重复练习，并根据个体需求延长训练时间，直至熟练掌握此项技能。然而，虚拟实境技术在手术训练中的作用，特别是HystSim™在宫腔镜手术技能训练中的作用，虽然可能有效果，但仍未得到证实。在有效性方面的认证还需继续，以期最终建立判别效度和预测效度[32]。HystSim™的另一个使用限制是成本较高，限制了设备的数量，从而影响了训练的布局和计划。不过，该系统是可以搬运的，可以在许多机构之间共享，从而降低成本；因此，一旦资源共享建立起来，它的使用限制就降低了。

宫腔镜绝育

VirtaMed使用经过改良的原始仪器和设备，为治疗性宫腔镜手术开发了许多定制的虚拟实境模拟器，其中一些可以添加到HystSim™培训系统。第一个产品应用于Essure®（拜耳）宫腔镜绝育系统（EssureSim™）。在原有模拟器基础上改进并增加了其他功能，包括输卵管插管的解剖学延伸和用于置入Essure装置的宫腔镜的工作孔道[36]。它是一个改进的30°宫腔镜，包括一个操作通道和一个Essure操纵杆。培训的目标包括膨宫，使用有角度的镜头检查宫腔和评估输卵管开口，在两侧开口处正确插入和放置Essure装置。

除了呈现出子宫前倾和后倾外，不同的输卵管开口形态也会呈现出来；但新问题会紧随新技术的发展而出现。随着EssureSim的发展，一种由测量患者舒适度的新测量仪出现了。由门诊清醒的手术患者提供反馈，并以此改进宫腔镜技术。

有证据表明，在没有经过一定宫腔镜训练的情况下，置入Essure装置的失败率高于10%[36]。此外，随着手术技术的提高，手术时间缩短，装置置入成功率提高[37,38]。因此，需要有一个合适的模拟器提供训练，以提高置入Essure的成功率。EssureSim的初步验证已经显示，其表面效度得分较高，结构效度得分中等[36,39]。新手通过重复模拟器练习，能不断提高手术技能；练习者的分数由模拟器自带的评估系统以及全球通用的评估量表评估得出[40]。然而，到目前为止还没有评估来确定EssureSim是否具有判别效度或预测效度。

用于子宫肌瘤切除术和子宫内膜息肉切除术的粉碎技术模拟器

针对宫腔镜的粉碎技术，有两种不同的虚拟实境模拟器。两者都是由VirtaMed开发的，可以添加到HystSim系统中。2010年5月，公司推出了TruclearSim™，一个使用TruClear®粉碎系统的模拟器（英国伦敦施乐辉公司），是一款改良的0°宫腔镜和组织去除设备，用于模拟子宫内膜息肉切除和黏膜下肌瘤切除。与早期的VirtaMed模拟器一样，练习时的操作评分集中于手术操作有效率、异常病理组织去除率、可视性技能和安全性。同一种手术可以模拟术中可能发生的不同情况而增加手术难度，如因出血或不满意的膨宫而引起的视野不清。

MyoSure®（美国马尔伯勒市豪洛捷公司）模拟器GyneSim™在2010年底面世。模拟器拥有一个改良的Myosure 0°宫腔镜，一个粉碎器设备，和带有组织去除的液体管理系统。8例模拟病例均为子宫内膜息肉术或子宫肌瘤切除术，且难度依次递增。培训内容包括并发症的处理和故障排除。

目前还没有发表关于这两种粉碎装置有效性的研究，但是这两种装置都很逼真，在患者身上操作前，新手可以熟悉设备并动手实践。

18.2.3 干湿模型：低保真度模拟

许多临床技能教育者发挥的聪明才智和想象力，促进了宫腔镜训练模型的发展。除了宫腔镜工具，有些动物器官和蔬菜也被用于电外科手术培训。使用已连接摄像系统和监视器的宫腔镜设备在模型上操作时，即可为练习者提供锻炼手眼协调技能和熟悉设备的机会。与资深导师相比，实际使用何种模型并不是很重要，尽管模型在练习中发挥了作用，但导师提供的宫腔镜技术指导以及练习者的操作反馈更为重要。

马铃薯模型

Dunkley等鉴定了子宫的一些相关特征以寻找合适的子宫模拟物，包括内部大小、形状和组织密度[41]。他们设计了这样一个模型，使用一个大马铃薯，去掉它的中心部分，里面用胭脂红染色。对准备好的马铃薯进行冷冻再解冻可以改变组织的密度，从而增加真实度。在马铃薯内表面制作不规则突起以模拟子宫内膜息肉和黏膜下肌瘤。将解冻后的马铃薯包裹在充当传导板的箔纸中，然后放在一个塑料袋里，再放入模拟阴道的泡沫容器，并将马铃薯以一定的角度安装在一个支撑盒中。使用单极电切除仪器时，用自来水充当膨宫介质和传导电流。

但该模型有它的局限性，包括"宫颈机能不全"、缺乏出血和膨宫不良。但是，它能够模拟一些并发症和解决方案，如气泡的形成。由于马铃薯经过冷冻后其表面软化，"浆膜面"可能出现穿孔。

该模型用于指导学员多年，每个学员在一次

培训中平均切除7~8个马铃薯。通过将马铃薯切成两半，观察染色区域是否全部切除来评估组织切除的有效性。虽然没有对该模型进行正式的有效性验证，但如果用5分制评价该模型对培训是否有用，平均得分为4.6分。

RCOG/BSGE宫腔镜双极切除手术技能培训课程中使用的马铃薯模型版本是上述模型的衍生体。在该课程中，用一个直径为10mm的苹果去核器在一个大马铃薯的一端打一个短孔（长15~20mm），注意不要做得太长，以免影响切除镜的自由活动。通过小孔，将马铃薯纵向切成两半，用挖匙将中心部分挖空。可使内表面光滑或粗糙以模拟息肉或肌瘤，然后用胭脂红食用染料给它涂上颜色。将两半马铃薯重新对回，用透明保鲜薄膜紧紧包裹；在马铃薯周围贴上透明的黏性胶带，使两半更加牢固地粘在一起，并在孔上增加一层，有助于减少"宫颈机能不全"的问题。将准备好的马铃薯安装在一个宫腔镜训练器（英国布里斯托尔Limbs & Things公司）上，松松地连接在一起，允许有一些活动。该训练器是为电外科手术设计的，膨宫液直接注入一个桶中（图18.3）。

在培训会上，相关人员会向受训者介绍该模型训练的目的和目标（方框18.3）。这一版本的马铃薯模型的有效性尚未验证，但来自学员和培训导师的反馈一致证实这个模型用在技能培训上是有效的，近期也有人反馈冷冻和解冻的过程使它显得更真实（Mary Connor，个人沟通）。马铃薯便宜，容易买到，而且模型制作相对容易；因此，它适合用于正规培训课程后的重复练习。

冬南瓜模型

冬南瓜或南瓜是金斯敦等地方的蔬菜，其外形正适合作为子宫模型[42]。它的大小合适，果肉质地与子宫内膜相似，可用作子宫内膜消融术和子宫内膜切除术的练习。此外，里面的种子和果肉也有助于熟悉宫腔镜视野和宫腔镜器械。为了使用单极系统，需纵向切除一小片南瓜，并在此位置贴上回流板电极。将上述制备好的南瓜放置在具有储液盘的大小合适的容器（1L吸罐）中。在南瓜最宽的部分从侧面做一个小洞，移走一些果肉，留出电切镜置入的腔隙。

与马铃薯一样，作为培训工具，这个模型还没有经过正式的有效性验证。但在宫腔镜技能培训中却受到了学员们的热烈欢迎，他们都认为这

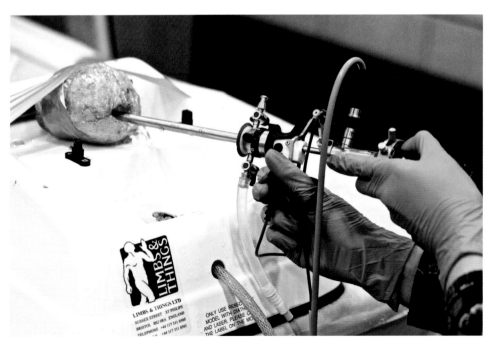

图18.3　宫腔镜训练器（英国布里斯托尔Limbs & Things公司）上安装的马铃薯模型，用于切除训练（经RCOG许可使用）

方框18.3 心脏和马铃薯模型的电切镜训练

目的

通过从马铃薯内部或心脏腔内切除组织，使学员在安全的环境下，从容仔细地学习如何处理和使用电切镜。

目标

在本课程结束时，学员将学会：

1. 组装和拆卸不同类型的电切镜，识别设备的技术故障并加以解决

2. 了解单极和双极设备之间的区别，学会管理膨宫液

3. 通过一个弯曲的管道（12°或30°镜头）进入腔内，其过程类似于经过宫颈管

4. 练习联合切除技术——固定电切环（移动镜圈）和固定镜头（移动电切环），使用滚珠电极进行电凝操作

5. 在模型中做切除操作时控制好电切镜，调节出入水阀

6. 从模型上切下至少4cm长（马铃薯2cm）、厚度均匀（3~4mm）且相连的薄片，前后壁和两侧壁均要练习

7. 用电切环夹住碎片从腔内取出

8. 了解穿孔后造成的问题——膨宫失败

9. 通过调节入水阀门和出水阀门来管理膨宫液和消除腔内的气泡

10. 了解由于宫壁厚度有限而可能存在的"陷阱"（如在子宫角部）

个模型很不错；也优于一次性乳胶模型。笔者认为这个模型虽然有局限性，但它有助于训练手眼协调性以及熟悉宫腔镜设备和可视的内镜系统。

甜椒模型

灯笼椒或甜椒有一个包含种子和隔膜的天然腔隙，可用于机械技能的练习，例如，学习用宫腔镜抓钳将种子取出，或学习用宫腔镜剪刀将隔膜剪开（图18.4）。

猪膀胱模型

数年前，猪膀胱即被认为是一种非常有用的模型[43]，并被一些人视为模拟子宫的"金标准"[44]。除了可以练习切除的操作外，也可以练习膨宫液管理系统，因为它可以相对容易地模拟液体不足引起的空腔塌陷和各种术中困难[45]（图18.5）。

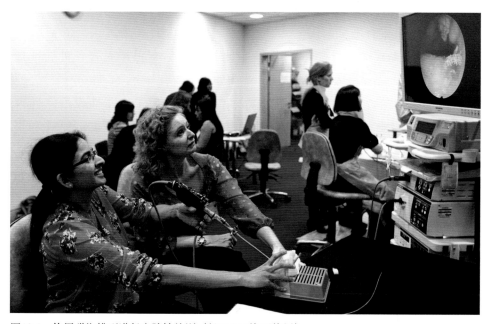

图18.4 使用甜椒模型进行宫腔镜培训（经RCOG许可使用）

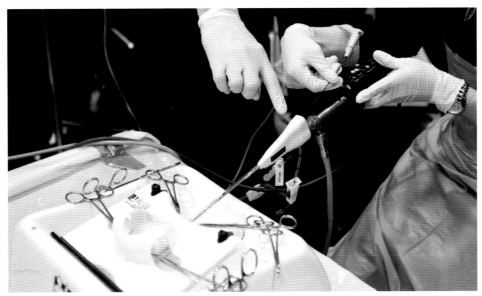

图18.5 包含4个"息肉"的改良猪膀胱安装在宫腔镜训练仪器上（英国布里斯托尔Limbs & Things公司），练习使用Versapoint双极电极切除子宫内膜息肉（强生公司爱惜康）（经RCOG许可使用）

可以使用改良的猪膀胱，即在膀胱内壁上植入4小块肌肉组织；这可以有效模拟子宫内膜息肉，练习使用单极或双极予以切除。当使用双极电装置时，需要用生理盐水作为膨宫液，如果使用单极时，自来水就可以了。

羔羊、猪或者山羊的心脏模型

由Lotte Clevin（L. Clevin，个人沟通）开发的羔羊、猪或山羊心脏模型，要求在购买心脏时仔细观察，以确保它们保留有足够的附着大血管，并且肌壁完整未被切开，这样左右两边都可以用于切除术的练习。通过心房进入心室。心房血管周围的缝线最初是松散的，宫腔镜或电切镜置入后，收紧缝线以减少液体渗漏；主动脉和肺动脉都紧紧缝闭。左心室的内表面有一层肌壁，它的厚度和大小与用GnRHa类药物预处理的萎缩的宫腔相当。将准备好的心脏安全地安装在一个有开口的小塑料盒下，并置于一个大的引流盘上（图18.6a和b）。

和马铃薯模型一样，参加RCOG/ BSGE宫腔镜课程的学员们在培训课程开始时会收到一份关于模型，以及训练目的和目标的介绍（方框18.3）。

在训练结束时，可以打开心脏检查学员的表现，并检查所切下碎片的长度和均匀性（图18.6c）。

通过学员自身的评估可以看出他们在使用电切镜的各个方面都获得了信心，课程前后所完成的客观结构化的技能自我评估问卷（Objective Structured Self-assessment of technical，OSSAT）对此做出了证明。

"现成的"宫腔镜培训装置

市场上有许多可买到的宫腔镜培训装置，比如一个含有正常或有各种病理性异常子宫的模拟骨盆。Limbs & Things公司（英国布里斯托尔）提供了用于诊断性或治疗性宫腔镜训练的培训基地，以及用于机械粉碎和用单极或双极进行电手术的子宫模型。

来自Pro Delphus公司（巴西伯南布哥）的Hystero Eve训练模型可以不固定于培训基地；有多种可搬动的子宫模型可供使用。这一模拟器可用于阴道内镜培训，也可以用于诊断各种子宫内异常病理表现培训。子宫模型可以用剪刀、抓钳和粉碎器进行机械切除练习，也可以用电外科器械进行切除练习。

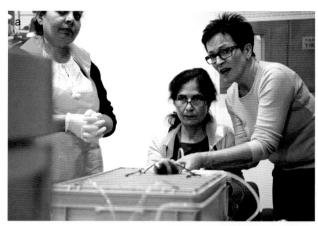
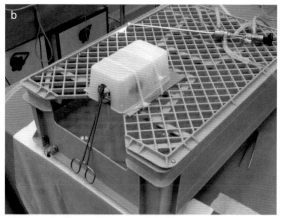
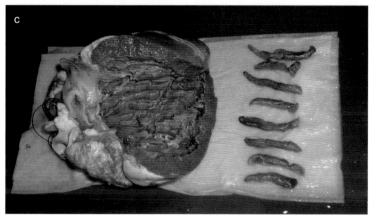

图18.6 羊心模型。a. 在羊心模型上训练；b. 将准备好的心脏放在一个有开口的盒子下，以提供进入通道，并将其牢牢固定在引流盘上；c. 在训练结束时剖开心脏，以评估学员的操作表现（a图经RCOG许可使用，b图和c图经Dr Lotte Clevin许可使用）

18.3 培训项目

18.3.1 英国皇家妇产科医学院宫腔镜培训

在核心培训的第二年（ST2），专攻妇产科专业的英国学员开始宫腔镜培训。学员必须参加一个基础实践技能课程，包括有关宫腔镜安全的讲座和在子宫模型上的操作演练（英国皇家妇产科医师学会基础实践技能小册子）。在观察一定数量的手术后，学员们在导师监督下对患者进行操作；通过获得三项总结性OSATS，可以获得诊断性宫腔镜的资质。学员们期待的宫腔镜下子宫内膜息肉切除术的资质，同样是在第四年结束前获得（ST4）。一旦合格，学员应继续手术操作，并记录所有出现的并发症以及是如何解决这些并发症的[46]。

高级宫腔镜手术的培训可在核心课程的最后两年进行，其中包括良性妇科手术-宫腔镜的高级培训技能模块（advanced training skills module，ATSM）和良性腹部手术-开腹和腹腔镜（benign abdominal surgery-open and laparoscopic，BASOL）的高级培训技能模块。每个ATSM的修订课程在2019年8月更新（图17.5）。在培训结束后，通过考核学员掌握的特殊关键技能和操作水平，评定实践能力（capabilities in practice，CiP），同时培训计划也设定了受训人员在培训结束时应该达到何种水平。此外，还让学员们对培训课程做出适当评估。这些变化反映了英国医疗委员会所要求的一般专业能力[47]。

作为培训计划的一部分，学员将参加一个中高级宫腔镜手术课程，其中提供模拟模型的实践。此外，英国的一些院校为ATSM学员提供使用HystSim模拟器的机会。

18.3.2 ESGE和妇科学会：宫腔镜 心理运动技能培训和评估

欧洲妇科内镜学会（the European Society for Gynaecological Endoscopy，ESGE）与欧洲妇科手术学会合作，制定了腹腔镜和宫腔镜培训方案。妇科内镜手术教育与评估（the Gynaecological Endoscopic Surgical Education and Assessment，GESEA）基于5种能力的表现。顺利完成项目的第一项、第二项和第三项，且表现优异，可以获得"优胜者之星"奖；有3个证书可以反映该阶段的专业水平[48]。所增加的第四和第五项是取得ESGE证书所必需的。第一项包括在线学习和自我评估，第二项包括进行特定的内镜技能练习；第三项是对获得的知识和技能进行评估。第四项涵盖手术实践，第五项是获得由ESGE或欧洲妇产科学院和委员会（European Board and College of Obstetrics and Gynaecology，EBCOG）认证的足够的继续医学教育或专业发展分数。

宫腔镜模块有两个难度级别［宫腔镜技能训练和测试方法（hysteroscopy skills training and testing method，HYSTT）1和2］，侧重于宫腔镜心理运动技能的教学和评估，期望在对患者实行操作之前经过培训就能达到相应的技能水平。

18.3.3 护士和全科医生的宫腔镜 培训

布拉德福德大学为一些护士开设了培训课程，这些护士对于诊断和管理异常子宫出血很感兴趣[49]。虽然有些护士可能会继续深造直到硕士水平，但大多数护士随后会成为高级护理人员。该实践课程的重点是宫腔镜技能培训，但也包括放置避孕和治疗性宫内装置的技能。本课程包括数个短期模块：讲座和实践技能专题讨论会，以及在具有宫腔镜专业资格的妇科医生的监督下进行的基于工作的培训。通常，课程在18个月内完成。这项培训计划在12年前由Sian Jones教授提

出，由Julia Mansini-Murrell博士协助发展，并得到BSGE的支持。最近，针对对妇科特别感兴趣的全科医生开设了类似的课程。

（周 奇 汪 清 翻译 陈丽梅 隋 龙 审校）

参考文献

1. Schreuder HW, Oei G, Maas M, Borleffs JC, Schijven MP. Implementation of simulation in surgical practice: minimally invasive surgery has taken the lead: the Dutch experience. *Med Teach* 2011; 33: 105–15.

2. Scott DJ, Cendan JC, Pugh CM, et al. The changing face of surgical education: simulation as the new paradigm. *J Surg Res* 2008; 147: 189–93.

3. Aggarwal R, Darzi A. Technical-skills training in the 21st century. *N Engl J Med* 2006; 355: 2695–6.

4. Aggarwal R, Ward J, Balasundaram I, et al. Proving the effectiveness of virtual reality simulation for training in laparoscopic surgery. *Ann Surg* 2007; 246: 771–9.

5. Derossis AM, Bothwell J, Sigman HH, Fried GM. The effect of practice on performance in a laparoscopic simulator. *Surg Endosc* 1998; 12: 1117–20.

6. Madan AK, Frantzides CT. Prospective randomized controlled trial oflaparoscopic skills acquisition. *Surg Endosc* 2007; 21: 209–13.

7. Donaldson L. *150 Years of the Annual Report of the Chief Medical Officer*. London: Department of Health; 2008.

8. Department of Health. *A Framework for Technology Enhanced Learning*. London: Department of Health; 2011.

9. Tooke J. *Aspiring to Excellence: Findings and Final Recommendations of the Independent Inquiry into Modernising Medical Careers*. London: Aldridge Press; 2008.

10. Rogers DA, Elstein AS, Bordage G. Improving continuing medical education for surgical techniques: applying the lessons learned in the first decade of minimal access surgery. *Ann Surg* 2001; 233: 159-66.

11. Hiemstra E, Kolkman W, van de Put MAJ, Jansen FW.

Retention of basic laparoscopic skills after a structured training program. *Gynecol Surg* 2009; 6: 229–35.

12. Royal Aeronautical Society Flight Simulation Group. The impact of flight simulation in aerospace. 2009. www.raes-fsg.org.uk (accessed November 2019).

13. Ziv A, Wolpe PR, Small S, Glick S. Simulation-based medical education: an ethical imperative. *Acad Med* 2003; 78: 783–8.

14. Bromley M. Simulation to improve quality: save time, save lives, provide insight. Clinical Human Factors Group; 2011. http://chfg.org/news/editorial/simula tion-to-improve-quality-save-time-save-lives-provide insight (accessed November 2019).

15. Ackerman PL. Individual differences in skill learning: an integration of psychometric and information processing perspectives. *Psycho Bull* 1987; 102: 3–27.

16. Ericsson KA. Deliberate practice and the acquisition and maintenance of expert performance in medicine and related domains. *Acad Med* 2004; 79(10 suppl): S70–81.

17. Keehner M, Tendick F, Meng M, et al. Spatial ability, experience, and skill in laparoscopic surgery. *Am J Surg* 2004; 188: 71–5.

18. Eyal R, Tendick F. Spatial ability and learning the use of an angled laparoscope in a virtual environment. *Stud Health Technol Inform* 2001; 81: 146–52.

19. Rosser JC, Rosser LE, Savalgi RS. Skill acquisition and assessment for laparoscopic surgery. *Arch Surg* 1997; 132: 200–4.

20. Ericsson KA, Prietula MJ, Cokely ET. *The Making of an Expert*. Cambridge, MA: Harvard Business Review; 2007.

21. Gladwell M. *Outliers: The Story of Success*. London: Allen Lan e; 2008.

22. Fraser SA, Feldman LS, Stanbridge D, Fried GM. Characterizing the learning curve for a basic laparoscopic drill. *Surg Endosc* 2005; 19: 1572–8.

23. Oestergaard J, Bjerrum F, Maagaard M, et al. Instructor feedback versus no instructor feedback on performance in a laparoscopic virtual reality simulator: a randomized educational trial. *BMC Med Educ* 2012; 12: 7.

24. Strandbygaard J, Bjerrum F, Maagaard M, et al. Instructor feedback versus no instructor feedback on performance in a laparoscopic virtual reality simulator: a randomized trial. *Ann Surg* 2013; 257: 839–44.

25. Pellen M, Horgan L, Barton JR, Attwood S. Laparoscopic surgical skills assessment: can simulators replace experts? *World J Surg* 2009; 33: 440–7.

26. Stefanidis D, Korndorffer JR, Markley S, Sierra R, Scott DJ. Proficiency maintenance : impact of ongoing simulator training on laparoscopic skill retention. *J Am Coll Surg* 2006; 202: 599–603.

27. Health Education England. *Better Training Better Care: Interim Report*. 2012. www.hee.nhs.uk/our-work/better-training-better-care (accessed November 2019).

28. Bath J, Lawrence PF. Twelve tips for developing and implementing an effective surgical simulation programme. *Med Teach* 2012; 34: 192–7.

29. Kolkman W, Van de Put MAJ, Van den Hout WB, Trimbos JBMZ, Jansen FW. Implementation of the laparoscopic simulator in a gynaecological residency curriculum. *Surg Endosc* 2007; 21: 1363–8.

30. Reznick R, Regehr G, Macrae H, Martin J, McCulloch W. Testing technical skill via an innovative'bench station'examination. *Am J Surg* 1996; 172: 226–30.

31. Molinas CR, Campo R. Defining a structured training program for acquiring basic and advanced laparoscopic psychomotor skills in a simulator. *Gynecol Surg* 2010; 7: 427–35.

32. Gallagher AG, Ritter EM, Satava RM. Fundamental principles of validation and reliability: rigorous science for the assessment of surgical education and training. *Surg Endosc* 2003; 17: 1525–9.

33. Bajka M, Tuchschmid S, Streich M, et al. Evaluation of a new virtual-reality training simulator for hysteroscopy. *Surg Endosc* 2009; 23: 2026–33.

34. Bajka M, Tuchschmid S, Fink D, Szekely G, Harders M. Establishing construct validity of a virtual-reality training simulator for hysteroscopy via a multimetric scoring system. *Surg Endosc* 2010; 24: 79–88.

35. Stefanidis D, Heniford T. The formula for a successful laparoscopic skills curriculum. *Arch Surg* 2009; 144: 77–82.

36. Panel P, Bajka M, Le Tohic A, et al. Hysteroscopic placement of tubal sterilization implants: virtual reality

simulator training. *Surg Endosc* 2012; 26: 1986–96.

37. Rosen DMB. Learning curve for hysteroscopic sterilisation: lessons from the first 80 cases. *Aust N Z J Obstet Gynaecol* 2004; 44: 62–4.

38. Sinha D, Kalathy V, Gupta JK, Clark TJ. The feasibility, success and patient satisfaction associated with outpatient hysteroscopic sterilisation. *BJOG* 2007; 114: 676–83.

39. Janse JA, Veersema S, Broekmans FJ, Schreuder HWR. A virtual reality simulator for hysteroscopic placement of tubal sterilization micro-inserts: the face and construct validity. *Gynecol Surg* 2013; 10: 181–8.

40. Janse JA, Goedegebuure RSA, Veersema S, Broekmans FJ, Schreuder HWR. Hysteroscopic sterilization using a virtual reality simulator: assessment of learning curve. *J Minim Invasive Gynecol* 2013; 20: 775–82.

41. Dunkley MP, Brown LH, Robinson JM, Parkin DE. Initial training model for endometrial ablation. *Gynaecol Endosc* 2001; 10: 355–60.

42. Kingston A, Abbott J, Lenart M, Vancaillie T. Hysteroscopic training: the butternut pumpkin model. *J Am Assoc Gynecol Laparosc* 2004; 11: 256–61.

43. Wolfe WM, Levine RL, Sanfilippo JS, Eggler S. A teaching model for endoscopic surgery: hysteroscopy and pelviscopic surgery . *Fertil Steril* 1988; 50: 662–4.

44. Glazerman LR, Hart SR, Bajka M, Fink D, Bassaly RR. Preliminary experience with virtual reality simulation vs. animal model for hysteroscopic myomectomy training.

Abstract of Open Communication 195: Proceedings of the AAGL. *J Minim Invasive Gynecol* 2009; 16: S52–102.

45. Ng YW, Fong YF. Get'real'with hysteroscopy using the pig bladder: a'uterine'model for hysteroscopy training. *Ann Acad Med Singapore* 2013; 42: 18–23.

46. Royal College of Obstetricians and Gynaecologists. *Core Curriculum for Obstetrics and Gynaecology. Definitive Document* 2019. London: RCOG; 2019. www.rcog.org.uk/globalassets/documents/careers-and-training/curriculum/curriculum2019/core-curriculum-2019-final-gmc-approved.pdf accessed November 2019).

47. Royal College of Obstetricians and Gynaecologists. *Advanced Training in Obstetrics and Gynaecology. Definitive Document* 2019. London: RCOG; 2019. www.rcog.org.uk/globalassets/documents/careers-and-training/curriculum/curriculum2019/advanced-training-definitive-document-2019 .pdf (accessed November 2019).

48. European Academy of Gynaecological Surgery. GESEA pathway. https://europeanacademy.org/certification/gesea-programme/pathway (accessed November 2019).

49. Bradford University. Diagnostic hysteroscopy and therapeutic management course. www.brad ford.ac.uk/courses/pg/diagnostic-hysteroscopy-and-therapeutic management (accessed November 2019).

19 第 19 章
宫腔镜的研究和新进展

Madeleine Macdonald and Mary Connor

19.1 概述

外科手术最重要的原则之一是需要良好的手术视野。而宫腔无法暴露，不能在直视下操作，只能通过手感和经验进行手术，这与外科的上述原则背道而驰。扩张宫颈及刮宫术（dilatation and curettage），简称"D&C"，是妇产科诊断和治疗异常子宫出血和流产的关键性操作。宫腔镜的出现，即宫腔的镜下显像，改变了宫腔手术"盲操作"的局面。随着技术的不断进步，尤其是光学仪器和辅助设备的发展，使得宫腔镜手术越来越受到欢迎。此外，宫腔镜设备的小型化和便携性使许多手术可以在门诊且无须全身麻醉的条件下进行。

与其他医疗技术相比，宫腔镜手术已广受好评，特别是经宫颈子宫内膜切除术、第二代子宫内膜消融术和宫腔镜下子宫内膜息肉切除术。已有随机对照试验（RCT）对这些技术进行评估。然而，关于宫腔镜在诊断异常子宫出血、流产、不孕患者中的作用，宫腔镜在去除子宫腔病灶（例如去除黏膜下肌瘤）、治疗月经过多和生殖相关问题中的作用，以及如何优化患者在门诊宫腔镜手术中的体验等诸多问题亟待解决。

本章就当前宫腔镜在子宫疾病诊断和治疗中的作用的不确定性进行探讨，并提出未来研究的方向。此外，还介绍了宫腔镜手术的最新进展。

19.2 研究和患者体验

19.2.1 宫颈准备

在手术前行宫颈准备对于患者的作用，仍然是许多研究的主题。针对6项临床研究的系统回顾和荟萃分析显示，使用前列腺素可能对绝经后患者有益。有证据表明，前列腺素可降低宫颈扩张超过5mm所需的力度[1]。他们得出的结论是，对于绝经后患者，如果使用直径超过5mm的宫腔镜系统，则在扩张宫颈前可以考虑阴道使用前列腺素。

自2011年这一系统性综述发表以来，出现了一些比较前列腺素与安慰剂或镇痛剂的临床试验，但结果仍存在争议。一项RCT对3组（均混有绝经前和绝经后患者）宫腔镜检查期间的疼痛进行比较：安慰剂与静脉注射酮洛芬、安慰剂与阴道用米索前列醇、静脉注射酮洛芬与阴道用米索前列醇[2]。与安慰剂相比，米索前列醇组（$P=0.04$）和酮洛芬组（$P=0.05$）术中平均VAS疼痛评分明显低于安慰剂组（$P=0.05$）。此外，术后中位VAS评分米索前列醇组明显低于酮洛芬组（$P=0.02$）。因此，作者的结论是，400μg的阴道用米索前列醇可显著减轻宫腔镜检查期间和术后短期内的疼痛。对绝经前患者的一项RCT也证实了阴道用前列腺素的有效性。这是一项双盲RCT，将宫腔镜术前3小时阴道用200μg米索前列醇与安慰剂进行比较[3]。结果显示米索前列醇组更能耐受宫腔镜手术。在进入宫颈管的容易度（通过五分法的李克特量表进行评估）方面米索前列醇组（3.47 ± 1.05）也优于安慰剂组（2.93 ± 1.02）；$P=0.002$。自宫颈外口到进入宫腔这一过程，米索前列醇组（1.95 ± 0.47）比安慰剂组（2.48 ± 0.56）所用的时间（分钟）短；$P<0.001$。在患者接受度方面（同样采用五分法的李克特量表进行评估），米索前列醇组

（2.87±0.96）高于安慰剂组（2.51±0.89）；P=0.019。米索前列醇组（3.26±1.56）比安慰剂组（4.87±1.79）的疼痛评分（VAS评分）低；P<0.001。

与上述试验不同的是，另一项双盲RCT，对没有宫颈狭窄史的无生育史的患者进行对比，将200μg米索前列醇经阴道给药，100mg双氯芬酸钠经直肠给药（"米索前列醇"经阴道给药，安慰剂"NSAID"经直肠给药）。在疼痛评分、患者可耐受性、迷走神经反应、手术时间或术后镇痛需求[4]方面均无显著差异。

不同的结果可能与患者队列、手术技术和仪器设备方面的差异有关。2015年的一项系统性综述指出，有中等质量的证据表明，在宫腔镜手术前使用米索前列醇促宫颈成熟比不用[5]更有效。然而，尽管米索前列醇的使用与术中并发症（如撕裂和假道）减少相关，但也存在副作用，包括术前疼痛和阴道出血。如果要使用米索前列醇，有证据表明应在手术前3~4小时使用。事实上，无论是药物还是机械扩张子宫颈都需要一定的时间。为了迎合现代宫腔镜的特点，减少住院的需求，未来的发展将着重于更快的疗效。目前没有明确的是否需要宫颈准备的标准，宫颈准备可能只适用于特定情况下的术前准备，如高危患者或已知宫颈狭窄，或宫颈扩张预计超出56mm（例如置入某些类型的消融设备或直径较大的镜体）。

19.2.2 局部麻醉

一项针对15项临床试验的系统回顾和荟萃分析[6]，观察了宫腔镜检查期间局部麻醉对疼痛控制的影响。结果表明，在门诊宫腔镜手术中，宫颈内和宫颈旁注射局部麻醉药可显著减轻疼痛［标准均数差（SMD）-0.36，95% CI -0.61~-0.10；SMD -1.28，95% CI -2.22~-0.35］，而应用于宫颈管和局部则没有效果。使用局部麻醉药对血管迷走神经兴奋的发生率没有显著的影响。

除了使用局部麻醉药来减轻宫腔镜检查的不适感外，直径小的宫腔镜也可以减少因刺激而引起的疼痛，因为宫颈的拉伸程度减小，由此使创伤最小化。此外，宫腔镜的小型化促进了阴道内镜的使用，这样就避免了阴道扩张器所带来的不适，以及用宫颈钳钳夹宫颈时带来的疼痛。这些改进措施可能会影响对局部麻醉效果的评估，因为注射局部麻醉药本身的过程可能就存在不适。事实上，系统性定量分析包含的一项研究指出，与传统方法相比，采用阴道内镜时使用局部麻醉并未获益[6]。

宫颈麻醉不能解决宫腔上1/3产生的疼痛，因为该处神经是由胸神经支配，胸神经主要来源于上腹下神经丛T8~T10和L1根的交感神经[7,8]。由此，学者们开始研究宫腔镜下定向局部麻醉以使患者更加耐受宫腔镜手术，比如子宫内膜消融术等。使用5Fr膀胱镜针（美国印第安纳州库克医疗）或特别设计的针（爱尔兰艾得曼翼针），通过持续灌流的宫腔镜操作孔道，可以将局部麻醉药注射到子宫底部，针对这些神经，形成宫腔内子宫角阻滞（intrauterine cornual block，ICOB）[7]。到目前为止，一个小规模的RCT比较了应用宫腔镜下局部麻醉ICOB联合直接宫颈阻滞与安慰剂对门诊子宫内膜消融[9]期间镇痛的疗效。100mm的VAS评分在手术过程中ICOB组显著降低14.4mm（95% CI 2.65~0.21），但术后疼痛、镇痛需求及住院时间无差异。不过仍需要对特定的门诊宫腔镜手术和技术进行更大规模的、多中心的RCT来验证。此类研究还应比较ICOB单独使用和与其他类型的宫颈麻醉和镇痛药物联合使用的效果，探寻其临床意义。

19.2.3 膀胱充盈

有许多替代方案可以减少患者的不适。最近的一项RCT，评估了膀胱充盈引起"被动子宫检查"对患者耐受度和进入宫颈管容易度[10]的影响。干预组患者在手术前喝500ml水，不排空膀脱。对照组患者则在手术前排空膀胱。在手术前通过超声检查膀胱的充盈状态。研究显示，在门诊宫腔镜检查时膀胱充盈可明显减少疼痛，手术速度更快且更容易进入宫颈管。然而，在诊断性宫腔镜检查时没有差异。此项干预的适用性受到质疑，因为在繁忙的诊所引入膀胱充盈的条件可能会延误预约、影响效率。

19.2.4 阴道内镜检查

阴道内镜检查，也称为"非接触技术"，指的是将宫腔镜置入宫腔，而不需要阴道窥器或钳夹宫颈的器械。一项系统性的回顾分析（包括6个小规模的RCT）比较了传统的宫腔镜（使用窥阴器和宫颈钳）和阴道内镜[11]。两种技术在手术失败率上无显著差异（OR 1.28；95% CI 0.74~2.24），但阴道内镜与较低的疼痛评分显著相关（SMD −0.44；95% CI −0.65~−0.22）。尽管有数据支持，但阴道内镜检查的使用率仍然很低，因为感染、并发症、可行性和培训等相关因素并没有被关注和研究。

最近的一项大型RCT通过评估阴道内镜或标准宫腔镜（使用窥器暴露、消毒和调整宫颈位置）这两种技术的哪一种在门诊检查中更成功，解决了这些不确定性。当宫腔镜检查顺利完成，无并发症，患者对于疼痛可耐受，以及术后2周内无泌尿生殖道感染症状，即为成功。该试验纳入1597名接受门诊宫腔镜检查的患者。阴道内镜检查的成功率明显高于标准宫腔镜检查（OR 1.49；95% CI 1.10~2.03）。阴道内镜检查的操作明显加快了1分钟，疼痛也更轻［根据100mm的VAS评分（平均疼痛评分42.7 vs 46.4；P=0.02）］。在可接受度上没有差异；只有2%的患者不能接受宫腔镜检查。5名接受阴道内镜检查的患者和19名接受标准宫腔镜检查的患者发生了手术并发症，主要是自限性的迷走神经反应（OR 0.22；95% CI 0.08~0.59）。术后下生殖道感染发生率相似，分别有27名（3%）接受阴道内镜检查的患

者和31名（4%）接受标准宫腔镜检查的患者发生感染。在手术失败率方面，两组间没有显著差异，40/800例（5%）阴道内镜检查失败，59/843例（7%）标准宫腔镜检查失败（OR 0.66；95% CI 0.44~1.00）。作者的结论是，鉴于其更快的速度、更少的疼痛和更高的成功率，对于门诊宫腔镜可考虑选择阴道内镜技术。

19.2.5 宫腔镜下子宫内膜活检

总体来讲子宫内膜活检会引起疼痛不适，但这个操作相对简单、经济。阴道内镜也已经成为最常用的活检工具。将宫腔镜置入宫腔后，将镜头从诊断鞘孔抽出，再将H型子宫内膜吸取器通过鞘孔置入宫腔，再按常规方式进行活检。一项RCT对比了H型子宫内膜吸取器和标准的子宫内膜吸取器，发现H型子宫内膜吸取器对于子宫内膜取样速度明显加快（中位时间：H型为39秒，而标准的为102秒；P<0.001），疼痛减轻（中位VAS评分：H型为1分，标准的为5分；P=0.01）[13]。然而，越来越多的证据表明，由于包含异常子宫内膜的局灶性病变容易被遗漏[14-15]，所以子宫内膜活检诊断绝经后患者子宫内膜增生和癌症的准确性被高估了。因此，新的指南建议要在宫腔镜直视下[16]进行全面的活检。当病灶位置明确时，可以使用宫腔镜活检钳或组织切除系统进行宫腔镜定位活检[17]。

19.2.6 患者的条件

最近的大量研究[12]表明，98%的患者可以接受门诊宫腔镜检查。然而，这么高的接受度可能与手术时间短有关（中位时间少于3分钟），因为30%的患者疼痛评分超过7/10，10%超过9/10。因此，除了考虑如何减轻疼痛和增加患者舒适度以外，人们还希望能够预测面临严重疼痛或无法接受治疗的风险，以便她们能做出更好的选择。一项前瞻性研究发现，医生的经验是减少

难以忍受的围手术期和术后疼痛发生概率的最具预测性的因素[18]。有严重痛经的患者术后发生痉挛痛的风险更大，而在手术过程中则无此风险。另一项研究发现，在门诊宫腔镜检查中，未生育、存在宫颈病变和手术时间超过2分钟与严重或难以忍受的疼痛有关[19]。需要更多的研究来验证这些发现，并且在设计试验时应让公众和患者参与，以确保充分评估所有潜在的预后因素和相关结果。

19.2.7 环境

患者进行门诊宫腔镜检查时可能伴有明显的焦虑和疼痛。两项RCT评估了在手术过程中音乐对患者反应和体验的影响。意大利的一项研究发现，音乐是一种有效的辅助方法，可以控制焦虑，降低术中血压、心率以及减轻疼痛感。然而，在另一项RCT研究中，并未发现音乐对患者的疼痛感、焦虑感或满足感带来有益的影响[20,21]。未来的研究可能需要对改善患者体验的多模式方法进行评估，其中可能包括选择听音乐，而且还需要更多的定性研究。

门诊宫腔镜手术是一种私密而有创的手术，患者的感受在很大程度上取决于非医学因素；即诊所情况（如患者信息、人员配备）和环境（如候诊区、更衣区、就诊区、术后观察室）。一项研究发现，减少等待时间与减轻门诊宫腔镜检查疼痛有关[22]。另一项随机研究评估了在宫腔镜检查期间患者看屏幕的体验。研究发现，看屏幕对患者没有帮助，反而可能因为干扰了患者和医生的互动而造成不良影响[23]。需要运用定性的方法，采取更多的措施来营造最佳的就诊环境和满足患者需求。

19.2.8 抗生素

最近完成的一项双盲、随机、安慰剂对照试验评估了门诊宫腔镜检查过程中抗生素使用的情况[24]。共有1046名接受宫腔镜检查的患者接受了1g头孢唑林或10ml等渗氯化钠溶液肌内注射。两组之间的术后感染率没有显著差异，这与早期评估诊断性宫腔镜的RCT结果一致[25]。这些结果为宫腔镜手术不常规使用抗生素的现行做法提供了依据。然而，根据感染的定义和监测方法，术后感染病例可能被低估。最近的大量研究表明，术后2周的生殖道感染率可能高达4%，所以应仔细询问患者是否有尿路感染和子宫内膜炎的症状和体征[12]。

鉴于治疗性宫腔镜和子宫内膜消融术在门诊和住院的应用逐渐增多，且有关抗生素使用的证据缺乏[26]，因此很有必要开展RCT来评估预防性抗生素使用对感染并发症的影响。

19.3 技术和设备的新进展

19.3.1 小型一体化手持式系统

宫腔镜系统的最新发展集中在内镜的小型化和提高图像质量上，包括通过更好的光学镜头采集数据和引入高清晰度（HD）相机，提供高分辨率图像和出色的色彩还原。由于能够通过USB端口或SD卡插槽下载数据，采用图像和视频记录手术过程已经变得很常见。当前的研发重点是如何让宫腔镜更加简易，特别是在便携性和可移动性方面的改进，以适应现有阶段的宫腔镜模式向门诊宫腔镜转变的需求。

EndoSee®设备（美国康涅狄格州特朗布尔库伯医疗）进一步将一个小的、3.5英寸触摸屏液晶显示器，与视频和电子控件及可充电电池（称为HandTower™，图19.1a）整合在一起以提高便携性。这种宫腔镜目前只能用于诊断，是直径为15Fr（4.5mm）、长度为287mm的一次性半刚性弯曲套管。镜头、相机和LED光源位于尖端，并包含数字处理芯片和金属氧化物半导体（CMOS）传感器，就如移动电话和网络相机中使用的那样。其他技术也在研发中，着眼于与移

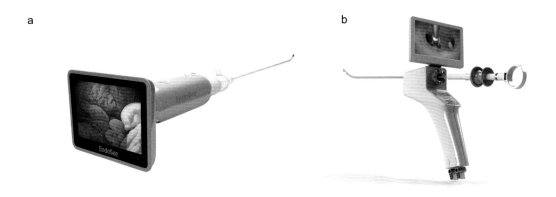

图19.1 a. EndoSee®设备（美国康涅狄格州特朗布尔库伯医疗）；b. LiNA OperåScope™（丹麦格洛斯楚普LiNA Medical ApS公司）

动电话的兼容性，以及制造成本低廉，全部为一次性使用的一体机。

微型宫腔镜和屏幕组合的最新产品是LiNA OperåScope™"（丹麦格洛斯楚普LiNA Medical ApS公司），由电池供电，一次性使用（图19.1b）。它可用于诊断和小型的宫腔镜手术，并在手柄的底部有流入和流出孔道，以维持持续灌注。其4.2mm套管包含微型摄像机和远端LED光源。宫内部分的鞘管是预先弯曲的，并通过液晶面板下的旋转旋钮来调节。在旋钮的中心是1.86mm操作孔道的入口，可用于最小长度为310mm的5Fr器械。还有一根HDMI线，可以连接到手柄的基座上，并通过USB接口连接到外部监视器或特定的录制系统（OperåScope™"录制模块"），用于传输静态或视频图像。电池寿命为60分钟。

19.3.2 手动组织去除系统

新型的手动装置已经出现，它不需要电发生器，而是通过对一个集成手控泵反复挤压和释放来旋转叶片。这样可减少对额外设备的需求，当发现小灶性的子宫内膜病变（如息肉）时，"即查即诊"就容易多了。

Resectr™（美国马萨诸塞州马尔伯勒市波士顿科学院）有两种大小（图19.2）。小号的版本是5Fr，可与多种含有一个操作孔的诊断性宫腔镜兼容。体积小是因为有一根螺旋的金属丝将粉

碎组织沿着装置的传动轴向下挤压。适用于在诊所、医院或门诊去除子宫内膜息肉。仍然需要一个简易的真空泵，但它增加了使用相对较小的宫腔镜在一次宫腔镜门诊就诊过程中成功切除息肉的机会。这种装置的特殊优点是，在不知道是否存在宫内病变的情况下，可以采用最小的鞘（小于或等于4mm）进行诊断以带来最轻的不适感。然后，如果观察到息肉之类的问题，无须更换宫腔镜，只需要将鞘改为直径更宽（小于或等于5.5mm）并带有操作孔道的鞘，即可完成诊疗过程。

较大直径的9Fr更坚固，可以去除密度较大的组织，但需要规格更大的宫腔镜，在尺寸上类似于目前使用的电控粉碎设备（大于或等于5mm）。

MyoSure®手动设备适合定制的宫腔镜，也是手控的（美国马萨诸塞州马尔伯勒市豪洛捷公司）。但是，不需要单独的真空泵，因为手动操作可以产生足够的吸力，将组织吸入组织收集器中（图19.3）。当宫内意外发现病变时，这种装置特别有用，因为不需要再添加其他的设备，可以直接实施"即查即诊"的一体化方案。

19.3.3 组织去除系统的其他发展

组织去除设备也在不断地发展，小直径的宫腔镜尤其受欢迎。小镜头也在发生改变，一些变得更小，而另一些变得更大，但光学性能变得更好。

a

b

c

d

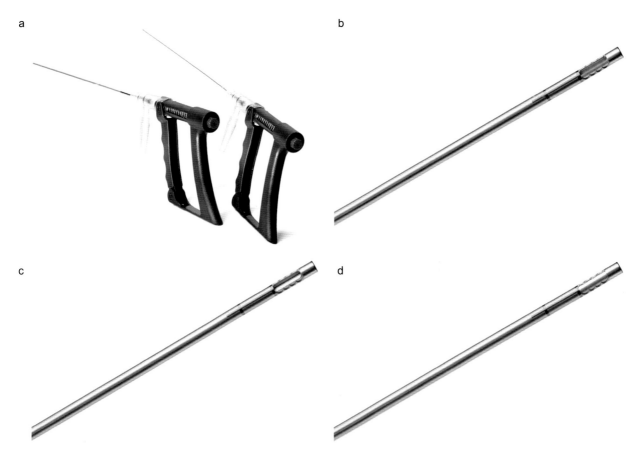

图19.2 a. Resectr™（美国马萨诸塞州马尔伯勒市波士顿科学院），显示5Fr和9Fr装置；b. 设备顶端打开；c. 半关闭状态；d. 关闭状态

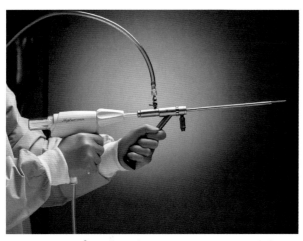

图19.3 MyoSure®手控装置（美国马萨诸塞州马尔伯勒市豪洛捷公司）。连接着MyoSure宫腔镜的装置，透明的组织收集器连接在末端

　　Medtronic公司推出了一款柱状镜体宫腔镜，TruClear™ Elite Mini（美国明尼苏达州明尼阿波利斯美敦力），它能改善图像效果，但使最小宫腔镜的直径增加到6mm（图19.4）。它与TruClear™5C（205mm工作长度）具有相同的

长度和倾斜的尖端，并使用相同的组织去除设备（TruClear™Soft Tissue Shaver Mini and Dense Tissue Shaver Mini）。另一个改进的地方是在宫腔镜的末端放置一个一次性密封圈，减少了使用期间的液体漏出。需要特别注意的是，原来较大的ULTRA Plus™和INCISOR™ Plus设备都进行了改进，显著缩小了外径（更名为TruClear™ Soft Tissue Shaver Plus and Dense Tissue Shaver Plus）。TruClear™ Elite Plus的直径为7.25mm，取代了较大的、外鞘达到9mm的TC8宫腔镜。

　　MyoSure™系统的一项最新创新是2018年12月推出的MyoSure™系统的"三合一"Omni™宫腔镜（美国马萨诸塞州马尔伯勒市豪洛捷公司）（图19.5）。这个系统比MyoSure™系统更长、更窄，长度为200mm，但仍然包含一个柱状镜体宫腔镜，因此可以提供非常清晰的图像，并像以前一样有一个偏置目镜。它可以与3种新鞘中的任何一种一起使用。最小的直径为3.7mm，适用于诊

a   b

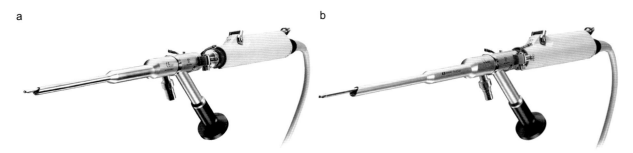

图19.4 TruClear™ Elite。柱状镜体宫腔镜引入TruClear宫腔镜设备中，可提供更清晰的图像，有两种尺寸。a. Elite Mini，有较小的6mm直径的外鞘；b. Elite Plus，直径为7.25mm，取代了更宽的TC8宫腔镜（版权所有，经美敦力公司许可使用）

断性宫腔镜。另外两个手术鞘直径分别为5.5mm和6mm。较小的操作镜可以适应MyoSure™手控装置、LITE和REACH设备；也可以用于更大的6mm Omni™镜体，以及MyoSure™XL设备。

SYMPHION™系统（美国马萨诸塞州纳蒂克波士顿科学院）目前只在美国使用。然而，它

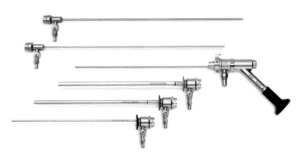

图19.5 MyoSure Omni（美国马萨诸塞州马尔伯勒市豪洛捷公司）这套宫腔镜包括一个带有3.7mm诊断鞘的细小的柱状镜体宫腔镜。这个诊断鞘可以根据术中需求将直径更换到5.5mm或6mm

是一种新型的组织处理系统，与双极射频能量结合使用可以切除子宫内膜息肉或黏膜下肌瘤（图19.6）。可重复使用的宫腔镜直径为6.35mm，一次性的组织去除装置直径为3.6mm。其他特点包括膨宫液的再循环利用；切下来的组织保存在一个小的容器内，这样限制了所需的液体总量，从而降低了液体超负荷的风险。

19.3.4 电切镜

宫腔镜电切镜应用广泛，可以切除肌瘤、息肉和子宫内膜，也可以切除陈旧性胎盘残留物。由于安全性较高，双极系统已经很大程度上取

代了单极系统。目前已开发出直径较小的电切镜（5.3mm）（图19.7），有限的数据显示了它们在门诊治疗息肉和小的黏膜下肌瘤的效用，可降低传统的直径较大的宫腔镜因必须扩张宫颈管而造成创伤的可能性[27,28]。

然而，随着组织去除系统（tissue removal systems，TRS）的引入，电外科切除系统的长远前景是不确定的。因为TRS避免了电流和热能带来的并发症的风险，并且操作容易掌握。但仍需要进行缜密设计的临床试验，以比较电切除技术和TRS技术的有效性和安全性，以便将最佳技术应用于正确的患者。

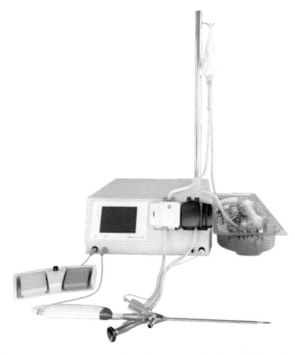

图19.6 SYMPHION™系统（美国马萨诸塞州纳蒂克波士顿科学院）。该系统结合双极射频能量可以切除子宫内膜息肉或黏膜下肌瘤，并可用抽吸法将组织从宫腔中吸出

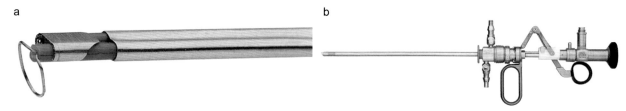

图19.7　a. 微型双极切割环，用于新型5.3mm（15Fr）电切镜；b. 细小的电切镜避免了与宫颈扩张有关的风险，可用于门诊进行子宫内膜息肉和小的黏膜下肌瘤切除术（德国©KARL STORZ-内镜）

19.3.5　子宫内膜消融

很少有外科手术技术的评估像子宫内膜消融术这样严格。第一代技术已经被第二代所取代，后者更容易学习，并发症也更少。有效并广泛使用的技术，如Microsulis MEA（微波）和Thermachoice™已经被Novasure™双极射频消融术和甘油填充热球（如Thermablate™）消融术所替代。这些变化是基于一些临床研究数据的支持，例如两项RCT比较了最近常用的两种第二代技术：Thermachoice™和Novasure™。一项研究是在住院部，另一项研究是在门诊进行的，两者都显示Novasure™提高了6~12个月的短期闭经率[29-30]。然而，5年和10年的长期随访显示，在闭经、患者满意度、进一步干预或生活质量方面没有显著差异[31-32]。事实上，不同于闭经率，第二代技术对于生活质量的影响没有差异。由于在易用性和临床预后方面缺乏改进，出于商业上的考虑，某些产品已从市场上撤出。

无论出于何种因素导致这些改变，子宫内膜消融术一直在不断地发展。月经过多很常见，"第三代"消融装置的新技术正在开发中，为产生和传导热量以破坏子宫内膜提供可替代方法。随着宫腔镜技术的不断革新，医疗技术的发展正朝着门诊、诊所的方向发展。因此，微型、快速、简单、独立、便携、一次性使用、内置安全机制可检测子宫穿孔的系统正在盛行起来。

Librata™子宫内膜消融系统

热水填充的热球，如Thermachoice和Cavaterm plus™（瑞士维尔纳医疗公司），因温度受限于

100℃以下，已被可达150℃以上的甘油填充的热球所取代，从而缩短手术时间。第一个开发出来的Thermablate子宫内膜消融系统（EAS）™（爱尔兰和加拿大艾得曼有限公司）于2005年被引进，治疗时间2分8秒[33]。Librata™（丹麦格洛斯楚普LiNA Medical公司）是一种一次性的、手持的、电池供电的甘油热球系统，不需要任何发动机；一旦包装打开，电池即连接（图19.8）。导管的外径只有5mm，比许多其他子宫内膜消融装置更细。整个设备是一次性的，包括含有设备软件的手持控制单元。

治疗前，在手持部件内的隔热室中加热甘油6分钟。确定宫腔深度（从子宫颈到宫底）后，将导管插入宫腔，并用加热好的溶液使硅胶球囊膨胀。球囊内部的压力保持在160~187mmHg。在整个2分钟的处理周期中，通过将甘油循环至加热装置中来保持温度，然后再返回球囊，共计4次。与其他的消融技术相比，如Thermablate EAS™和NovaSure™，Librata™治疗时间只有2分钟多一点。

在子宫切除术前使用Librata的15名患者的初步安全数据表明，该治疗方式可以安全使用，在30天内没有并发症，没有不良事件。子宫切除标本的分析显示，平均消融深度为（5.0±1.00）mm，平均子宫肌层的消融深度为（2.0±1.0）mm。无肌层穿孔，无浆膜表面损伤[34]。这项技术正在等待FDA的批准。

Minerva子宫内膜消融系统

Minerva EAS™（美国加利福尼亚州红木城MinervaSurgical公司）外观上类似于NovaSure™装

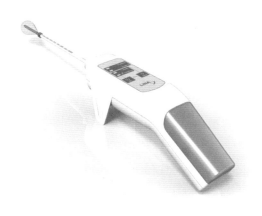

图19.8 Librata™子宫内膜消融系统（丹麦格洛斯楚普LiNA Medical公司）。手柄内的电池可以激活球囊式子宫内膜消融器

置，阵列电极贴合进入宫腔，使用双极能量。然而，实际原理是利用电离的氩气粒子与紧挨着宫腔的硅胶气囊膜碰撞产生的热量来破坏子宫内膜。内含由双极电流电离氩气的密封硅胶气囊，贴覆宫腔（图19.9）。该系统包含一个类似于NovaSure™的子宫完整性监测装置，治疗时间很短，只有2分钟。经过热球膜到组织的直接热传导、加热液体的消融作用（电离氩气变成等离子）和电流通过子宫内膜的电阻产生的热量等综合作用，可使宫腔消融更彻底。

2015年获得FDA批准，这是第一个使用新的FDA客观性能标准控制的装置[35]。该研究和随后的随机研究将其与滚球消融进行比较，结果显示该方法是有效的、安全的，且手术时间短[36]。

AEGEA蒸汽系统™

该系统通过一个6mm的探头将低压热水蒸汽输入宫腔，这样异形宫腔就可以得到治疗。

AEGEA蒸汽系统™（美国加利福尼亚州红木城Aegea Medical公司）子宫内膜消融装置采用了另一种新的机制——通过放置在子宫腔内的6mm探头释放低压热水蒸汽。这可用来治疗异形宫腔，因为一旦蒸汽直接释放到腔内，它的作用就不受形状的限制。真正治疗的持续时间很短，只有120秒，总时间为4分钟。

初期的临床研究支持它的应用，可有效地减少月经量和改善生活质量[37]。2017年获得FDA批准。

Cerene™冷冻消融设备

第一个使用冷冻技术（在宫腔内形成一个"冰崖"）而不是加热技术来破坏子宫内膜的系统是HER Option®，它包括一个控制台、一个可

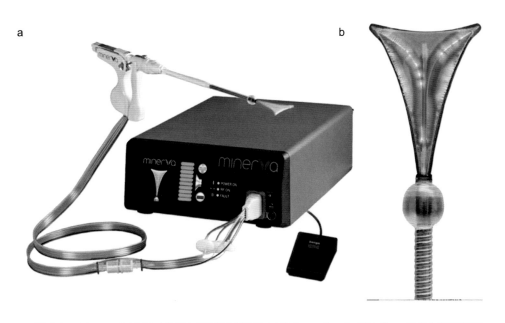

图19.9 Minerva EAS™（美国加利福尼亚州红木城MinervaSurgical公司）。子宫内膜消融装置使用内含电离氩气的硅胶热球（a）加热子宫内膜（b）

重复使用的低温探头（美国康涅狄格州特朗布尔库伯医疗）和一个一次性的5.8mm外鞘。最近开发的Cerene™冷冻治疗系统（美国旧金山Channel Medsystems®）是另一种完全手持的设备。它通过探针将氧化亚氮释放到与宫腔接触的子宫内膜中，持续150秒，产生低温效应，从而使邻近的子宫内膜冻结。该装置包括一个5.9mm的探头，探头连接在手持控制系统上（图19.10）。探头通过扩张的宫颈管到达子宫底部。当外鞘被拔出时，暴露出子宫内膜，用过滤过的空气填充子宫内膜，直到它接触到整个宫腔；可以通过超声检查子宫内膜位置。氧化亚氮储存在手柄内的圆筒中，在规定的时间内被释放到子宫内膜中，然后取出探针。该设备通过软件计算，可限制宫内压力，并可以检测探针是否造成子宫穿孔。

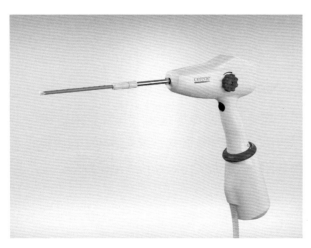

图19.10　Cerene™系统（美国旧金山Channel MedSystems®）。这种装置通过冷冻使子宫内膜消融。低温效应是由放置在宫腔内的细小探针释放的氧化亚氮气体产生的，从而达到治疗目的

初期的临床数据显示，因其治疗时间短，适合在门诊进行操作[38]。该项技术已经获得在欧洲使用的CE标志，但还没有得到FDA的批准。

对于所有这些新的和正在研发中的子宫内膜消融技术，仍需将它们进行直接比较，以指导临床实践。这种评价应包括与患者有关的关键成果。限于以减少出血为唯一目的的设计欠全面考虑；安全性和生活质量需要被重视，也要关注发

生"消融后综合征"的可能性。与此同时，侵袭性越强的技术导致闭经的发生率越高，这可能会使少数患者出现术后慢性、周期性的疼痛。应该进行试验，寻求减少术后疼痛的策略，如同时使用激素治疗（如释放孕酮的宫内装置）。随着门诊手术的增加，需要临床试验评估特殊患者的治疗效果，并实施个体化服务以更好地了解患者的感受。通过评估选择最有效的镇痛和局部麻醉/镇静方案，以制订优化患者体验的治疗方案。

19.3.6　宫腔镜绝育术的前景

与腹腔镜绝育术相比，宫腔镜绝育术有几个优点，其中包括便利性，因为它是一种门诊手术，而且安全，避免了因腹部穿刺和全身麻醉引起的并发症。迄今为止，最常用的技术是Essure®永久控制系统（德国拜耳公司）。然而，尽管该手术是安全有效的，但也增加了近10倍的手术失败率，即需要再次手术来弥补之前手术的失败、移除位置不理想的微型置入物和治疗盆腔疼痛[39]。尽管如此，只有大约2%的患者需要这种再干预，相比腹腔镜手术而言，更大的便利性和更少的并发症可以抵消这一缺点。人们对设备中使用的聚对苯二甲酸乙二醇酯（PET）纤维表示了一些担忧。虽然少数女性放置Essure®产品后出现了一系列非典型症状，但这些症状与Essure®设备之间的因果关系并没有被验证。作为该产品的所有者，拜耳公司在2017年因商业原因撤回了该产品。当时，Essure®的主要竞争对手是Adiana®（美国马萨诸塞州新贝德福德市豪洛捷公司）宫腔镜绝育系统，该系统整合了射频能量的应用和硅胶支架的放置。然而，2012年，为了解决专利侵权指控，它也被迫撤离市场。

还有一个相关的宫腔镜绝育系统——Ovalastic™（荷兰奈梅亨Urogyn BV公司；前身为Ovabloc™），它将液态硅胶混合物注入输卵管口，5分钟内固化为橡胶塞。最初，Ovabloc™系统在荷兰以外的国家并没有被广泛采用，主要是

因为操作过程比较复杂、耗时；此外，高失败率和自行脱落也有报道[40]。它于2009年撤出市场。2012年，新版的Ovalastic™（荷兰奈梅亨Urogyn BV公司）获得了CE批准。升级后的操作系统是否更省时、更可靠、更安全，仍需进一步研究。

因此，宫腔镜绝育术的未来前景似乎并不像刚开始时那么乐观。不过，另一种装置AltaSeal目前正在研发中，在第13章中有详细讨论。

未来进行绝育手术，可能并不需要一直在宫腔镜直视下操作。一项多中心、前瞻性的研究，针对有绝育需求的患者使用FemBloc®永久避孕系统，它包括一个非直视的宫腔放置系统，当放置完成时，它会释放一种可降解的生物聚合物来阻塞输卵管（针对永久性避孕患者的双侧输卵管闭塞试验——clinicaltrials.gov /ct2/show/NCT03067272）。使用FemChec®输卵管阻塞装置3个月后进行超声子宫输卵管影像检查以确认是否成功。

需要对女性非切口永久性避孕技术进行研究，以评估其安全性和长期有效性，这可能会被上述的新兴技术所推动。技术应该侧重于简单易操作，从而使基于社区的避孕干预具有可行性，并能够立即产生避孕效果。

19.4 小结

随着技术的不断进步，诊断性宫腔镜将越来越多地在门诊完成。无论是传统的住院还是现代的门诊宫腔镜模式，都在逐渐拓展手术干预的可行性和手术种类。一些有关诊断性和治疗性宫腔镜的RCT有助于建立循证基础并指导实践。但是，仍需要更多高质量的研究和强有力的数据以满足该领域技术迅速发展的需求（方框19.1）。严格的医疗技术评估可以从安全性、以患者为核心的预后、患者选择权以及资源有效分配等角度出发，使临床管理更具合理性。

方框19.1 宫腔镜手术未来研究的潜在领域

患者对门诊干预的体验
- 研究结果应包括疼痛评分、可接受性、个性化服务

异常子宫出血的诊断
- 与影像学和经验性治疗相比，在月经过多和绝经后出血检查中的作用
- 研究结果应包括诊断准确性、症状缓解情况和生活质量、卫生经济学

宫腔内病变的治疗(肌瘤/息肉)
- 与未治疗的相比；宫腔镜技术的种类；可替代的内科和外科治疗；治疗模式和方案
- 研究结果应包括症状缓解情况和生活质量、卫生经济学

生殖问题
- 先天性（子宫纵隔、发育不全）和后天性（肌瘤、息肉、粘连、陈旧性胎盘残留物）宫内病变的治疗
- 与未治疗相比；宫腔镜技术的种类；可替代的内科和外科治疗
- 研究结果应包括生育、流产、早产、妊娠结局、宫腔粘连形成、卫生经济学

特殊的宫腔镜技术
- 器械设备（包括宫腔镜下组织去除系统、子宫内膜消融设备、绝育系统）的评估
- 卫生技术评估
- 研究结果应包括安全性、可行性、有效性和成本效益

（周 奇 肖凤仪 翻译 陈丽梅 隋 龙 审校）

参考文献

1. Cooper NAM, Smith P, Khan KS, Clark TJ. Does cervical preparation before outpatient hysteroscopy reduce women's pain experience? A systematic review. *BJOG* 2011; 118: 1292–301.

2. Issat T, Beta J, Nowicka MA, Maciejewski T, Jakimiuk AJ. A randomized, single blind, placebo-controlled trial for the pain reduction during the outpatient

hysteroscopy after ketoprofen or intravaginal misoprostol. *J Minim Invasive Gynecol* 2014; 21: 921–7.

3. El-Mazny A, Abou-Salem N. A double-blind randomized controlled trial of vaginal misoprostol for cervical priming before outpatient hysteroscopy. *Fertil Steril* 2011; 96: 962–5.

4. Hassa H, Aydin Y, Oge T, Cicek K. Effectiveness of vaginal misoprostol and rectal nonsteroidal antiinflammatory drug in vaginoscopic diagnostic outpatient hysteroscopy in primarily infertile women: double-blind, randomized, controlled trial. *J Minim Invasive Gynecol* 2013; 20: 880–5.

5. Al-Fozan H, Firwana B, Al Kadri H, Hassan S, Tulandi T. Preoperative ripening of the cervix before operative hysteroscopy. *Cochrane Database Syst Rev* 2015; (4): CD005998.

6. Cooper NAM, Khan KS, Clark TJ. Local anaesthesia for pain control during outpatient hysteroscopy: systematic review and meta-analysis. *BMJ* 2010; 340: c1130.

7. Kumar V, Gupta JK. Hysteroscopic local anaesthetic intrauterine cornual 'focal local' block before endometrial ablation with direct cervical block in an outpatient setting: a feasibility study. *Eur J Obstet Gynecol Reprod Biol* 2013; 170: 222–4.

8. Skensved H. Combining paracervical block with a complete fundal block significantly reduces patients' perception of pain during radio-frequency endometrial ablation in an office setting. *J Minim Invasive Gynecol* 2015; 22(6S): S45.

9. Kumar V, Tryposkiadis K, Gupta JK. Hysteroscopic local anesthetic intrauterine cornual block in office endometrial ablation: a randomized controlled trial. *Fertil Steril* 2016; 105(2): 474–80.e1.

10. Celik C, Tasdemir N, Abali R, et al. The effect of uterine straightening by bladder distention before outpatient hysteroscopy: a randomised clinical trial. *Eur J Obstet Gynecol Reprod Biol* 2014; 180: 89–92.

11. Cooper NAM, Smith P, Khan KS, Clark TJ. Vaginoscopic approach to outpatient hysteroscopy: a systematic review of the effect on pain. *BJOG* 2010; 117: 532–9.

12. Smith PP, Kolhe S, O'Connor S, Clark TJ. Vaginoscopy Against Standard Treatment (VAST): a randomised controlled trial. *BJOG* 2019; 126: 891–9.

13. Madari S, Al-Shabibi N, Papalampros P, Papadimitriou A, Magos A. A randomised trial comparing the H Pipelle with the standard Pipelle for endometrial sampling at 'no-touch' (vaginoscopic) hysteroscopy. *BJOG* 2009; 116: 32–7.

14. van Hanegem N, Breijer MC, Slockers SA, et al. Diagnostic workup for postmenopausal bleeding: a randomised controlled trial. *BJOG* 2017; 124: 231–40.

15. Clark TJ. Hysteroscopy is needed in the diagnostic workup of postmenopausal bleeding. *BJOG* 2017; 124: 241.

16. National Institute for Health and Care Excellence. *Heavy Menstrual Bleeding: Assessment and Management*. NICE Guideline NG88. London: NICE; 2018. www.nice.org.uk/guidance/ng88 (accessed November 2019).

17. Birinyi L, Daragó P, Török P, et al. Predictive value of hysteroscopic examination in intrauterine abnormalities. *Eur J Obstet Gynecol Reprod Biol* 2004; 115: 75–9.

18. de Freitas Fonseca M, Sessa FV, Resende JAD, et al. Identifying predictors of unacceptable pain at office hysteroscopy. *J Minim Invasive Gynecol* 2014; 21: 586–91.

19. Zayed SM, Elsetohy KA, Zayed M, Fouda UM. Factors affecting pain experienced during office hysteroscopy. *Middle East Fertil Soc J* 2015; 20: 154–8.

20. Angioli R, De Cicco Nardone C, Plotti F, et al. Use of music to reduce anxiety during office hysteroscopy: prospective randomized trial. *J Minim Invasive Gynecol* 2014; 21: 454–9.

21. Mak N, Reinders IMA, Slockers SA, et al. The effect of music in gynaecological office procedures on pain, anxiety and satisfaction: a randomized controlled trial. *Gynecol Surg* 2017; 14: 14.

22. Carta G, Palermo P, Marinangeli F, et al. Waiting time and pain during office hysteroscopy. *J Minim Invasive Gynecol* 2012; 19: 360–4.

23. Ogden J, Heinrich M, Potter C, Kent A, Jones S. The impact of viewing a hysteroscopy on a screen on the patient's experience: a randomised trial. *BJOG* 2009;

116: 286–93.

24. Nappi L, Di Spiezio Sardo A, Spinelli M, et al. A multicenter, double-blind, randomized, placebocontrolled study to assess whether antibiotic administration should be recommended during office operative hysteroscopy. *Reprod Sci Thousand Oaks Calif* 2013; 20: 755–61.

25. Gregoriou O, Bakas P, Grigoriadis C, et al. Antibiotic prophylaxis in diagnostic hysteroscopy: is it necessary or not? *Eur J Obstet Gynecol Reprod Biol* 2012; 163: 190–2.

26. Thinkhamrop J, Laopaiboon M, Lumbiganon P. Prophylactic antibiotics for transcervical intrauterine procedures. *Cochrane Database Syst Rev* 2013; (5): CD005637.

27. Papalampros P, Gambadauro P, Papadopoulos N, et al. The mini-resectoscope: a new instrument for office hysteroscopic surgery. *Acta Obstet Gynecol Scand* 2009; 88: 227–30.

28. Dealberti D, Riboni F, Prigione S, et al. New miniresectoscope: analysis of preliminary quality results in outpatient hysteroscopic polypectomy. *Arch Gynecol Obstet* 2013; 288: 349–53.

29. Clark TJ, Samuels N, Malick S, et al. Bipolar radiofrequency compared with thermal balloon endometrial ablation in the office: a randomized controlled trial. *Obstet Gynecol* 2011; 117: 1228.

30. Bongers MY, Bourdrez P, Mol BWJ, Heintz APM, Brölmann HAM. Randomised controlled trial of bipolar radio-frequency endometrial ablation and balloon endometrial ablation. *BJOG* 2004; 111: 1095–102.

31. Smith PP, Malick S, Clark TJ. Bipolar radiofrequency compared with thermal balloon ablation in the office: a randomized controlled trial. *Obstet Gynecol* 2014; 124: 219–25.

32. Herman MC, Penninx JPM, Mol BW, Bongers MY. Ten-year follow-up of a randomised controlled trial comparing bipolar endometrial ablation with balloon ablation for heavy menstrual bleeding. *BJOG* 2013; 120: 966–70.

33. Prasad P, Powell MC. Prospective observational study of Thermablate Endometrial Ablation System as an outpatient procedure. *J Minim Invasive Gynecol* 2008; 15: 476–9.

34. Coad JE, Castillo-Saenz L, Blend BC, Rubenstein JN, Garza-Leal JG. LibrataTM: a fully hand-held endometrial ablation device: proof of concept using extirpated human uteri. *J Minim Invasive Gynecol* 2015; 22: S100.

35. Laberge P, Garza-Leal J, Fortin C, et al. One-year follow-up results of a multicenter, single-arm, objective performance criteria-controlled international clinical study of the safety and efficacy of the Minerva Endometrial Ablation System. *J Minim Invasive Gynecol* 2015; 22: 1169–77.

36. Laberge P, Garza-Leal J, Fortin C, et al. A randomized controlled multicenter US Food and Drug Administration trial of the safety and efficacy of the Minerva Endometrial Ablation System: one-year followup results. *J Minim Invasive Gynecol* 2017; 24: 124–32.

37. Thurkow A. Preliminary results of a multicenter trial of safety and efficacy of the AEGEA Vapor System for the treatment of menorrhagia. *J Minim Invasive Gynecol* 2014; 21: S147.

38. Garza-Leal JG, Castillo-Saenz L, Coad JE. The Channel MedSystems Device for endometrial cryoablation: a peri-hysterectomy study of a completely handheld device for endometrial cryoablation. *J Minim Invasive Gynecol* 2014; 21(6): S141.

39. Mao J, Pfeifer S, Schlegel P, Sedrakyan A. Safety and efficacy of hysteroscopic sterilization compared with laparoscopic sterilization: an observational cohort study. *BMJ* 2015; 351: h5162.

40. Ligt-Veneman NG, Tinga DJ, Kragt H, Brandsma G, van der Leij G. The efficacy of intratubal silicone in the Ovabloc hysteroscopic method of sterilization. *Acta Obstet Gynecol Scand* 1999; 78: 824–5.